Marianne Springer-Kremser
Alfred Springer

Die Depressionsfalle

Marianne Springer-Kremser
Alfred Springer

Die Depressionsfalle

braumüller

Die Autoren verwenden aus Gründen der besseren Lesbarkeit keine geschlechts-
neutralen Formen. Die weibliche Form – „Patientinnen", „Ärztinnen", „Psycho-
therapeutinnen" etc. – ist stets mitgemeint.

Bibliografische Information der Deutschen Nationalbibliothek
Die Deutsche Nationalbibliothek verzeichnet diese Publikation in der
Deutschen Nationalbibliografie; detaillierte bibliografische Daten
sind im Internet über http://dnb.d-nb.de abrufbar.

Printed in Austria

1. Auflage 2013
© 2013 by Braumüller GmbH
Servitengasse 5, A-1090 Wien

www.braumueller.at

Lektorat: Wolfgang Straub
Cover: Yasmin Sowa
Coverfoto: Andrea Paggiaro/dreamstime.com
Druck: Druckerei Theiss GmbH, A-9431 St. Stefan im Lavanttal
ISBN 978-3-99100-088-4

Inhalt

1 Förderung der Selbstkompetenz – Einleitung

Empowerment

Die Depressionsfalle wendet sich an Betroffene, also an Personen, die sich selbst als „depressiv" erleben. Sei es, weil sie Verhaltensmuster oder Einstellungen an sich wahrnehmen oder Empfindungen spüren, von denen sie glauben, dass diese den Inhalten des Begriffs Depressivität, wie in den Medien beschrieben, entsprechen. Oft wird jemandem von anderen, etwa von Angehörigen, Freunden, Bekannten, Laien (im Sinne von Nicht-Medizinern), Psychologen oder Psychotherapeuten (manchmal auch von diesen als fatale „Ferndiagnose") signalisiert oder auf den Kopf zugesagt: „Du bist ja depressiv". Wir wenden uns auch an jene, die sich aufgrund eines wie auch immer als depressiv bezeichneten oder diagnostizierten Leidens in Behandlung befinden und mit dieser Behandlung nicht zufrieden sind, d. h., deren Erwartungen, die sie an die Behandlung haben, nicht erfüllt werden.

Da depressive Verstimmungszustände nicht plötzlich wie mit einem Donnerschlag einsetzen, sondern sich in der Regel allmählich entwickeln, ist es uns ein Anliegen, an die Möglichkeit zu erinnern, am Beginn dieser leise sich einschleichenden Veränderungen die noch vorhandenen Kräfte zu bündeln. Was dieses Buch also auch beabsichtigt, ist zu einem Empowerment, zu einer Förderung der Selbstkompetenz in verschiedenen Dimensionen zu verhelfen. Der erste Schritt ist dabei die Verbesserung des Wissens um die depressiven Phänomene. Darum ist es notwendig, über die vielen Facetten des Phänomens Depression informiert zu sein. Ist das Leiden Depression ein Seelenzustand, ein genetischer Defekt, eine unausweichliche Bestimmung, oder ist es eine Krankheit?

Wir widmen uns daher folgenden Fragen:

- Was wissen wir über das Leiden Depression? Ist es eine Krankheit, ein Seelenzustand, eine unausweichliche Bestimmung, ein genetischer Defekt?
- Was wissen wir aus welchen Quellen über mögliche Ursachen, über Diagnostik und Behandlung?
- Was wissen wir über die gesellschafts- und gesundheitspolitischen sowie ökonomischen Hintergründe, die dazu führen, dass die Depression an dritter Stelle der häufigsten Erkrankungen in den offiziellen Gesundheitsstatistiken wie in jenen der Weltgesundheitsorganisation (WHO) gelistet wird?
- Was wissen wir über das breite Wirkungsspektrum der antidepressiv wirksamen Medikamente?

Empowerment strebt die Förderung selbstregulierender Fähigkeiten gegenüber der „Macht der Depression" an und die Stärkung der schützenden Wahrnehmungsmöglichkeiten. Es ist möglich, die optische, akustische, taktile und sensible Selbstreflexion zu nützen, um nicht in die Falle einer sich anschleichenden Depressivität hineinzutappen. So – um einen simplen Vergleich zu bringen – wie es passieren kann, dass man im Herbst auf einem Weg, der unter Laub versteckt ist, mit dem Fuß eine Grube bemerkt, weil das Laub nachgibt, und man sich vor dem drohenden Hineinfallen rettet, weil man noch die Kraft hat, den Fuß herauszuziehen – der andere Fuß befindet sich ja noch auf sicherem Boden.

Empowerment, Kraft, kann etwa aus der aktiv bemühten Erinnerung an die Bewältigung vergangener Schicksalsschläge geschöpft werden. Empowerment zielt über diese spezifisch gegen die persönliche Erfahrung der Depression gerichtete Stärkung der Persönlichkeit hinausgehend auch darauf ab, zur Erkenntnis gesellschaftlicher Bedingungen und ökonomischer Interessen beizutragen und eine kritische Haltung zu ermöglichen. Und Empowerment schließt in diesem Sinne Informationsbeschaffung über die Machtverhältnisse in den gesellschaftlichen Strukturen, die die Behandlung der Depression übernommen haben, ein, um dadurch die Widerstandskraft gegenüber Marketing- und Werbestrategien und ihre Auswirkung auf das Behandlungsangebot zu verbessern.

Empowerment kann auch auf der Erkenntnis aufbauen, dass Depression nicht nur eine Krankheit ist, sondern auch ein wichtiger Inhalt unseres kulturellen Raumes. Aus Literatur und Kunst sind uns zahlreiche Selbstdarstellungen und Biographien von Dichtern, Philosophen, bildenden Künstlern und Musikern bekannt, in denen die Betroffenen nicht nur ihr persönliches Leiden an der Depression beschreiben, sondern auch die Bedeutung, die die Erfahrung der Krankheit für sie hatte. Aus wissenschaftlicher wie allgemein menschlicher Perspektive lässt sich annehmen, dass das Verständnis der Depression für das Verständnis des menschlichen Wachstums, der menschlichen Entwicklung und der Conditio humana generell, einen wichtigen Beitrag leistet. Eine umfassende Ausstellung zum Thema „Melancholie", die vor einigen Jahren in Paris und Berlin zu sehen war, hat diesen gern verdrängten Aspekt in das Bewusstsein gehoben.

Empowerment bedeutet Wissenszuwachs: Wissen ist Macht.

Eine der häufigsten Krankheiten

2011 schuf der dänische Regisseur Lars von Trier seinen viel diskutierten Film *Melancholia*. In diesem Streifen wird eine Welt gezeigt, in der das Prinzip Melancholie als mächtige „kosmische" Bedrohung imponiert, der man sich nicht entziehen kann. Der Planet „Melancholie" überrollt am Ende alle: die, die sich schon längst in den Dienst seiner Macht gestellt haben und das Ende der Welt sehnsüchtig erwarten, wie auch jene, die seine Macht zu bekämpfen versuchen, die ihn verstehen wollen und ihn beobachten und erforschen, alt und jung, Mann und Frau. Sie alle sitzen in einer Falle, ein Entweichen ist unmöglich, da die Welt sich selbst auslöscht und es dem Planeten Melancholie unmöglich ist, an der Erde vorbeizuziehen, da er von der Schwerkraft der Erde angezogen wird.

Die Beschreibung des psychischen Zustandes der Weltbevölkerung und Voraussagen über die Entwicklung der affektiven Erkrankungen scheinen diese Sicht zu bestätigen: Seit den frühen 70er Jahren werden laufend Berichte über die zunehmende Bedeutung affektiver

Erkrankungen erstellt. 1970 eröffnete Heinz Lehmann in einem Vortrag in New York den Reigen. Er sprach davon, dass drei Prozent der Weltbevölkerung, entsprechend 100 Millionen Menschen, unter Depressionen leiden. Damit wurde der Grundstein dafür gelegt, die Depression als jene Erkrankung zu bezeichnen, die weltweit die größte Verbreitung aufweist. Folgerichtig wurde sie in dieser Periode – wohl auch unter dem Eindruck der Entwicklung neuer Behandlungsmöglichkeiten – zu einem zentralen kulturellen Thema.

Heute verlauten offizielle Stellen, dass 10 bis 20 Prozent der Bevölkerung an affektiven Erkrankungen leiden, zu denen ja die Depressionen zählen, 14 bis 25 Prozent an Angsterkrankungen, 14 bis 25 Prozent an Anpassungsstörungen, 20 bis 50 Prozent an einem Burn-out-Syndrom und 15 bis 27 Prozent an einer Suchterkrankung. Nach dieser Statistik leiden 33,4 Millionen, also ca. 7,5 Prozent der Europäer, an einer schweren depressiven Erkrankung und haben innerhalb eines Jahres mindestens 6 Prozent aller Menschen mit depressiven Phasen zu kämpfen. Jeder Siebte leidet im Laufe des Lebens an schweren Stimmungsstörungen. Jedes Jahr erleiden ca. 7 Prozent der Bevölkerung eine schwere Depression. Rechnet man Angstzustände und leichtere Formen der Depression hinzu, erhöht sich die Zahl auf ca. 25 Prozent der europäischen Bevölkerung. International wurde die beunruhigende Beobachtung gemacht, dass in zunehmendem Maße junge Menschen an einer Depression erkranken. 1992 erschien in der Dezemberausgabe des *JAMA* (der Zeitschrift der amerikanischen medizinischen Gesellschaft) ein Überblick über die Entwicklung der Verbreitung der Depression in vielen Regionen. Es stellte sich heraus, dass in den USA die nach 1955 Geborenen im Vergleich zur Generation ihrer Großeltern dreimal so anfällig dafür waren, an einer Depression zu erkranken. Dieser Trend war nicht auf die USA beschränkt, sondern auch in den anderen untersuchten Regionen zu beobachten. Für Europa nahmen an der Studie München, Paris und Florenz teil. Der Trend hält auch an. Es ist noch nicht lange her, dass in Deutschland die epidemiologische Forschung diese Entwicklung bestätigte. In den USA nimmt man an, dass vier Prozent der Teenager an einer Major Depression erkranken und etwa 90 Prozent der Erkrankungen an einer bipolaren Störung bereits vor dem 20. Lebensjahr einsetzen. Mädchen gelten als anfälliger als Burschen.

Selbsttötung ist die dritthäufigste Todesursache in der Adoleszenz. Es wird angenommen, dass etwa die Hälfte der Selbstmordhandlungen auf ein depressives Geschehen zurückzuführen ist. Gesundheitsökonomisch machen neuropsychiatrische Störungen 19,5 Prozent der Krankheitslast in der europäischen Region aus, innerhalb der Europäischen Union sogar 26 Prozent. Diese Störungen stehen für 40 Prozent der mit körperlichen und seelischen Beeinträchtigungen verbrachten Lebensjahre, und unter ihnen sind Depressionen die wichtigste Ursache. Es wird angenommen, dass fast jeder fünfte Bürger der OECD-Staaten im Laufe seines Lebens an einer Depression erkrankt. Das Ausmaß der depressiven Belastung der Bevölkerung wird auch an der Verbreitung der bedeutendsten depressionsassoziierten Todesursache gemessen: Allein in der EU begehen jährlich 78.000 (!) Menschen Suizid. Aufgrund dieser Zahlen wird gesagt, dass die Depression einen Platz im Spitzenfeld der häufigsten Krankheiten einnimmt.

Abgesehen von dieser epidemiologischen Problematik gilt es als großes gesundheitspolitisches und ökonomisches Problem, dass Depression nicht auf ihre klinischen Ausprägungen und Folgeerscheinungen reduziert werden kann. Depression ist eine Erkrankung, die auf den sozialen Raum rückwirkt: auf individuellem Niveau auf die zwischenmenschlichen Beziehungen und im größeren soziokulturellen Zusammenhang auf das Gemeinwesen. So wurde erarbeitet, in welchem Ausmaß der Arbeitsmarkt dadurch belastet wird, und festgestellt, dass bis zu 50 Prozent längerer Fehlzeiten auf Depressionen bzw. Angstzustände zurückgeführt werden können und dass psychiatrische Leiden mit 40 Tagen durchschnittlich längere Krankenstände als andere Erkrankungen verursachen, für die ein Durchschnittswert von 11 Tagen angenommen wird. Depressionen sind für 15 Prozent aller Tage verantwortlich, die mit Behinderungen erlebt werden. Einige Länder, etwa Dänemark und die Niederlande, geben an, dass bis zu 50 Prozent der langen Fehlzeiten und der für Behinderungen aufgewandten Mittel auf psychische Störungen und hier in erster Linie auf Depressionen zurückzuführen sind.

Die Weltgesundheitsorganisation der UNO (WHO) hat auch berechnet, dass Depressionen neben Herz-Kreislauf-Erkrankungen die weltweit führende Ursache für die durch Behinderung beeinträchtigten Lebensjahre sind. Diese Berechnung ist auf die gesamte Lebensspanne bezogen. Engt man die Altersspanne auf 15 bis 44 Jahre ein, wird der hohe Stellenwert dieser psychiatrischen Erkrankungen und hier der Depression besonders deutlich. Sie machen etwa ein Viertel aller durch Behinderung beeinträchtigten Lebensjahre dieser Altersgruppe aus.

Die durch Stimmungsstörungen und Angstzustände in der EU verursachten Kosten werden mit 170 Milliarden Euro pro Jahr veranschlagt. Da derzeit auch die Auffassung besteht, dass über 50 Prozent der schweren Depressionen nicht behandelt werden, wird vorausgesagt, dass es zunehmend mehr Menschen geben wird, die als Depressionskranke diagnostiziert werden und behandelt werden müssen. In den Voraussagen seitens der WHO bestand zunächst die Annahme, dass im Jahr 2020 Depression die zweithäufigste Diagnose sein werde, gleich nach den Erkrankungen des Herz-Kreislauf-Systems. In der Voraussage für 2030 wurde dieser Wert nach oben korrigiert. Nunmehr gilt die Annahme, dass in den Industriestaaten im Jahre 2030 die Depression die meist diagnostizierte Krankheit sein wird und die kardiovaskulären Erkrankungen überrundet haben wird. In diesen Prognosen wird auch vorausgesagt, dass Depressionen an erster Stelle jener Krankheiten stehen werden, die für vorzeitige Sterblichkeit oder Behinderung verantwortlich sind. Die Depression gilt dementsprechend als zunehmend ökonomisches Problem, sie belastet die Krankenkassen, die Sozialversicherungen und damit uns alle.

Beklagt wird seitens der WHO, dass die Problemlage dadurch verschärft wird, dass über 50 Prozent der schweren Depressionen nicht behandelt werden, obwohl – in der Diktion dieser Behörde – wirksame Behandlungen verfügbar sind.

Die Beantwortung der Frage, was die WHO unter „wirksamen Behandlungen" versteht, ist wichtig, weil sich unsere Gesundheitsversicherungssysteme daran orientieren. Die Behörde ortet, dass die Behandlung auf drei Säulen ruht: auf medikamentöser Behandlung,

Psychotherapie und Selbsthilfe. Sie stellt kommentarlos fest, dass die Verordnung von Antidepressiva weit verbreitet ist und dass ca. zehn Prozent der erwachsenen Bevölkerung im Laufe eines Jahres Antidepressiva einnehmen. Psychotherapien hätten sich als ebenso wirksam erwiesen; insbesondere sei die kognitive Verhaltenstherapie sehr gefragt. Die Entwicklung des Internet als Informations- und Kommunikationsmedium wird von der WHO positiv bewertet: Gut ausgewertete Interventionen seien zunehmend über das Internet zugänglich und ermöglichten einen Ansatz zur Selbsthilfe.

Ein Anliegen ist es der WHO, die psychosozialen Dienste in allen Mitgliedsstaaten dazu aufzurufen, ihre Funktion im Dienste der öffentlichen psychischen Gesundheit wahrzunehmen. Diese Angebote stehen vor der Herausforderung, durch einen kompetenten Mitarbeiterstab wirksame Interventionen weithin verfügbar zu machen. Und die WHO mahnt auch eine klientenfreundliche Haltung ein: „Die Menschen benötigen ein Gefühl der Sicherheit, wenn sie psychosoziale Einrichtungen aufsuchen, und sie müssen darauf vertrauen können, dass sie dort mit Respekt behandelt und wirksam therapiert werden."

Wie entstanden die Prognosen, worauf bauen sie auf, wie kam es zu dieser prekären gesundheitspolitischen Situation? Schließlich ist „die Depression" keine Krankheit, deren epidemiologischer Verlauf in gleicher Weise vorausgesehen werden kann wie die besagten Erkrankungen des Herzens und des Gefäßsystems. Die zukünftige Verbreitung derartiger Leidenszustände kann an faktischen statistischen Größen festgemacht und an die zu erwartende Bevölkerungsstruktur gebunden werden. In einer alternden Gesellschaft ist die Zunahme derartiger Erkrankungen vorauszusehen, ebenso kann man als Grundlage der Prognose annehmen, dass sich der Lebensstil nicht entscheidend verändern wird. Die Abschätzung der Bedeutung, die bestimmte Infektionskrankheiten haben werden, kann ebenfalls aufgrund faktischer Bedingungen erfolgen. Um derartige Prognosen zu erstellen, kann man auf die erwartbare Heilbarkeit, auf Lebensstilfaktoren und die Entwicklung von präventiven Möglichkeiten wie Impfungen zurückgreifen. Die Depression kann nicht mit derartigen Krankheitsprozessen verglichen werden. Sie beruht nicht auf einem Virus und sie ist nicht an den Alterungsprozess gebunden.

Aus psychiatrischer und medizinhistorischer Sicht ist die Entwicklung verwirrend. Eine voll ausgeprägte Melancholie, als eine schwere Form der Erkrankung des Gemütslebens, galt als eher seltenes Krankheitsgeschehen. Noch 1974 sprach der Psychiater Norman Sartorius, leitender WHO-Mitarbeiter, davon, dass die Häufigkeit der Depression auf fast drei Prozent geschätzt werde und dementsprechend beinahe 100 Millionen Menschen weltweit an dieser Erkrankung litten. Allein daraus kann man erkennen, in welchem Ausmaß innerhalb von nicht einmal 50 Jahren die Diagnosehäufigkeit der Depression zugenommen hat. Dabei besteht ein großer Unterschied in verschiedenen Ländern. In den USA verdoppelte sich in den 90er Jahren die Zahl der Personen, bei denen eine sogenannte Major Depression diagnostiziert wurde. 1991 betrug der Prozentsatz 3,3, 2001 7,1. Eine ähnliche Entwicklung sah man in Frankreich, nicht aber in Deutschland. Worauf beruht das? Welche Faktoren tragen zu dieser Entwicklung bei? Sind heute tatsächlich so viel mehr Menschen psychisch krank und werden es in zehn Jahren tatsächlich noch viel mehr sein? Ist diese Zunahme lediglich als Ausdruck von Veränderungen in der Diagnostik und der therapeutischen Möglichkeiten zu sehen, ist sie ein schicksalhafter Prozess, der Einzelpersönlichkeiten und einzelne Kulturen befällt, oder ist sie als Ausdruck eines tiefergreifenden gesellschaftlichen Wandels zu verstehen?

Dass das Verständnis von „Depression" als Krankheit und die damit verbundene psychiatrische Diagnostik in diesem Prozess eine sehr große Rolle spielen, sei vorausgeschickt. Sartorius machte 1974 für die prognostizierte Zunahme der klinisch relevanten Depression viele Ursachen verantwortlich: die Zunahme der Lebenserwartung, die Zunahme von Stressbedingungen, die Zunahme der Verunsicherung durch Entwurzelung, Auflösung der Familie, Vereinsamung in der Masse sowie die zunehmende Häufigkeit von chronischen körperlichen Krankheiten, die von depressiven Verstimmungen begleitet sein können. Diese Interpretation war wegweisend für ein verändertes Verständnis des Wesens der „Krankheit Depression". Die auslösenden Faktoren, die Sartorius nannte, erweitern das Spektrum der behandlungswürdigen Depression ungemein. Die klassische Melancholie, die früher als die krankhafte und auf jeden Fall behandlungswürdige Form der depressiven Verstimmung galt, ist unabhängig von den Außenfaktoren, die Sartorius geltend macht. Sie folgt ihren eigenen Gesetzen. Die Erweiterung der verantwortlichen Ursachen ermöglichte es, verschiedene Formen und Ausprägungen depressiver Stimmungen und Haltungen in den Krankheitsraum zu rücken und krankhafte Zustände, die einer Behandlung bedürfen, zu erklären. Die Lehre vom „Depressionskontinuum", die wir später vorstellen werden, ergab sich als notwendige Konsequenz ebenso wie eine neue Art der Diagnostik, die in den Diagnoseschemata der WHO (ICD) und der Amerikanischen Gesellschaft für Psychiatrie (Diagnostisches und Statistisches Manual Psychischer Störungen – DSM) Gestalt annahm.

2 Kranke Gefühle – Depression als Krankheitsgeschehen

Einteilung der Depressionen – früher und heute

Im Gesamtspektrum der psychischen Störungen und Erkrankungen nimmt die Depression eine einzigartige Stellung ein, denn ihre Symptome sind universell und finden sich bei verschiedenartigen psychiatrischen Krankheitsbildern in unterschiedlicher Ausprägung und in unterschiedlichem Schweregrad. Daher ist die Diagnose einer depressiven Erkrankung manchmal nicht leicht zu stellen. Erschwert wird die Diagnose prinzipiell dadurch, dass in der Psychiatrie die Definition von psychischer Krankheit uneinheitlich und von verschiedenen Strömungen innerhalb der psychiatrischen Wissenschaft und Lehre sowic zusätzlich von der kulturellen Bewertung psychischer Phänomene beeinflusst ist.

Insofern ist das Bestreben, Regeln für eine allgemeingültige kultur- und schulunabhängige psychiatrische Diagnostik zu schaffen, zu begrüßen. Allerdings ist dieses Vorhaben bisher mit den verfügbaren diagnostischen Leitlinien in den psychiatrischen Diagnosemanualen DSM und ICD nicht gelungen. Vielmehr spiegeln auch diese Richtlinien Fraktionskämpfe innerhalb der Psychiatrie wider und haben insgesamt durch ihre „kategoriale Ausrichtung" – die von Kritikern als „Kochbuchmentalität" bezeichnet wird – zu einer Verarmung der diagnostischen Kunst geführt.

Früher unterschied man zwischen reaktiven, neurotischen, körperlich begründbaren und Erschöpfungsdepressionen. Der Kern, gleichsam der „klassische Typ" der Depressionen, war die endogene Depression, eine vor allem biologisch begründbare Schwermut mit charakteristischem Krankheitsverlauf und gewissen Symptomschwerpunkten.

In den neuen Klassifikationen tauchten neue Begriffe auf: Im ICD werden depressive Episoden, rezidivierende, anhaltende und bipolare affektive Störungen voneinander abgegrenzt, im DSM-System „Major Depression", Dysthymie und bipolare Störungen.

In den neuen Systemen sind aber auch die früher grundlegenden Unterscheidungen verwischt worden. Das Verständnis, das aus den diagnostischen Instrumentarien hervortritt, hat die Forschung erleichtert und das internationale, kulturübergreifende Verständnis ermöglicht, gleichzeitig aber auch der Entwicklung einer „sprachlosen" Psychiatrie den Weg gebahnt, die sich auf Fragebögen und die Erfassung von vorgegebenen diagnostischen Merkmalen reduziert und dabei selbst vernachlässigt, die Symptome nach ihrem Schweregrad zu ordnen.

Als wir in den 6oer Jahren unsere Ausbildung in Psychiatrie absolvierten, wurde uns vermittelt, dass die klinische Depression eine Gemütskrankheit sei, die in verschiedenen Erscheinungsbildern auftritt. Man lernte, entsprechend der vorhin beschriebenen Lehrmeinung, zwischen „psychogenen" (rein seelisch ausgelösten) Depressionen und „somatogenen" (körperlich begründbaren) Depressionen zu unterscheiden.

Als wichtigstes Problem galt in der Ausbildung der „klassische Typ" der Depressionen, der durch Jahrhunderte hindurch als Melancholie bekannt war und später als endogene Depression bezeichnet wurde. Darunter verstand man eine biologisch begründbare Schwermut mit einem charakteristischen Krankheitsverlauf, bestimmten Auslösern und mehr oder minder typischen symptomatischen Schwerpunkten. Besondere Aufmerksamkeit galt in dieser Zeit auch der „larvierten Depression", die mit zunehmender Häufigkeit zu beobachten war und neue Anforderungen an das diagnostische Geschick stellte.

Die Grundzüge der Depression

Allgemein wurde und wird unter der psychiatrischen Diagnose „Depression" eine bedrückte, qualvoll erlittene, von Unlust begleitete und von Angst gezeichnete Befindlichkeit verstanden. Diese führt bei den Betroffenen zum Erleben einer Zeitverlangsamung oder des Zeitstillstands, zur Hemmung der Erlebens- und Erkennungsfunktionen, zu einer schmerzlich erfahrenen Behinderung jeglichen Fühlens und Mitfühlens – Depression wurde auch als Krankheit an der Liebesfähigkeit bezeichnet –, zu einem Versiegen oder zu einer quälenden ziellosen Aktivierung von Energie, zu einem verfremdeten Versagen jeglicher Energie oder zu einer heillos erlebten ungezielten Agitation. Dementsprechend konnte vor 25 Jahren Raymond Battegay, ein erfahrener Kliniker, als krankhafte Form einer negativen Gemütslage dieses Bild beschreiben, das einem Erscheinungsbild entspricht, das in alter psychiatrischer Literatur als „Melancholie" beschrieben wurde.

Besonders quälend sind in psychischer Hinsicht ein massiver Einbruch des Selbstwertgefühls und ein heftiges Schulderleben („ich bin nichts, ich kann nichts, man mag mich nicht und schuld bin ich auch noch an allem selber"); diese Symptome können in schweren Fällen in ein psychotisches Geschehen münden, das durch zunehmenden Realitätsverlust, Wahnbildung und Halluzinationen charakterisiert ist. Zusätzlich kompliziert wird dieses seelische Zustandsbild von körperlichen Begleiterscheinungen:

- Störungen des Biorhythmus
- Schlafstörungen (Ein- und Durchschlafstörungen und Früherwachen mit einem „Berg auf der Brust" und Panik vor dem kommenden Tag)
- Stimmungstief am Morgen mit abendlicher Aufhellung („Morgengrauen", „morgendliches Pessimum")
- Herzrhythmusstörungen, Appetitstörungen, Verdauungsstörungen (meist Verstopfung), Sekretionsstörungen (trockener Mund, „tränenloses Weinen"), Störungen des sexuellen Interesses und der sexuellen Funktion

Eine endogene oder auf anderer Ursache aufbauende, hochgradige, schwere Depression war also an einigen Merkmalen zu erkennen, die eine mehr oder minder eindeutige Zuordnung ermöglichten. Der Psychiater und Psychoanalytiker Karl Landauer hat bereits 1939 im *Psychoanalytischen Volksbuch* das paradigmatische Bild einer klinischen Depression entworfen. Er vermerkte, dass die Bezeichnung „Niedergedrücktheit" die körperliche und seelische Haltung des Kranken gut beschreibt. Die wesentliche Eigentümlichkeit ist der Rückzug aus der Umwelt, der Verlust jeglichen tieferen Interesses. Die Umwelt – mitsamt dem an ihr hängenden Körper – wird als liebesleer und schattenhaft wahrgenommen. Sie ist nicht mehr erlebenswert. Der Kranke hat sich „eingestülpt". Als ausgeprägteste Form dieses Rückzugs von der Welt kann der Schlaf gelten. Tatsächlich gibt es viele Menschen, die ihren Schmerz „auszuschlafen" versuchen, und manche Depressionen verlaufen unter dem Bild eines Dauerschlafs.

Wir wollen Landauers zeitlose Darstellung in extenso übernehmen: „Da erwacht eines Morgens der Mensch, fühlt sich müde, traurig. Jede Bewegung ist ihm leid. Er will kaum die Augen öffnen. Sie brennen ihn und scheuen das Licht; es blendet ihn. Er kann kaum auf Fragen antworten; sie belästigen ihn; er spricht leise, brummt etwas vor sich hin. Tränen kommen ihm; dabei weiß er kaum, dass er weint, nicht warum er weint. Er bringt keinen Bissen hinunter. Die Kehle ist ihm wie zugeschnürt. Ein fader Geschmack, ein klebriges Gefühl liegt auf der Zunge. Oft stößt es ihm auf, nach faulen Eiern, geschmacklos. Manchmal kommen auch Speisen von gestern herauf, faulig oder säuerlich schmeckend. Zwingt man den Kranken zum Essen, so liegt ihm alles schwer im Magen, weil wenig Speichel und Magensaft gebildet wird. Es würgt ihn, er erbricht. Dabei reizt der klebrige Geschmack im Munde zum ständigen Schlucken, und so kommt oft viel Luft in Magen und Därme, was Anlass zu viel körperlichen Beschwerden und zu zahlreichen seelischen Reaktionen gibt. Der Stuhl ist krampfhaft angehalten, oft auch der Urin; sie verursachen krampfhafte Schmerzen im Leib und ziehende im Kreuz. Winde quälen ihn, oft solche ohne Geruch. Manchmal kommt es zu Durchfällen, da die Speisen infolge des fehlenden Magensaftes sich zersetzen, oft im jähen Wechsel mit Verstopfung. Auch können Schmerzen in der Gallenblase bestehen. Neben dem Weinen oder auch nur einer Rötung der Augen tritt Nasenkatarrh mit oft gehäuftem Niesreiz, Brustkatarrh mit Husten und Giemen auf. Dies im Zusammenhang mit Schweiß, Schwächegefühl und Gewichtsverlust legt oft die Vermutung einer Tuberkulose nahe, löst sie auch manchmal aus. Die Bewegungsarmut kann sich zur Bewegungslosigkeit steigern: Stundenlang sitzt oder liegt der Kranke zusammengekauert da. Mienen- und Gebärdenspiel erlöschen. Das Gesicht ist zur leeren Maske erstarrt. Oft stieren einen die weit aufgerissenen Augen ohne Lidschlag wie geistesabwesend an. Beim Gehen hängen die Arme wie tot herab. Die Füße kleben am Boden.

Leblos wie die äußere Erscheinung sieht es auch im Inneren des Menschen aus: selbst die Trauer ist erloschen. Keine oder nur spärliche Gedanken sind da, die monoton sich immer wieder aufdrängen; oft ist es die Erinnerung an irgendeine Kleinigkeit, ja Kleinlichkeiten, die mit dem Traueranlass recht lose zusammenhängen. Oft sind es völlig nebensächliche Dinge, oft sogar solche, die dem Trauernden ganz gegen das Gefühl gehen: freudige Ereignisse, Gassenhauer, Witze, unpassende Worte oder gar ekelerregende Situationen. Oft sind es Selbstmordgedanken, Schuldgefühle. Auch dreht sich das Denken um den Zustand, der selten als Krankheit, meist als aussichtsloses Leiden, als Quälerei für die Umgebung, als Schuld empfunden wird."

Obwohl die klassische endogene Depression unabhängig von äußeren Einflüssen als „endogenes" Geschehen abläuft, kann man dennoch oft Situationen erkennen, die nicht als Ursache, aber als Auslöser dienen. Traurigen Ereignissen und Trennungen kommt bisweilen eine derartige Funktion zu, aber auch jeder Art von Veränderung im Familienleben und auf dem Arbeitsplatz, sowie Erkrankungen oder Belastungen aus dem Alltag, wie etwa Hausbau. In typischer Weise scheinen die Auslöser oft geradezu lächerlich unbedeutend, sie erscheinen als ein geringfügiger und „unvernünftiger" Anlass: eine harmlose Erkrankung, wie Ohrfurunkel, oder eine scheinbar unbedeutende Kränkung, ein Streit mit dem Ehemann, eine schlechte Note in einem Zeugnis. Oft liegen die „Anlässe" auch Tage, ja Wochen oder länger zurück.

Von diesem Zustandsbild der „endogenen Depression" bzw. der Melancholie grenzen sich die anderen Verstimmungszustände trauriger Natur ab. Diese nicht-melancholischen Zustände umfassen ein breites Spektrum von Störungen, das von milden Depressionen über Angstzustände bis hin zu Spannungsgefühlen und generellen Unlustgefühlen reicht. Sie entsprechen Zustandsbildern, die ganz früh als Neurasthenie und später unter dem Einfluss der Psychoanalyse als neurotische Depression beschrieben wurden. Diese beiden grundsätzlich differierenden Erscheinungsformen unterscheiden sich voneinander wie „Kalk und Käse", wie der Psychiater und Psychiatriehistoriker Edward Shorter 2009 formulierte, der folgerichtig auch fordert, dass man trotz der Klassifikationssysteme auch weiterhin in der psychiatrischen Lehre und Praxis Depressionen vom melancholischen und vom nicht-melancholischen Typus unterscheiden soll, um den Patienten eine angepasste Behandlung zu garantieren.

Damit bleibt Shorter der Tradition der klassischen Psychiatrie treu, die dem Umstand Rechnung zollte, dass im zeitlichen Zusammenhang mit einem Verlust ähnliche, aber wesentlich milder ausgeprägte Leiden wie bei einer Melancholie auftreten können, und die deshalb zu einer Unterscheidung der nicht-melancholischen Depression nach dem Schweregrad gelangte: Man differenziert zwischen leichten, mittelschweren und schweren Ausprägungen. Die klinische Erfahrung spricht dafür, dass es in bestimmten Bereichen Entsprechungen zwischen mittelschweren und schweren Formen gibt. Aber diese Differenzierung soll nicht die Erkenntnis des Wesens depressiver Störungen behindern: ob schwer, mittelschwer oder leicht empfunden: Alle depressiven Episoden weisen prinzipiell die gleichen Charakteristika auf; die Unterscheidung nach dem Schweregrad wird allgemein wegen der Konsequenzen für die Behandlung getroffen.

Wichtig ist, dass auch milde, abgeschwächte Zustände, wie sie wohl jeder im Zusammenhang mit quälenden Sorgen oder einem wirklichen oder ideellen Verlust kennt, der oft nicht als ein solcher wahrgenommen werden möchte, in bestimmten Aspekten immer schwereren Verlaufsformen ähneln können. Allerdings sind diese Zustände, für welche ein ursächlicher und zeitlicher Zusammenhang mit einem derartigen Verlust besteht, nicht nur milde, sondern auch zeitlich begrenzt. Als Kriterium, nach dem diese allgemein verständliche Trauer, der ein Anlass zugrunde liegt, von einer krankhaften traurigen Verstimmung im Rahmen einer affektiven Erkrankung abgrenzbar ist, gilt, dass diese als „anlasslos" erscheint. Diese „Anlasslosigkeit" muss aber hinterfragt werden, allzu oft ist ihre Diagnose das Ergebnis einer oberflächlicher Betrachtung und hält einer tiefer schürfenden Befragung nicht stand.

Außerdem müssen innerhalb krankhafter Ausprägungen der Stimmungs- und Gemütslage körperlich bedingte und als psychische Reaktion verstehbare Zustände voneinander abgegrenzt werden. Besonders wichtig ist der Ausschluss einer organischen (körperlichen) Erkrankung, da bekannt ist, dass Depressionen häufig gemeinsam mit einer solchen (z. B. als Begleiterscheinung einer – noch unerkannten? – körperlichen Störung, etw. Tumor oder Schilddrüsenerkrankung etc.) auftreten können. Im Alter ist die wichtigste Differentialdiagnose der Depression die Demenz. Wenn also der Verdacht auf eine Depression besteht, ist eine gründliche körperliche, internistisch-neurologische Untersuchung inklusive Laborscreening und eventuell inklusive bildgebender Verfahren notwendig. Depressive Störungen können als einzelne Phasen ("depressive Episode") oder (meist) wiederkehrend auftreten ("rezidivierende depressive Störung"). Im statistischen Mittel durchlebt jeder Erkrankte im Laufe seines Lebens vier depressive Phasen. Der Verlauf kann "rein depressiv" sein, dann spricht man von einer sogenannten "uni-" oder "monopolaren Störung". Das ist die häufigste Variante. Daneben gibt es aber auch Verläufe, bei denen nach einer depressiven Phase eine sogenannte "manische" Phase folgt, oder eine Manie der Depression vorausgeht. Man spricht dann von einer "bipolaren Störung" (früher: "manisch-depressive Erkrankung"). Obwohl auch die Ursachen der bipolaren Störung nicht genau bekannt sind, gibt es Hinweise, dass es sich um eine eigenständige Erkrankung handelt. Mit ihr beschäftigen wir uns deshalb nur am Rande.

Wir meinen, dass es notwendig – und auch möglich – ist, innerhalb der durch die Diagnosemanuale geschaffenen neuen Situation auch weiterhin die Verschiedenartigkeit von depressiven Gemütszuständen zu erfassen und die verschiedenen Ausprägungen auseinanderzuhalten. Es gibt eben Verstimmungszustände, die einer Reaktion auf eine aktuelle Belastung entsprechen, die "Befindlichkeitsstörungen" sind, den Alltag zwar belasten, aber nicht als krankhaft bewertet werden sollten. Ein Beispiel für eine derartige Reaktion ist die Trauer, die beanspruchen kann, als natürliche Reaktion auf einen Verlust oder auf ein belastendes Ereignis angesehen zu werden. Jeder Mensch war schon einmal länger niedergeschlagen, fühlte sich nach einem schmerzlichen Misserfolg wertlos, hat über jemanden oder etwas leidvoll getrauert, auch schlecht bis gar nicht geschlafen und wurde nicht depressiv.

Es ist vernünftig, eine Einteilung der depressiven Verläufe innerhalb eines Kontinuums vorzunehmen. Das Depressionskontinuum umfasst folgende Zustände:

- „Schlechter Tag" (Bad Day), also ein vorübergehender Verstimmungszustand
- Launenhaftigkeit (Blues, moodiness) im Sinne einer länger anhaltenden Verstimmung
- Länger dauernde Niedergeschlagenheit, Negativismus, niedriges Selbstwertgefühl – Dysthymie
- Traurigkeit, Neigung zum Weinen als Antwort auf einen benennbaren Verlust, als zeitlich begrenzte Anpassungsreaktion oder Trauerreaktion
- Schwere depressive Episode mit häufigen bzw. täglichen Symptomen, Neigung zum Weinen, gedrückter Stimmung, Freud- und Lustlosigkeit, Interessenverlust, Teilnahmslosigkeit, etc.

Jeder dieser fünf Leidenszustände des Kontinuums kann isoliert auftreten; ein vorübergehender Verstimmungszustand muss keineswegs zu einer schweren Depression führen. Bedacht werden muss auch der körperliche Gesundheitszustand. Es ist bekannt, dass 10 bis 15 Prozent aller depressiven Verstimmungen von körperlichen Erkrankungen ausgelöst werden, wobei Stoffwechselstörungen, hormonelle Störungen und Krebserkrankungen ein besonderes Risiko darstellen. Auch bestimmte Arzneimittel, die zur Behebung körperlicher Störungen angewendet werden, können Depressionen hervorrufen.

3 Geschlechtsbezogene Leidenszustände

3.1. Frauen und Depression

„Das Geschlecht ist eine soziale Variable – die Stellung,
die dem Geschlecht in der Gesellschaft zugeschrieben
wird, hat eine pathoplastische [krankmachende, Anm.]
Funktion – im Sinne einer Mitverursachung von
Erkrankungen."

Roger Bastide, 1973

Einleitung

„Männer kontrollieren die Gesundheit von Frauen." So konnte die
Amerikanerin Diana Scully noch 1980 den Umgang mit Frauen in
medizinischer Forschung, Klinik und Lehre beschreiben. Das hat sich
in den letzten 20 Jahren geändert. Die Frauengesundheitsforschung
ist derzeit weit jenseits des spekulativen Bereichs. An den medizinischen Universitäten werden Lehrstühle für ‚Gendermedizin' eingerichtet, die in die studentische Lehre eingebunden sind. Dadurch hat
sich ein grundlegender Wandel im Umgang mit der medizinischen
Versorgung von Frauen und der feministischen Auseinandersetzung
ergeben. Hatte vordem die Kritik dem Umstand gegolten, dass der
für die Frauengesundheit so wesentliche gynäkologisch-geburtshilfli-
che Bereich von Männern dominiert war, hat sich das Interesse rasch
anderen medizinischen Fächern und allmählich auch den psychischen Störungen bei Frauen zugewendet.

In den Gesundheitsstatistiken weisen Frauen generell gleiche bis
leicht erhöhte Raten psychischer Störungen im Vergleich zu Männern auf, aber selbst bei einem quantitativen Gleichstand bei beiden

Geschlechtern ist die Art des psychischen Leidens und dementsprechend die Art der Diagnosen, so diese das Leiden reflektieren,
unterschiedlich.

Bei Frauen werden bis heute mehr depressive Störungen diagnostiziert sowie allgemeine und situationsbezogene Ängste (Phobien)
leichter und schwerer Ausprägung als bei Männern. Beginnend mit
der Adoleszenz und das Erwachsenenalter hindurch ist mit wenigen
Ausnahmen das Prävalenz-, Inzidenz- und Erkrankungsrisiko von
depressiven Störungen bei Frauen höher als bei Männern. Das Risiko,
im Laufe des Lebens an einer depressiven Episode (ICD-10, F 32) oder
einer rezidivierenden depressiven Störung (ICD-10, F 33) zu erkranken, beträgt für Frauen 10 bis 25 Prozent, für Männer hingegen 5 bis
12 Prozent. Aber auch bei Ängstlichkeit und emotionalen Befindlichkeitsstörungen werden höhere Raten bei Frauen diagnostiziert.

In der wissenschaftlichen Literatur werden Risikofaktoren für
Depression bei Frauen und Männern angegeben. Nach der folgenden
Auflistung möglicher Risikofaktoren, veröffentlicht im angesehenen
British Journal of Psychiatry, scheint eine Ehe oder Partnerbeziehung
für Männer ein echter Schutzfaktor zu sein. Fraglich bleibt, ob auch
hier lediglich nur Geschlechterrollen und Stereotypien weitergeführt
werden. Eine Position als Hausfrau, Ehefrau und Mutter scheint jeweils einen Risikofaktor für Frauen darzustellen – der Risikofaktor
‚Mutter' spiegelt sich ja in der Post-Partum-Depression wider.

Risikofaktoren für Depression bei Frauen und Männern[1]

Risikofaktoren für Frauen	Risikofaktoren für Männer
Niedriger sozioökonomischer Status	Niedriger sozioökonomischer Status
Niedriges Bildungsniveau	Alleinlebend
Hausfrau	Scheidung / Trennung
Ehefrau	Arbeitslosigkeit
Mutter	Berufliche Gratifikationskrisen
Alleinerziehende Mutter	Pensionierung
Geringe soziale Unterstützung	Chronische Erkrankungen
Versorgung pflegebedürftiger Angehöriger	
Sexueller Missbrauch in der Kindheit	

Die Autoren betonen, dass diese Risikofaktoren nicht nach ihrer Gewichtung sortiert wurden.

Aus diesen Risikofaktoren können drei Gruppen von miteinander in Wechselwirkung stehenden Bedingungen gebildet werden, die eine wesentliche Rolle für die Entstehung von Depressivität, aber auch für die Entwicklung von Behandlungskonzepten und für die Möglichkeit auf Seiten der Betroffenen, Behandlungsangebote nützen zu können, spielen:

- Geschlechtsdifferenzielle biogenetische Bedingungen
- Geschlechtsdifferenzielle psychische Bedingungen
- Geschlechtsdifferenzielle soziale Bedingungen

Diese Bedingungen sind als miteinander in wechselseitiger Beeinflussung stehend zu verstehen: Das Seelenleben reagiert auf oder provoziert körperliche Veränderungen, die Umwelt reagiert auf die Veränderungen und das Verhalten – man denke nur an pubertierende Jugendliche und deren Eltern oder Lehrer –, was wiederum im Sinne eines circulus vitiosus, eines teuflischen Kreislaufs, auf die Person rückwirkt.

Auf Seiten der geschlechtsdifferenziellen psychischen Bedingungen sind die Persönlichkeitsaspekte und vor allem die Selbstkonzepte und die damit verbundene Möglichkeit, Bewältigungsstrategien zu entwickeln, von Bedeutung. So scheinen depressive Mütter Depressivität eher auf ihre Töchter zu übertragen als auf ihre Söhne. Es kann sein, dass Töchter sich eher mit der ‚Hilflosigkeit‘ ihrer depressiven Mütter identifizieren. Dies mag mit der unterschiedlichen Bindungsqualität von Müttern zu weiblichen im Unterschied zu männlichen Kindern zusammenhängen: Weibliche Kinder werden mitunter als lebenslängliche „Opferanhängsel" ihrer depressiven Mütter mit einem scheinbar untrennbaren Bindungsmodus festgehalten. Soziokulturelle Bedingungen wie Erziehung oder religiöse Einflüsse, sind für das subjektive Erleben und die psychische Befindlichkeit im individuellen Umgang mit der Fruchtbarkeit von besonderer Bedeutung; ebenso der sozioökonomische Status. Frauen, die nur im Haushalt tätig sind, haben den niedrigsten sozialen Status, etwa gleich einem Arbeitslosen.[2]

Depressionsentwicklung im weiblichen Lebenszyklus

Die geschlechtsdifferenziellen biogenetischen Bedingungen stehen in Wechselwirkung mit den geschlechtsdifferenziellen psychischen und sozialen Bedingungen. Epidemiologische Studien zur Geschlechterverteilung depressiver Störungen in verschiedenen Altersgruppen unterstützen die Bedeutung der weiblichen Fruchtbarkeit im Zusammenhang mit Entstehung und Aufrechterhaltung von depressiven Störungen. So konnten Cecilia Essau und ihr Team in einer Studie 1998 überzufällige (signifikante) Geschlechtsunterschiede ab dem Alter von 14 Jahren zeigen, wobei die Depressionsraten der Mädchen signifikant höher lagen als die der Knaben.[3] Dieses Vorherrschen depressiver Störungen bei Frauen bleibt über die fruchtbare Lebensphase bestehen. Danach gleicht sich das Depressionsrisiko eher an jenes der Männer an. Damit ist auch der Zusammenhang von depressiven Störungen mit geschlechterrollenbezogenen Faktoren offensichtlich.

Mittels einer breit angelegten Felduntersuchung in Deutschland (der „Mannheimer Kohortenstudie" von Heinz Schepank und Mitarbeitern, 1987) konnten über zufällige Zusammenhänge zwischen mittelschweren und schweren Depressionen einerseits und Katastrophen in der Kindheit (siehe Seite 76 / 77) – besonders Verluste – andererseits, empirisch, also mittels wissenschaftlicher Erkenntnis, die nachvollziehbar beschrieben und wiederholbar ist, nachgewiesen werden. Schließlich werden kritische Lebensereignisse – dabei wiederum Verluste, besonders das „Verschwinden" von wichtigen Bezugspersonen, aber auch von vertrauten Lebensumständen („exit from the social field")[4] als auslösende Faktoren beschrieben.

Geschlechtsdifferenzielle biogenetische Bedingungen – Verluste im weiblichen Lebenszyklus

Im Unterschied zum männlichen bringt der weibliche Lebenszyklus deutlich mehr Möglichkeiten für Verluste mit sich – Verluste, welche direkt oder indirekt den weiblichen Körper betreffen. Auch eine komplikationslos verlaufende Schwangerschaft und Geburt zwingt jede Frau, sich mit Verlusten zu arrangieren: dem Verlust des Körperbildes bei gleichzeitiger Erfordernis der Anpassung an ein anderes Bild – zuerst an das der ‚Schwangeren‘, dann an das der ‚Wöchnerin' und schließlich an das Bild der ‚Mutter‘. Schwangerschaftskomplikationen, Fehlgeburt oder Totgeburt bedeuten dramatische Verluste für die betroffene Frau. Die französische Psychoanalytikerin Joyce McDougall (1991) spricht von einem „weiblichen Körpergedächtnis". Sie versteht darunter die Tatsache, dass der weibliche Körper mehr Höhlen (recessi) aufweist als der männliche, davon ableitbar auch über mehr „Schlupfwinkel" verfügt, in welchen sich Erinnerungen – auch an körperliche Veränderungen wie z. B. die durch eine Schwangerschaft – verstecken und von dort aus weiterhin das innere Bild, das Frauen von ihrem Körper haben, beeinflussen können.

Adoleszenz

Unter Adoleszenz versteht man die Summe aller Anpassungsvorgänge an die körperlichen Veränderungen der Pubertät. Die „normalen" Verluste im weiblichen Lebenszyklus sind zentriert um die weibliche Fruchtbarkeit und beginnen in der Vorpubertät (Präadoleszenz) mit der Ausbildung der sekundären Geschlechtsmerkmale und damit auch mit dem Verlust des kindlichen Körperschemas, angeregt durch die Sexualhormone.

Der Verlust ist bei Mädchen wesentlich einschneidender als bei Knaben, verändert sich doch ihr Körper drastischer. Mit dem hormonell bedingten Ansteigen der Heftigkeit der aggressiven und sexuellen Triebe und den hormonell verursachten körperlichen Veränderungen werden auch die kindlichen Identifikationsmuster – beim Mädchen die Identifikation mit der Mutter – infrage gestellt. Die Kämpfe des adoleszenten Mädchens zwischen Wünschen nach Abhängigkeit, dem Wunsch nach Verweilen in der schützenden Kind-Rolle einerseits und nach Selbstbestimmung andererseits, spiegeln sich in den Krisen zwischen adoleszenten Mädchen und ihren Müttern wider. Auch die Mütter sind meist den Unabhängigkeitsbestrebungen ihrer Töchter gegenüber zwiespältig eingestellt: Einerseits sind sie stolz auf die ‚erwachsene‘ Tochter, andererseits signalisiert der Verlust des Einflusses auf die Tochter eine bevorstehende Trennung. Eine progressive, wenig gestörte adoleszente Entwicklung bringt natürlich auch psychische Gewinne für das Mädchen: ein gestärktes Autonomiegefühl, mehr Selbstständigkeit und Unabhängigkeit. Trotzdem kann der Verlust des kindlichen Körperschemas wie beschrieben eine Quelle von Ängsten und Schuldgefühlen sein. Adoleszente Mädchen können unterschiedliche Krankheitszeichen (Symptome) entwickeln, um diese Schuldgefühle und Ängste unter Kontrolle zu halten. Das Leiden an depressiven Symptomen ist eine solche Möglichkeit.

Menstruation

Die Menstruation bedeutet einen monatlichen Blutverlust. Eine Körperflüssigkeit, die als „besonderer Saft" bezeichnet und mit vielen mythischen Bedeutungen unterlegt wird, geht monatlich verloren und wird, wie etwa Harn oder Stuhl, weggespült. Auf Art und Menge und Zeitpunkt des Auftretens der Blutung hat das betroffene Mädchen, die betroffene Frau, keinen Einfluss. Ob die Menstruation subjektiv als schmerzlicher Verlust oder als normales, manchmal lästiges oder störendes Zeichen der Fruchtbarkeit erlebt wird, hängt davon ab, wie zwiespältig die betreffende Frau einem Kinderwunsch gegenüber eingestellt ist. Für eine Frau, die – sei es bewusst oder unbewusst – schwanger werden möchte, bedeutet die einsetzende Menstruation den Abschied vom Wunsch, diesmal schwanger geworden zu sein – also einen Verlust.

Ein wichtiges Thema ist das ‚Prämenstruelle Syndrom'. Darunter werden Zustände emotionaler Instabilität, Reizbarkeit, Ängstlichkeit und körperliche Symptome wie Brustspannen und ein ‚Blähbauch' verstanden. Diese Beschwerden treten ungefähr eine Woche vor Einsetzen der Menstruation auf und sind mit Einsetzen der Blutung fast schlagartig verschwunden. Zur Milderung dieser Beschwerden wurden längere Zeit von Frauenärzte zumeist Hormone verordnet, derzeit gibt man auch in Österreich Antidepressiva vom Typ der Serotonin-reuptake-Hemmer (SSRI).

Wie kam es dazu? Im Sommer 2001 wurde den betroffenen Frauen und ihren Gynäkologen eine „neue Substanz" angepriesenen, die in den USA als Sarafem approbiert worden war und sensationelle „Heilung" dieser Beschwerden versprach. Was war geschehen? Nichts anderes als die Umbenennung eines damals schon umstrittenen Antidepressivums, dessen Patent demnächst auszulaufen drohte.

Was war neu an Sarafem? Erstens tauchte plötzlich eine neue Diagnose auf: Premenstrual Dysphoric Disorder, zu Deutsch ‚Prämenstrueller Verstimmungszustand'. Damit wurde eine Brücke zu depressiven Störungen geschlagen (siehe Depressionskontinuum, Seite 24). Hinter Sarafem verbarg sich nichts anderes als die chemische Substanz Fluoxetin, ein Antidepressivum, das bei uns als Fluctine, in den USA als Prozac im Handel war. Prozac war damals in den USA Gegenstand heftiger Kritik, die Verkaufsziffern sanken drastisch. Nebenwirkungen wie Hautausschläge, Konzentrationsstörungen, Schwindelgefühle, waren u. a. dafür ausschlaggebend. Die produzierende Firma änderte die Farbe der Tabletten von grün auf pink und den Namen des als Antidepressivum stigmatisierten Prozacs in den betont feminin klingenden Namen Sarafem. Die Dosis – 20 Milligramm – blieb unverändert. Auf Nachfrage erklärte eine Marketingmanagerin der Erzeugerfirma, dass die Premenstrual Dysphoric Disorder (PMDD) eine eigene medizinische Kategorie sei und sich von der Depression unterscheide. Die Gesellschaft amerikanischer Psychiater (APA) hingegen erklärte damals, dass PMDD keine offizielle Diagnose sei – Forschungsergebnisse zu dieser Frage seien ausständig. Die Öffentlichkeit erfuhr von dieser „Umetikettierung" durch einen sehr gut recherchierten Text in der Zeitschrift *Village voice*. Die bedeutende Sozialmedizinerin Marcia Angell berichtet in ihrem Buch *Der Pharma-Bluff* ebenfalls über diese Umetikettierung.[5]

Ein derartiges Vorgehen einer pharmazeutischen Firma, das einer Täuschung der Öffentlichkeit gleichkommt, ist für viele Frauen – und auch für viele Ärzte – nicht leicht nachvollziehbar. Die Frauen und die verschreibenden Ärzte wurden getäuscht, sie tappten in eine Falle: Jeden Monat für mindestens eine Woche als „psychisch krank" stigmatisiert zu werden, wurde letztlich von den meisten Frauen naturgemäß nicht als Gewinn und auch nicht als angemessene Hilfe erlebt.

Schwangerschaft, Geburt und Wochenbett

Jede Schwangerschaft bringt Erinnerungen und Fantasien mit sich: Erinnerungen an die eigene Kindheit werden lebendig. Das Sich-Einfinden in die Mutterrolle ist gefordert und Zukunftspläne werden geschmiedet. Für viele Frauen stellen die schwangerschaftsbedingten Veränderungen des Körperschemas einen Verlust dar. Das trifft auch bei geplanten und gewünschten Schwangerschaften zu. Auf der bewussten Ebene kann sich der Verlust auf die ursprünglichen, gewohnten Körperkonturen beziehen – bei sehr schlankheitsbewussten Frauen spielt das oft eine Rolle. Auf einer tieferen Ebene bedeutet eine Schwangerschaft auch einen Autonomieverlust, den Verlust einer (oft hart errungenen) Selbstbestimmung. Diese Vorstellung von Autonomieverlust wird durch die Tatsache bestärkt, dass Tempo und Art des Schwangerschaftsverlaufes völlig außerhalb der Kontrolle der Schwangeren sind. Es gibt Frauen die aus diesem Grund das Aufrechterhalten einer Schwangerschaft nicht ertragen und Schwangerschaften immer wieder abbrechen müssen.

Durch den Akt der Geburt ändert sich das Körperschema erneut. Viele Frauen empfinden dann eine Art Leere in ihrem Inneren. Das Durchtrennen der Nabelschnur markiert für viele Frauen drastisch den Verlust der Mutter-Fötus-Einheit. Ein weiterer Schritt in diese Richtung wird durch das Abstillen gesetzt: Das endgültige Zurückziehen der Brustwarzen aus dem kindlichen Mund bedeutet (siehe Abschnitt „Baby-Blues") ein weiteres Durchtrennen einer Körperbrücke zwischen Mutter und Kind.

Eine Schwangerschaft birgt die Gefahr von Frühgeburten, Totgeburten und die Gefahr, ein fehlgebildetes Kind zu gebären. Letzteres bedeutet den schmerzlichen und tragischen Abschied von der Vorstellung eines gesunden, „schönen" Kindes.[6]

Die Geburt eines Kindes, das besonderer Pflege oder medizinischer Betreuung bedarf, oder dessen Lebenserwartung aufgrund einer angeborenen Erkrankung voraussichtlich stark verkürzt ist, bedeutet für die Mutter neben allen anderen Belastungen einen schmerzlichen Verlust: den Verlust der Vorstellung von einem schönen, gesunden Kind.

Dazu kommt sehr oft, dass sich die Mutter Trauer über den Verlust ihrer Erwartungen und Wünsche verbietet – da ja jetzt besonderer körperlicher und seelischer Einsatz von ihr gefordert ist, der immer wieder die Kräfte zu überschreiten droht. Wenn ein schwer krankes oder behindertes Kind, das aufopfernd gepflegt wurde, verstirbt, wird der Mutter von ihrem sozialen Umfeld oft ein „Trauerverbot" auferlegt. Sätze wie „Sei doch froh, das arme Hascherl, jetzt geht's ihm besser!", verstärken den Schmerz der verzweifelten Frauen eher und sind keineswegs tröstend. Zumeist machen sich Mütter, denen ein solches Schicksal widerfährt, Vorwürfe: fast immer irrationale Vorwürfe, etwas versäumt zu haben, etc., gefolgt von Schuldgefühlen – wieder ein Königsweg in Depressionen.

Schwangerschaftsabbruch

Innerhalb der ersten zwölf Wochen einer Schwangerschaft ist in Österreich seit 1975 ein induzierter Abbruch der Schwangerschaft, durchgeführt nach vorangegangener Beratung, straffrei. Der Qualität dieser non-direktiven Beratung muss besondere Priorität zukommen. Zwingende Themen dieser Beratung sind:

- Die Frage, wer den Abbruch wünscht – ist es die Frau selbst oder mehr der Partner oder die Mutter der Schwangeren – letzteres ist bei Jugendlichen wichtig.
- Das absolut zu respektierende Wertesystem der Frau, besonders religiöse Bindungen, ethnische Forderungen, müssen angesprochen werden.
- Die Fantasien der Frau, wie wichtige Bezugspersonen auf diesen Abbruch reagieren würden: Partner, Mutter (Eltern), um reale oder fantasierte Straferwartungen von Seiten dieser Personen zu bedenken.
- Wie wurde auf wichtige Trennungen bisher im Leben reagiert? Gab es länger anhaltende Phasen von depressiver Verstimmung? Oder gar eine diagnostizierte und behandelte Depression?
- Die Selbstvorwürfe und Schuldzuweisungen, welche als mögliche Ursachen einer ungeplanten und/oder unerwünschten

Schwangerschaft gesehen werden, wie etwa Vergessen der „Pille".

- Was wären mögliche Konsequenzen, wenn sich die Frau für das Austragen der Schwangerschaft entscheidet?
- Welche nach dem Eingriff auftretende Symptome, Leidenszustände bedürfen dringend einer Behandlung?

Wichtig ist, dass die beratenden Personen ihr eigenes – möglicherweise diskrepantes Wertesystem – keineswegs in die Beratungssituation einfließen lassen, sie müssen ja auch nicht mit der Entscheidung leben! Denn dann bestünde die Gefahr, dass wertende Bemerkungen der beratenden Person(en) die Scham- und Schuldgefühle der Beratung suchenden Schwangeren verstärken und so deren situationsbedingte Traumatisierung noch heftiger werden lassen. Dass betroffene Frauen auf diesen rational überlegten und subjektiv zumeist als in der gegenwärtigen Situation unvermeidbar scheinenden Eingriff in der Regel mit schmerzlichen Gefühlen, Traurigkeit und ohnmächtiger Wut reagieren, bedeutet noch lange nicht, dass es sich dabei um eine klinische Depression handeln muss.

Unfreiwillige Kinderlosigkeit

Ein weiteres schmerzliches Verlusterleben stellt ein unerfüllter Kinderwunsch dar. Prinzipiell nehmen jede Frau und jeder Mann von sich an, dass sie / er fruchtbar sind. Die Diagnose der Unfruchtbarkeit bedeutet für viele Frauen den Verlust eines bestimmten Bildes von sich selbst, ein Infragestellen der eigenen Weiblichkeit und der Vorstellung vom Wert der eigenen Person. Dazu kommt, dass – wie irrational auch immer – viele Frauen die Schuld bei sich selbst suchen für das schmerzliche Schicksal, das sie ereilt hat. Trauer, Scham, irrationale Schuldgefühle, ohnmächtige Wut und Gefühle von Wertlosigkeit sind erneut eine via regia, ein Königsweg, in Depressivität.

Schwangerschaftsverhütung

Auch die von vielen Frauen bewusst gewünschte Schwangerschafts-
verhütung kann mit Fantasien von Verlust begleitet sein. Dies gilt vor
allem für irreversible, also nicht oder kaum rückgängig zu machende
Methoden wie die Unterbindung der Eileiter. Diese Verhütungsmethode stellt eine zumeist hundertprozentig „sichere" Verhütungsmethode dar. Die Rekanalisierung, das Wieder-durchgängig-Machen
von operativ verschlossenen Eileitern ist nur in ca. 30 Prozent erfolgreich. Aber für Frauen, die in der Fantasie noch mit einer zukünf-
tigen Schwangerschaft spielen, auch wenn die Vernunft ihnen die
Erfüllung dieses Wunsches zur Zeit verbietet, bedeutet eine derart
„endgültige" Verhütungsmethode eine Trennung von der Vorstellung, noch einmal schwanger werden zu können.

Eine weitere Folge kann sexuelle Lustlosigkeit sein – dies besonders
dann, wenn ein Geschlechtsverkehr in der Fantasie der Frau immer
mit der Möglichkeit, schwanger werden zu können, verbunden ist.
Da durch die „irreversible" Verhütungsmethode diese Möglichkeit
nicht besteht, kann sich die Frau aus unbewusster Selbstbestrafung
lustvolle Sexualität versagen.

Klimakterium (Menopause)

Der Verlust der Potenz „Fruchtbarkeit" verläuft bei Frauen anders als
bei Männern. Die lange Zeit übliche WHO-Definition von Menopause: als „funktionsloser Eierstock" – eine besonders zynische Definition – besagt, dass eine Funktion, die grundlegende Bedürfnisse
erfüllt und über die auch Macht ausgeübt werden kann, für immer
verloren ist. Es ist für die betroffene Frau wohl ein Unterschied, ob
sie die Wahl hat, d. h. ob sie, falls sie das noch will, schwanger werden
kann, oder ob ihr diese Wahlmöglichkeit von der Natur her verwehrt
wird.

Verantwortlich für die „funktionslosen Eierstöcke" sind der Anstieg des Hormons, welches die im Eierstock vorhandenen Follikel
stimuliert und der Abfall der Sexualhormone im Blut. Welche Bedeutung dieser hormonellen Umstellung zugeteilt wird, hängt wieder

von der persönlichen Lebenslerngeschichte, dem soziokulturellen Umfeld und von biologischen Faktoren ab und hat zu einer Fülle von Mythenbildungen angeregt, sowohl in der Wissenschaft als auch in der Populärkultur.

Mythen handeln bekanntlich mit falschen Universalien – das sind vielen Kulturen gemeinsame Allgemeinbegriffe, die wenig bedeuten und die Wirklichkeit verschleiern. Besonders beliebt war die Etikettierung der ‚Wechselbeschwerden' als Strafe für „Verfehlungen" im Leben der Frau. Besonders deutlich wird diese „Straffunktion" der Menopause im folgenden Zitat: „Für eine Frau, welche die Gesetze der Natur überschreitet, werden die Wechseljahre eine wahre Büchse der Pandora sein, voll mit Krankheiten, und sie möge mit Angst diese Prophezeiung erwarten."[7]

Mythisierende Zuschreibungen an den „funktionslosen Eierstock" zentrieren sich um das Gefühlsleben (Affektivität), welches etikettiert als „affektive Störung" oder ‚Menopausale Depression' zur Medikalisierung dieses Lebensabschnittes führt, und um die Sexualität – besonders um Störungen der sexuellen Funktion wie Lustlosigkeit, eventuell auch Schmerzen beim Geschlechtsverkehr.

Beschwerden, ausgelöst durch den „funktionslosen Eierstock", sind etwa Hitzewallungen oder Schlafstörungen. Eine leichte Instabilität des Gefühlslebens, heute als ‚Menopausal Blues' bezeichnet, ist als Reaktion auf die Vorstellung von Verlusten keineswegs als Depression zu bezeichnen. Die Verluste dieser Lebensphase betreffen bei vielen Frauen nicht nur die Fruchtbarkeit. Der Abfall des Blutspiegels der Sexualhormone betrifft die Funktion anderer Organsysteme: der Haut, der Haare, der Knochen, etc. und ist ein „normales" Phänomen.

Der Anstieg des die Eierstöcke anregenden Hormons ist nachweislich für die Probleme der Temperaturregulation, also der Hitzewallungen, unter welchen manche Frauen in dieser Lebensphase leiden, verantwortlich und in einem geringen Grad auch für die Schlafstörungen. So können Aufwachphasen bei Frauen, die sonst nicht unter Schlafstörungen leiden, auch von den Hitzewallungen mitbedingt sein. Diese Beschwerden stellen somit eine Indikation für eine Hormonersatztherapie, ärztlich kontrolliert und zeitlich befristet, dar.

Die britische Psychologin Myra Hunter hat eine prospektive Studie an Frauen zu diesen Fragen durchgeführt. Sie hat von allen circa 40-jährigen Frauen, welche die gynäkologische Ambulanz eines großen britischen Krankenhauses aufsuchten und einwilligten, an einer Studie zum Thema ‚klimakterische Beschwerden‘ mitzuarbeiten, detaillierte Angaben zur seelischen Befindlichkeit, zur Lebenssituation, zu Familie, Beruf und zur finanziellen Situation erhoben – sowohl in persönlichen Interviews als auch mittels standardisierter Fragebögen. Diese Untersuchungen wurden nach dem Ausbleiben der Menstruation fünf Jahre später wiederholt. Die einzigen Faktoren, die in dieser Studie überzufällig mit leichten und mittelschweren depressiven Symptomen zusammenhingen, waren Ehescheidung oder Trennungen und der Verlust des Arbeitsplatzes; nicht jedoch das Ausbleiben der Menstruation.[8]

Interessant sind auch Studien, welche die Reaktionen von Frauen unterschiedlicher kultureller Zugehörigkeit auf die Menopause vergleichen. Die Autoren einer israelischen Studie untersuchten Frauen, die aus unterschiedlichen geografischen und kulturellen Räumen nach Israel eingewandert waren: aus Europa, aus dem russischen und dem zentralasiatischen Raum, und Frauen mit vorderasiatisch-afrikanischer Herkunft. Eine wesentliche Aussage dieser Studie bezog sich auf die Position der älteren und alternden Frauen in der jeweiligen Gesellschaft: Dort, wo ältere Frauen angesehen waren, litten diese überhaupt nicht oder kaum unter ‚menopausalen‘ Beschwerden.[9] Eine Stellung, die der Frau in der Gesellschaft eine gewisse Macht zuschreibt, erscheint als hilfreich gegen ‚menopausale‘ Beschwerden.

Zur Frage von ursächlichen Zusammenhängen sexueller Lustlosigkeit (mangelnde Libido) und Menopause ist lediglich gesichert, dass Frauen, die immer schon unter sexuellen Problemen litten, oder Frauen, bei welchen die Möglichkeit, schwanger zu werden, ein wichtiger sexuell stimulierender Faktor war – auch unbewusst –, sich mit Ende ihrer fruchtbaren Lebensphase als sexuell lustlos empfinden. Subtile hormonelle Zusammenhänge mögen nicht ausgeschlossen sein, aber die Indikation zur Gabe von Sexualhormonen ist eher nicht gegeben.

Hilfreich für verunsicherte Frauen in diesem Lebensabschnitt – und die Verunsicherung ist normal! – ist ein patientinzentriertes Vorgehen, das die folgenden Inhalte umfasst:

- Umfassende, non-direktive Information an die Patientin über Wirklichkeiten und Mythen von biologischen, hormonellen Veränderungen in diesem Lebensabschnitt und über deren Wechselwirkungen mit seelischen, sozialen und kulturellen Erscheinungen
- Exakte Diagnostik, sowohl körperliche als auch seelische Fragen betreffend
- Unterstützung der Patientin bei der Mobilisierung von Ressourcen
- Klare Indikationen für zeitlich befristete, engmaschig kontrollierte Hormonersatztherapie (HRT) und / oder psychiatrische (antidepressive) Medikation

Das Wissen darüber schützt Frauen vor der Falle ‚Menopausale Depression'.

Körperliche Erkrankungen

Krebserkrankungen der Brust sind nach wie vor die häufigsten bösartigen Erkrankungen bei Frauen. Frauen reagieren sehr sensibel auf vage empfundene oder tastbare Veränderungen der Brüste. Jede Veränderung ist mit einem intensiven Gefühl von Bedrohung, also Angst, verbunden, der Angst vor möglicherweise bevorstehenden körperlichen Veränderungen, die wieder einen Eingriff in das Körperschema darstellen. Die Vorstellung, durch diagnostische Eingriffe und dann durch Behandlungsmaßnahmen wie Entfernung der Brust oder eines Teils (Quadranten) der Brust sich „verstümmelt" zu fühlen, an Attraktivität für den Partner zu verlieren, oder überhaupt von ihm im Stich gelassen zu werden, schließlich die Angst vor Schmerzen, Behinderungen und letztlich die Angst vor einer Lebensverkürzung – all diese Erwartungsängste beinhalten Verluste und Trennungen.

In Agnès Vardas Film *Cleo – Mittwoch zwischen 5 und 7* (*Cléo de 5 à 7*, 1961) wird die Situation einer Frau, die auf einen möglicherweise Krebs bestätigenden Befund wartet, sehr eindrucksvoll mit allen Facetten dargestellt. Der Befund ist gutartig, aber in den zwei Stunden des Wartens werden von Cléo alle möglichen schmerzlichen Szenarien durchfantasiert und die ohnmächtige Wut als Signal einer sich ankündigenden eventuellen Depression mit allen zur Verfügung stehenden filmischen Mitteln drastisch vorgeführt.

Depressive Verstimmungszustände, begleitet von Angst und Scham, ausgelöst durch das Gefühl, ohnmächtig einem Schicksal ausgeliefert zu sein, fördern depressive Reaktionen. Manche Frauen reagieren mit einer „Flucht nach vorne", einer gegen diese Verlustangst gerichteten Abwehr, die sich in feindseligem Verhalten, wahllos allen Personen gegenüber, äußern kann. Das Akzeptieren der unterschiedlichsten Bewältigungsstrategien eines derartigen Schicksals ist für Personen des sozialen Umfelds, sei es das Versorgungssystem, die Familie oder Freunde, oft nicht leicht. Sich an dieser Abwehr entlangzutasten und das Vermeiden von Konfrontationen helfen der betroffenen Frau am ehesten, mit ihren Gefühlen besser umgehen zu können. Weitere Verluste im weiblichen Lebenszyklus betreffen den Lebenspartner. Damit verbunden können ökonomische Verluste und oft auch der Verlust des sozialen Status sein, wenn die Frau an der sozialen Position des Partners teil hatte.

Für die wissenschaftlich begründete Annahme, dass einer Depressionserkrankung ein Verlusterlebnis zugrunde liegt, dessen Bedeutung als solches dem Individuum nicht unbedingt bewusst ist und / oder vom sozialen Umfeld nicht anerkannt wird, gibt es im weiblichen Lebenszyklus zahlreiche Möglichkeiten, die Bedeutung von Verlusterlebnissen zu verleugnen, also dessen Wirklichkeit an sich oder die begleitenden unangenehmen Affekte wie Scham, Wut und Trauer nicht als solche wahrzunehmen. Damit gibt es auch keinen Platz für Trauer, wohl aber für Depressivität. In welchem Bereich des Depressionskontinuums das Leiden dann anzusiedeln ist, ob es sich um eine leichte, mittelschwere oder schwere Depression handelt, ist neben konstitutionellen Faktoren zu einem großen Teil von Umweltfaktoren wie sozialen Bedingungen abhängig.

Geschlechtsdifferenzielle soziale Bedingungen

„Doch die Verhältnisse, sie sind nicht so."

Bert Brecht: Dreigroschenoper

Am 20.11.2012 lautete die Titelgeschichte der Tageszeitung *Die Presse*: „Jede zweite Frühpensionistin psychisch krank". Fast die Hälfte der Frauen, die 2011 eine Invaliditätspension erhielten, litten unter „psychischen Problemen" – dabei handelt es sich überwiegend um Depressionen (48,85 Prozent). Der Anteil der Männer, die wegen psychischer Probleme eine Invaliditätspension erhielten, betrug 28,63 Prozent.

Interessant an diesem Artikel ist der schlicht monokausale ‚Begründungsversuch' eines Sozialpsychiaters für den hohen Frauenanteil: Es müsse wohl die Doppelbelastung sein. Dass damit einerseits wieder ein Geschlechterrollenstereotyp bedient wird, ist ärgerlich; traurig ist die Missachtung aller sozialmedizinischer Forschungsergebnisse, welche zeigen, dass dieser Unterschied in Hinblick auf die Geschlechter wesentlich differenzierter gesehen werden muss.

Die für Frauen und Männer unterschiedlichen gesellschaftlichen Bedingungen spielen für die Wahrscheinlichkeit des „Abgleitens" in eine depressive Verstimmung und für das Gefühl, hilflos in dieser Verstimmung festgehalten zu sein, und somit für die Krankheitsbewältigung eine wichtige Rolle.

Neben der Häufung einzelner Lebensbelastungen konnte an verschiedenen eingreifenden Lebensveränderungen demonstriert werden, dass mit ihnen ein höheres Krankheitsrisiko verbunden ist. Diese kritischen Lebensereignisse oder ‚life-events' erfordern körperliche, psychische und soziale Anpassungsleistungen, die Energie abverlangen. Da wir alle nur ein bestimmtes Quantum psychischer Energie zur Verfügung haben, bedeuten diese Anpassungsleistungen eine ziemliche psychische und körperliche Belastung. Der Medizinsoziologe Johannes Siegrist konnte zeigen, dass insbesondere Lebensroutine durchbrechende Ereignisse erhöhte Anpassungsleistungen erfordern.

Das betrifft vor allem unerwünschte, unbeeinflussbare, unerwartete und mit negativen Folgen behaftete Ereignisse.
Eine Häufung derartiger Ereignisse überfordert die individuellen Bewältigungsmöglichkeiten. Als Folge können auch bei vorher gesunden Personen psychische Probleme, vorwiegend depressive Verstimmungszustände und / oder psychophysiologische Reaktionen und Leidenszustände auftreten, d. h. körperliche Beschwerden, für die keine Veränderungen an den Organen des Körpers gefunden werden können und die meist als ‚psychosomatisch' bezeichnet werden.[10] Für diese Anpassungsleistungen, also die Bewältigung lebensbelastender Ereignisse oder Stressoren, sind modifizierende Faktoren erforscht:

1. Persönlichkeitsfaktoren: Welche Bewältigungsstrategien (Coping, auch als Vorstellungen subjektiver Kompetenz bezeichnet) traut sich eine Frau persönlich zu? Wenn in einer länger dauernden Beziehung oder einer Ehe alle die Familie betreffenden finanziellen und organisatorischen Fragen, wie Steuererklärungen, etc. vom Partner erledigt wurden, eine Abwertung der intellektuellen Fähigkeiten der Frau an der Tagesordnung war, dann traut sich diese so als „unfähig" etikettierte Frau schließlich diese Erledigungen selber nicht mehr zu. Nach einer Trennung oder Scheidung ist diese Vorstellung von hilfloser Unfähigkeit ein weiterer Baustein für eine depressive Verstimmung.

2. Soziale und Umweltfaktoren: Wichtig ist die Art und Weise der sozialen Unterstützung. Dass ältere bis alte Frauen, Witwen, alleinerziehende oder unter der Armutsgrenze lebende Frauen mit sozialer Unterstützung nicht gerade verwöhnt werden, ist bekannt. Ältere und alte Frauen werden öffentlich nicht wahrgenommen. Der Schweizer Film *Giulias Verschwinden* (2009) mit Corinna Harfouch und Bruno Ganz zeigt eindrucksvoll das traurige, leicht verstörte Staunen einer sensiblen, älteren Frau darüber, wie offensichtlich sie überhört und übersehen wird.

Wichtige Faktoren für die Krankheitsbewältigung

An erster Stelle der wichtigen Faktoren für die Krankheitsbewältigung nennen hier die Medizinsoziologen die Vertrauensbildung in der Zweierbeziehung. Eine vertrauensvolle Zweierbeziehung fehlt vielen Alleinerzieherinnen und – entsprechend den aktuellen demographischen Daten, wonach Frauen eine deutlich höhere Lebenserwartung als Männer haben – auch den meisten alten Frauen. Weitere wichtige Faktoren der Bewältigung von Krankheit:

- Soziale Unterstützung aufgrund hierarchischer Position: Je höher in der gesellschaftlichen Hierarchie jemand angesiedelt ist, umso eher kommt dieser Person soziale Unterstützung zu. Berufstätige Frauen sind eher nicht in den Chefetagen der Firmen zu finden. Das System Krankenhaus ist ein gutes Beispiel dafür: Je niedriger in der Hierarchie eine bestimmte Position eingestuft ist, was sozialen Status und Gehalt betrifft, umso eher ist diese Position von einer Frau besetzt. Die Basislinie der Personalpyramide bilden die Putzfrauen, dann folgt das Pflegepersonal, auch überwiegend weiblich, unter den Ärztinnen in Ausbildung ist der Frauenanteil noch 50 Prozent bis darüber. Aber je höher hinauf man blickt, umso weniger Frauen sind zu finden. Die Spitze der Pyramide schließlich ist zumeist männlich (Primararzt oder Klinikchef).
- Der Umgang mit der Krankheit durch das medizinische System: Immer noch führt die paternalistische Einstellung im medizinischen System dazu, dass Frauen eher bevormundet werden und ihnen Entscheidungen nicht zugetraut werden. Ältere Frauen mit einem patriarchalen Migrationshintergrund sind oft nicht ausreichend sprachkundig. Zeitmangel und Mangel an Dolmetscherinnen im Krankenhaus führen dazu, dass die Bedeutung der Erkrankung, der Befunde, etc. der betroffenen Frau keineswegs mit ausreichender Klarheit vermittelt wird. Auch wenn es vielerorts Bemühungen gibt, die Situation für diese Frauen zu verbessern, herrschen doch oft ungläubige Verwirrung und das Gefühl, gedemütigt zu sein, vor.

- Soziale Kongruität (also gleichbleibende Situationen). Damit ist auch die finanzielle Situation gemeint: Witwenpensionen sind meist niedriger als die in der Ehe zur Verfügung stehenden Geldmittel.

Psychische, physische und sexuelle Gewalt gegen Frauen als Ursachen von Depressivität – ein lange vernachlässigtes Thema

Die kaum zu glaubende Leidensgeschichte einer Patientin soll diesen Zusammenhang verständlich machen. Die Psychosomatische Frauenambulanz der Universitäts-Frauenklinik in Wien ist eine Liaisoneinrichtung – d. h. Anwesenheit einer Psychiaterin vor Ort – der Klinik für Psychoanalyse und Psychotherapie in der Frauenklinik. Auch die studentische Lehre war in diese Spezialambulanz einbezogen. Studenten, welche ein bestimmtes Seminar belegt hatten, konnten als ‚teilnehmende Beobachter‘ in der Ambulanz anwesend sein. Für diese physische Anwesenheit gab es einen Verhaltenskodex für die Studenten. Sie wurden im Seminar darauf vorbereitet und mussten danach über eine Patientin aus dem Gedächtnis (Mitschreiben war unerwünscht) beim nächsten Seminar der Gruppe der Studierenden berichten. Es traf sich, dass ein männlicher Student bei dem diagnostischen Erstinterview mit einer älteren Patientin mit der Zuweisungsdiagnose ‚Depression‘ anwesend war. Das diagnostische Erstgespräch mit der Patientin ergab zwar einige Symptome der Depression wie Einschlafstörungen, Lustlosigkeit, mangelnder Appetit (ohne Gewichtsverlust). Die Patientin konnte jedoch morgens ohne Schwierigkeiten aufstehen und ihrer üblichen Beschäftigung im Haushalt nachgehen. Auffallend war in Mimik, Gestik und Wortwahl ein unglaublicher Leidensdruck, der nicht zu den – eher spärlichen – Depressionszeichen passte.

Antidepressiva waren ihr schon verschrieben worden, auch Schmerzmittel, sie brachten aber keine Besserung. Auf die Frage, was sie wirklich bedrücke, begann sie zögernd und leise zu erzählen, dass sie seit Jahren Opfer körperlicher und psychischer Gewalt, zugefügt von ihrem Ehemann, einem sozial angesehenen Akademiker, sei. Die Blutergüsse, die schlecht zusammengewachsenen – da nicht chirurgisch versorgten – Frakturen und die Verbrennungen wurden ihr an Körperstellen zugefügt, die von der Kleidung verdeckt waren. Kontakt mit der Außenwelt durfte sie nur in Begleitung ihres Mannes pflegen; ihren Beruf durfte sie nicht ausüben. Sie hatte bis dahin niemandem von ihrem Martyrium berichtet; aber jetzt wurden die Kinder langsam erwachsen. So wagte sie es, Hilfe zu suchen, und sie fand diese Spezialambulanz im Internet. Angst, Scham und Schuldgefühle sowie die Vorstellung von Wertlosigkeit beherrschten ihr Seelenleben. Im Einverständnis mit der Patientin wurde die Sozialarbeiterin beigezogen und gemeinsam ein Paket zum Schutz der Patientin entwickelt, das auch Zukunftsperspektiven aufwies.

Der teilnehmende Student wurde während dieser Anamnese immer blasser, er begann zu zittern, sodass er unter einem Vorwand aus dem Raum geschickt werden musste.

Sein Bericht an die Gruppe der anderen Studenten, einige Tage später, war geprägt von Fassungslosigkeit, Entsetzen und ohnmächtiger Wut. Sein Weltbild war erschüttert: dass so etwas überhaupt und noch dazu in einer Mittelschichtfamilie des ‚Bildungsbürgertums‘ vorkommen könne. Häusliche Gewalt wird zumeist mit problematischen sozialen Verhältnissen, Arbeitslosigkeit und Alkoholismus assoziiert. Die Teilnehmer des Seminars waren allesamt betroffen von dieser unglaublichen Tabuisierung von häuslicher Gewalt im Mittelstand.

Es gibt wissenschaftlich gesicherte Forschungsergebnisse zu den ursächlichen Zusammenhängen von Gewalterfahrungen und Depression. So ist bekannt, dass das Auftreten (die Prävalenz) von Depressionen bei Frauen mit erlebter körperlicher Gewalt 45 bis 63 Prozent beträgt, bei Frauen der Vergleichspopulation ohne Gewalt hingegen 9,3 Prozent. Eine Forschungsgruppe um Campbell hat 1996 die Hypothese aufgestellt, dass die geschlechtsgebundenen Unterschiede hinsichtlich des weltweiten Auftretens (der globalen Inzidenz) von Major Depression – nämlich Frauen zu Männer im Verhältnis 3:1 – mit der Tatsache im Zusammenhang stehen, dass Frauen in intimen Partnerschaften sehr viel eher als Männer Opfer von körperlicher, seelischer und sexueller Gewalt werden, wie es in der oben beschriebenen Leidensgeschichte der Fall war.

Margo Thienemann und Mitarbeiter fanden heraus, dass 61 Prozent der Frauen, die vom medizinischen System als depressiv diagnostiziert wurden, eine lebenslange Prävalenz von häuslicher Gewalt hatten.[11] Eine Untersuchung aus Irland zeigt, dass eine Schwangerschaft die Frauen meist nicht vor häuslicher Gewalt schützt – im Gegenteil. Der internationalen Gemeinschaft ist dieses Thema nicht fremd, daher erließen die Vereinten Nationen die ‚Pekinger Erklärung‘.

Die Pekinger Erklärung der UNO

Der Begriff ‚Gewalt gegen Frauen‘ bezeichnet jede Handlung geschlechtsbezogener Gewalt, die der Frau körperlichen, sexuellen oder psychischen Schaden oder Leid zufügt oder zufügen kann, einschließlich der Androhung derartiger Handlungen, der Nötigung oder der willkürlichen Freiheitsberaubung in der Öffentlichkeit oder im Privatleben. Infolgedessen umfasst Gewalt gegen Frauen unter anderem folgende Formen:

1. Körperliche, sexuelle und psychische Gewalt in der Familie, namentlich auch Misshandlung von Frauen, sexueller Missbrauch von Mädchen im Haushalt, Gewalt im Zusammenhang mit der Mitgift, Vergewaltigung in der Ehe, Verstümmelung der weiblichen Geschlechtsorgane und andere traditionelle, für die Frau schädliche Praktiken, Gewalt außerhalb der Ehe und Gewalt im Zusammenhang mit Ausbeutung.
2. Körperliche, sexuelle und psychische Gewalt in der Gemeinschaft, so auch Vergewaltigung, Missbrauch, sexuelle Belästigung und Einschüchterung am Arbeitsplatz, an Bildungseinrichtungen und anderswo, Frauenhandel und Zwangsprostitution.
3. Vom Staat ausgeübte oder geduldete körperliche, sexuelle und psychische Gewalt, wo immer sie auftritt.

Definition sexueller Gewalt

Sexuelle Gewalt umfasst alle sexuellen Handlungen, die der Frau bzw. dem Kind aufgedrängt oder aufgezwungen werden. Sexuelle Gewalt ist ein Akt der Aggression und des Machtmissbrauches und kann nicht als das Resultat unkontrollierbarer sexueller Triebe (z. B. durch Alkohol- oder Drogenkonsum) entschuldigt werden.[12]

Psychische Gewalt umfasst:

Isolation und soziale Gewalt, Drohungen, Nötigungen und Angstmachen. Weiters Beschimpfungen, Abwertungen und Diffamierungen, Belästigung, Terror und ökonomische Gewalt.

1. Gewalt in der Familie (Domestic Violence) als besondere Form sexueller Gewalt

Das österreichische Bundesministerium für Umwelt, Jugend und Familie schätzte 1991, dass jede fünfte bis zehnte in einer Beziehung lebende Frau von Gewalt betroffen ist. Eine Untersuchung über die Veranlassung von Polizeieinsätzen ergab, dass 150.000 bis 300.000 Polizeieinsätze jährlich auf Grund von Gewalt gegen Frauen erfolgen.[13] Der Bericht enthält lediglich ein Kapitel, das auch Kinder behandelt: ‚Gewalt gegen Frauen und ihre Kinder‘. Aber: Gewalt gegen Frauen muss keineswegs Gewalt gegen Kinder einschließen – wie das bei dem oben erwähnten Leidensweg auch nicht der Fall war.

Gewalt in der Familie umfasst körperliche, sexuelle und psychische Gewalt, die Frauen und Mädchen in der Familie von Familienmitgliedern zugefügt wird, namentlich auch Misshandlung und sexueller Missbrauch, Vergewaltigung im familiären Rahmen, Vergewaltigung in der Ehe. Eine Schwangerschaft schützt Frauen nicht davor, Opfer von Gewalt zu werden. Untersuchungen aus Irland haben das gezeigt – im Gegenteil, durch eine Schwangerschaft scheint sich der Partner zur Gewalt provoziert zu fühlen.

Im indischen Subkontinent wird über Gewalt den jung vermählten Frauen gegenüber berichtet, wenn die Mitgift der Braut von der Familie des Mannes als zu gering erachtet wird. Töchter zu verheiraten, bringt Familien oft an den Rand des Ruins. So sagt ein indisches Sprichwort: „Having a daughter is like watering someone else's field." Das Bild vom Bewässern des nachbarlichen Feldes impliziert in einer immer wieder extremer Dürre ausgesetzten Region, wie es am indischen Subkontinent viele gibt, enorme Vergeudung. Gewaltakte, wie vom Partner oder von Familienmitgliedern zugefügte Verbrennungen, können, als häusliche Unfälle getarnt, als Pfand im Handel um eine höhere Mitgift benützt werden.

2. Gewalt in einer ethnischen Gemeinschaft

Gewalt in einer bestimmten ethnischen Gemeinschaft oder einer Subkultur schließt auch die Verstümmelung, „Beschneidung" der weiblichen Geschlechtsorgane, Klitoridektomie und andere traditionelle, für die Frau schädliche und gefährliche Praktiken mit ein. Diese kommen nach wie vor keineswegs nur außerhalb der westlichen Welt vor.

3. Von Staaten ausgeübte oder geduldete körperliche, sexuelle und psychische Gewalt

„Eine Nation ist nicht erobert, bevor nicht die Herzen der Frauen am Boden liegen."
Vergewaltigungen in Kriegsgebieten, Aufforderungen einer Krieg führenden Nation, die Frauen einer als feindlich erlebten ethnischen Minderheit zu vergewaltigen und zu schwängern, sind historisch belegt, etwa aus dem Balkankrieg.

Schwerwiegende Folgen
der traumatisierenden Gewalterfahrung

Die unmittelbaren Folgen von Gewalt sind:
Emotionale Symptome: Schock, intensive Angst, Weinen, Wut, das Gefühl von Hilflosigkeit, heillose Agitation oder totale Lähmung.

Kognitive Symptome: Verwirrtheit, Desorientierung, Amnesie (Gedächtnisverlust) Hypermnesie (sich unwillkürlich aufdrängende schreckliche Erinnerungen) Konzentrationsstörungen, Schuldgefühle.

Körperliche Symptome: Verletzungen, sexuell übertragbare Krankheiten (STD), Muskelverspannungen, Erschöpfung, Migräne, Schlafstörungen, Herzrhythmusstörungen, Schmerzzustände, Magen-, Darm- und Verdauungsprobleme, etc.

Spätfolgen von Gewalt:
Depressivität: Hoffnungslosigkeit, Selbstwertkrisen, Lustlosigkeit, Appetitlosigkeit, Schlafstörungen, Selbstmordgedanken, Selbstmord.

Störungen in den Beziehungen zu wichtigen Bezugspersonen: Misstrauen, Angst, Isolation / Anklammerung, Unmöglichkeit, stabile Beziehungen einzugehen.

An Überlebenden der Konzentrationslager des Nationalsozialismus wurde das ‚Surviver Syndrom' beobachtet und beschrieben, dem die Diagnose ‚Post Traumatic Stress Disorder' nachempfunden ist. Diese Störung ist zusätzlich gekennzeichnet durch quälendes Wiedererfahren des Traumas in Tag- und Nachtträumen (Flash-backs), Vermeiden aller Erinnerungen, Schreckhaftigkeit, Angstzustände, Schlafstörungen, vielfältige psychische und psychosomatische Leidenszustände, Alkohol / Substanzmissbrauch und Desorganisation der Persönlichkeitsstruktur: Borderline-Persönlichkeitsorganisation, Psychose.

Die psychologisch / psychosozialen Folgen von Gewalt / Missbrauch im Detail

Da diese Folgen nicht nur die betroffene Person selbst belasten, sondern meist auch Auswirkungen auf Kinder und möglicherweise auch auf Enkelkinder haben, also in eine Generationenkette eingebunden sind, werden sie in der Folge genau beschrieben. Dazu kommt, dass das schamhafte Verschweigen eines solchen Schicksals Diagnostizierende dazu verleiten kann, nur symptomorientiert vorzugehen. So kann die Falle Depression wieder zuschnappen – und die dahinterliegenden Beschwerden werden so eher weiterbestehen.

Die Folgen sind: extrem schwankendes Selbstwertgefühl, Depressivität, Schuldgefühle, Schamgefühle, Selbstbeschädigung (‚deliberate self harm‘), funktionelle Symptome, Gefahr des Abgleitens in Prostitution, die Gefahr, Opfer von Ausbeutung in Beziehungen durch ‚Affection seeking behavior‘ zu werden.

Selbstwertgefühl

Das Selbstwertgefühl bezieht sich vorwiegend auf Inhalte, die mit weiblicher Identität, den subjektiven Vorstellungen von Weiblichkeit / Mütterlichkeit verknüpft sind. Es überwiegen Vorstellungen von Wertlosigkeit, Unliebenswürdigkeit, das Gefühl, als Frau nicht attraktiv zu sein. All diese Vorstellungen von Wertlosigkeit können kurzfristig durch Vorstellungen von besonderer Attraktivität und Großartigkeit unterbrochen werden.

Schuldgefühle

Diese können sich bei sexuellem Missbrauch durch männliche Familienangehörige auf „verbotene“ Aggressionen gegenüber der Mutter beziehen, welche nicht den entsprechenden Schutz bieten konnte.

Die Übernahme von Schuldgefühlen durch das Opfer, die eigentlich der Täter haben sollte, wird auch immer wieder beobachtet. Als Beispiel dafür sei folgendes Vorkommnis berichtet: In der Pause einer Gerichtsverhandlung wegen Vergewaltigung in einer Umkleidekabine eines Schwimmbades war das Opfer, ein junges Mädchen, durch die unerhörte Feststellung des Richters, dass einen Bikini zu tragen ja eine Aufforderung zur Vergewaltigung darstelle, völlig irritiert und verunsichert. Zu der als Zeugin geladenen Psychiaterin meinte das weinende und verstörte Mädchen: „Vielleicht hätte ich wirklich keinen Bikini anziehen sollen."

Auch soziale Folgen des Aufdeckens eines Missbrauchs können als schuldhaft erlebt werden: eine „Zerrüttung der Familie", Gerichtsverfahren mit nachfolgender Verurteilung des Täters, besonders wenn dieser ein Familienangehöriger ist. Mit diesem Argument werden mitunter junge Mädchen von ihren Müttern (!) abgehalten, Anzeige zu erstatten. Eine frühe, bahnbrechende Darstellung lieferte Sigmund Freud in seiner „klinischen Novelle" der Krankengeschichte von „Katharina" in den *Studien zur Hysterie* (1895). Selbstmordhandlungen werden oft als verzweifelte Selbstbestrafung für irrationale Schuldgefühle und aus Verzweiflung über soziale Ächtung vorgenommen.

Schamgefühle

Scham tritt auf, wenn Ziele und Vorstellungen, die mit der eigenen Person verknüpft sind, nicht erreicht oder zerstört werden. Scham kann im Unterschied zu Schuld *nicht* wieder gut gemacht werden. Scham hat einen bipolaren Charakter: Man schämt sich vor jemandem und man schämt sich für etwas.

Depressivität ist verbunden mit subjektiven Vorstellungen von Wertlosigkeit, Schuldgefühlen, Schamgefühlen und Selbstmordgedanken. Deshalb übernehmen Opfer häufig die Aburteilung und Zurückweisung durch die Öffentlichkeit (wenn auch nur in der Phantasie), die eigentlich dem Täter gebührt. Frauen, die schon einmal Opfer von sexueller Gewalt waren, scheinen sich leider manchmal – natürlich unbewusst – wieder in Situationen von Erniedrigung zu begeben und eventuell auch neuerlich in Situationen, die die Gefahr bergen, Opfer sexueller Gewalt zu werden, um die katastrophalen inneren Gefühlen von Wertlosigkeit und Beschämung, die die Folge des ersten Traumas waren, vorübergehend nicht zu spüren und um dann umso verzweifelter zu sein.

Alkohol- und Drogenmissbrauch kann ein verzweifelter „Selbstheilungsversuch" sein, ein Versuch, die Schamgefühle im Alkohol abzutöten. Physische und / oder sexuelle Gewalt und psychische Gewalt muss somit als mitverursachend für Depressivität von Frauen angesehen werden.

Aspekte und Probleme der Depression im Geschlechtervergleich

Das komplexe Zusammenspiel der weiblichen Körperlichkeit und ihres inneren Bildes mit kritischen Ereignissen im weiblichen Lebenszyklus, insbesondere mit soziokulturellen Faktoren wie Gewalt und Diskriminierung, muss bei einer Erhebung der Krankengeschichte, bei der Diagnostik und der Erstellung von Behandlungsplänen für Frauen mit depressiven Störungen Beachtung finden. Inhalte, die sich als zwingend für die Therapie mit depressiven Patientinnen erweisen, sind:

* Die Bedeutung der realen und phantasierten Verluste in der Biografie, einschließlich der Frage, *was* und nicht nur *wer* verloren wurde, besonders im Zusammenhang mit der weiblichen Reproduktion.
* Die subjektiven Vorstellungen, das Bild vom eigenen Körper einschließlich der Vorstellungen von Funktionalität und Mangel oder Defekten der Funktion (Dysfunktionalität) einzelner Organe.
* Der Umgang mit Affekten: (ohnmächtige) Wut, Angst, Trauer, Scham und Schuldgefühle, Ekel vor sich selbst, Triumph über andere.
* Art und Qualität der Beziehung zu anderen wichtigen Personen, besonders jene zur Mutter, auch wenn sie nicht mehr lebt.

Die Bedeutung der weiblichen Körperlichkeit und insbesondere der Sexualität und Fruchtbarkeit im Zusammenhang mit Entstehung und Aufrechterhaltung von depressiven Störungen ist für die Diagnose und die Wahl der Behandlung unerlässlich. Der Umgang mit

Verlust und Kränkung ist kulturspezifisch und stark geprägt von jenen Verhaltenserwartungen und Normen, die von der Mehrheit der Mitglieder einer Kultur an die Träger des biologischen Geschlechts gestellt werden und deren Summe das Konstrukt ‚Geschlechterrolle' ausmacht. Das Relativieren dieser Verhaltenserwartungen, die auch in der oft unangemessenen Medikalisierung des weiblichen Lebenszyklus ihren Niederschlag finden, ist ebenso wie das mit der Patientin gemeinsame Aufspüren von positiven Erinnerungen und schützenden Faktoren in ihrer Biographie wichtiger Inhalt der Behandlung.

Laut des Frauenberichts des österreichischen Bundesministeriums für Gesundheit vom Juni 2012 leiden doppelt so viele Frauen wie Männer an Depressionen und bekommen mehr als doppelt so viele Antidepressiva verabreicht wie Männer. Dieser Bericht muss kritisch hinterfragt werden: Die Tatsache, dass an Frauen doppelt so viele Antidepressiva verordnet werden, bedeutet keineswegs zwingend, dass Frauen doppelt so häufig an Depressionen leiden, da keine Information darüber vorliegt, auf welchem diagnostischen Vorgehen die Indikation zur Therapie mit Psychopharmaka beruht. Diese Indikationsstellungen für die Verordnungen von Psychopharmaka erfolgten und erfolgen überwiegend vor dem Hintergrund der Diagnose „depressive Störung". Wissend um den Zeitdruck, unter dem Ärzte und Ärztinnen mit einem Kassenvertrag stehen, der sich auf die Zeit auswirkt, die pro Patient zur Verfügung ist, kann die Untersuchung, die zu dieser Diagnose führt, nicht sehr gründlich ausfallen ...

Fakt ist auch, dass Frauen bei psychischen Problemen meist beim oftmals überforderten Allgemeinmediziner landen, wohingegen Männer vorwiegend in fachärztlicher, sprich psychiatrischer Behandlung sind. Medizinsoziologische Forschungen haben gezeigt, dass von Ärzten für Allgemeinmedizin und Fachärzten für Frauenheilkunde an Frauen Psychopharmaka, insbesondere Beruhigungsmittel, die ein beträchtliches Abhängigkeitspotenzial aufweisen, mit keineswegs immer klarer Indikation verschrieben wurden und werden.

Beachtung sollte auch der Art zukommen, wie die spezifisch antidepressive medikamentöse Behandlung erfolgt. Einer Studie der oberösterreichischen Gebietskrankenkasse zufolge bekommen Frauen in den meisten Fällen ältere, billigere Antidepressiva, die mehr Nebenwirkungen auslösen, Männer hingegen eher moderne, patentgeschützte und teurere Antidepressiva. Besonders diskriminiert werden bei dieser Vorgehensweise die einkommensschwächeren und arbeitslosen Frauen, denn diesen wird ein Großteil der Antidepressiva verordnet. Dies ist auch ein Hinweis auf die Tatsache, dass die wirtschaftliche Situation eines Haushalts – 20 Prozent der Haushalte in Österreich werden von alleinerziehenden Frauen geführt – sehr wohl im Zusammenhang mit depressiven Reaktionen einzelner Mitglieder steht.

Ein grundsätzliches Problem der medikamentösen Behandlung besteht darin, dass bei der Behandlung von psychischen Erkrankungen die Arzneimittelwirkung auch stark von Wechselwirkungen mit körpereigenen Hormonen und deren Veränderungen während eines Lebens abhängig ist. Wir verfügen nur über wenige gute Studien, die über die Auswirkung des Geschlechts auf das Nebenwirkungsspektrum der gebräuchlichen Mittel Auskunft geben können. Gerade im Hinblick auf die notwendige Dosierung bzw. auf die Wechselwirkungen mit den weiblichen Hormonen ist nur wenig bekannt. Das ist auch eine Folge davon, dass die meisten Hersteller bisher jüngere Frauen aus Angst vor einer möglichen Schwangerschaft während des Untersuchungszeitraums aus Medikamentenstudien bewusst ausgeschlossen haben.

Wissenschaftlerinnen der Klinik für Psychoanalyse und Psychotherapie der Medizinischen Universität in Wien konnten zeigen, dass Frauen, die eine ausschließlich auf Antidepressiva gestützte Behandlung ablehnten und Psychotherapie wünschten, offensichtlich ein durch das öffentliche Gesundheitswesen finanziertes Psychotherapieangebot eher wahrnehmen können als Männer.

Beispiel einer Psychotherapie bei einem ‚Frauenproblem‘

Eine 50-jährige Patientin wurde von ihrem behandelnden Arzt in die psychosomatische Frauenambulanz mit der Diagnose „Depression" überwiesen. Die Überweisung war für die Patientin nachvollziehbar, sie fand im zeitlichen Zusammenhang mit dem Absetzen einer Hormonsubstitutionstherapie statt. Unter der Hormonersatztherapie hatte die Patientin eine gewisse Verbesserung ihrer seit Monaten bestehenden Niedergeschlagenheit und Antriebslosigkeit verspürt. Allerdings sei die Hormontherapie schon vor 14 Tagen abgesetzt worden und sie habe trotzdem vor einer Woche eine schwierige Situation, die von ihr unübliche Aktivitäten verlangte, optimal gemeistert, worauf sie offensichtlich stolz war und den Bericht über diese Leistung auch mit einem Lächeln begleitete. Die biographische Anamnese der Patientin ergab, dass die offenbar konservativ unstillbaren Blutungen, die dann zur Entfernung der Gebärmutter und der Eierstöcke führten, in engem zeitlichen Zusammenhang mit dem Tod ihrer kleinen Tochter standen, die seit ihrer Geburt an einer progressiven unheilbaren Erkrankung gelitten hatte. Die Patientin hatte dieses Kind aufopfernd gepflegt, es hatten Zeiten der Spitalspflege mit häuslicher Pflege abgewechselt, immer im Bewusstsein, dass die Lebenserwartung ihrer Tochter extrem begrenzt sei und lebens- und leidensverlängernde Maßnahmen eher im Krankenhaus als zu Hause getroffen werden könnten. Schließlich verstarb ihre kleine Tochter zu Hause. Manche der Reaktionen der Umwelt vermittelten der Patientin, dass es doch wohl besser so sei, dass das Kind vom Leiden erlöst sei, etc. Sie sollte doch eigentlich erleichtert sein über den Tod des Kindes – dieser sei ja auch für das Kind eine Erlösung, etc. Es wurde ihr auf diese Weise vom sozialen Umfeld die Trauer extrem schwer gemacht bis untersagt.

Der innere psychische Konflikt der Patientin zwischen dem Wunsch, die extrem belastende Pflege möge ein Ende nehmen einerseits, und das Kind möge doch nicht sterben andererseits, hatte die Patientin jahrelang begleitet. Der Tod des Kindes, über den ihr die Trauer so schwer gemacht wurde, löste natürlich auch Schuldgefühle aus: Hatte sie trotz der schlechten Prognose wirklich alles getan, um zu verhindern, dass das Kind starb? Was hätte sie anders oder besser machen können, wo hatte sie selbst versagt oder ein Versagen des medizinischen Systems zugelassen oder nicht wahrgenommen? In diesen Gefühlsverwirrungen, etwa drei Wochen nach dem Tod der Tochter, setzten diese Blutungen ein und die Gebärmutter wurde als „unnützes, störendes oder krankes Organ" entfernt. Die Blutungen und die nachfolgende Operation wurden von der Patientin zum Teil auch als gerechte Strafe für ihre Vorstellungen von Schuld und Versagen angesehen.

Im diagnostischen Erstgespräch reagierte die Patientin verstehend auf eine Probedeutung, d. h. auf ein Anbieten von möglichen Zusammenhängen zwischen dem doppelten Verlust, diesem partiellen Trauerverbot und ihren Gefühlen von Niedergeschlagenheit und ohnmächtiger Wut. Es waren keinerlei Symptome einer „Major Depression" explorierbar, sehr wohl aber solche einer Anpassungsstörung, zentriert um Angst und Besorgnis, um das Gefühl, nicht zurecht zu kommen, und um Gefühle unterdrückter Wut, welche auch Reaktionen auf die oft als mangelhaft empfundene Unterstützung durch ihren Mann waren.

Die Biografie der Patientin wies keine frühen Traumen auf. Es bestand eine etwas distanzierte Beziehung zur Mutter, die offensichtlich viele Selbstbezüge im Reagieren auf andere gezeigt hatte, so auch auf das Schicksal ihrer Tochter und des kranken Enkelkindes.

Die Patientin wünschte keine antidepressive Medikation, sondern Psychotherapie, um diese „Verwirrung" von Trauer und Depression zu klären, zu verstehen und dadurch eine weitere Aufhellung der Depression und eine Festigung des noch labilen seelischen Gleichgewichts zu erreichen. Es wurde die Indikation zu einer psychoanalytischen Kurzpsychotherapie gestellt.

Ein Jahr nach Beendigung der 30 Sitzungen dauernden Psychotherapie war die Patientin beschwerdefrei, wies keinerlei Zeichen einer dysthymischen oder Anpassungsstörung auf; die Erinnerung an die verstorbene Tochter war von Wehmut und Trauer begleitet.

3.2. Wochenbett-Blues, Depression, Psychose

Schwangerschaft, Geburt und Wochenbett

Schwangerschaft, Geburt und Wochenbett fordern von jeder Frau enorme körperliche, seelische und soziale Anpassungsleistungen – egal ob die Schwangerschaft gewünscht und geplant war oder nicht und ob es sich um eine Schwangerschaft „zur falschen Zeit" handelt, die im Nachhinein akzeptiert worden ist. Jede Anpassung an neue Lebensumstände kostet seelische und körperliche Energie – die oft erhöhte Müdigkeit am Beginn der Schwangerschaft erinnert an diesen Energieaufwand.

Die körperlichen Anpassungsleistungen an die geänderte hormonelle Situation betreffen den gesamten weiblichen Organismus: Kaum ein Organ ist ausgenommen. Die seelischen Anpassungsleistungen betreffen das sich verändernde Bild des weiblichen Körpers, Fantasien über das kommende Kind, Ängste, Wünsche, Erwartungen und Enttäuschungen. Die sozialen Anpassungen betreffen das Umfeld der Schwangeren. Hier spielen Anforderungen aus dem familiären und weiteren Umfeld der ‚Mutter‘ eine wichtige Rolle: z. B. die Frage der „richtigen Zeit" für eine Schwangerschaft, die Art und Qualität der Beziehung zum Kindesvater, dessen Einstellung zur Schwangerschaft, jene der eigenen und potentiellen neuen Familienangehörigen, Änderungen im Bereich der Berufstätigkeit oder der Wohnsituation, finanzielle Belastungen, etc. Der Charakter der Frau, ihre persönliche Lebenslerngeschichte, ihre früheren Erfahrungen mit kritischen Lebensereignissen, die Verfügbarkeit von Bewältigungsstrategien und von sozialer Unterstützung durch nahestehende Personen sind wichtige Faktoren, welche die Anpassung erleichtern oder erschweren können. Zu diesen und vielen anderen Fragen, die Schwangere betreffend, scheinen Mütter, Schwiegermütter, Tanten, etc. zu glauben, Ratschläge erteilen zu müssen – die sich oft als wahre „Schläge" entpuppen.

Jede Schwangerschaft birgt in sich Fantasien betreffend die Vergangenheit, die Gegenwart und die Zukunft: Man kann Partner, Wohnorte, Berufe etc. wechseln, aber man bleibt zeitlebens Mutter oder Vater eines Kindes (von Kindern). Erinnerungen an die eigene Kindheit, an die Mutter der Kindheit, an Abhängigkeiten, Identifikationen und Zukunftspläne werden aktiviert.

Eine besondere Betonung erfährt die Beziehung der Schwangeren zur eigenen Mutter – immerhin wird sie ja selbst in Kürze auch Mutter sein. Damit werden alte Abhängigkeiten und Konflikte geweckt: Viele Mädchen denken und dachten laut oder heimlich: „Niemals möchte ich so werden wie meine Mutter." Die Schwangerschaft kann diese vordergründig oft unerwünschte Ähnlichkeit gefährlich nahe bringen.

Viele Studien zeigen, dass die Art und die Qualität der Beziehung der Schwangeren zu ihrer Mutter Einfluss auf den Verlauf der Schwangerschaft, auf die Geburt und auf die Beziehung zum Baby hat.[14]

Die Erfahrung mit an Post-Partum-Depressionen leidenden Patientinnen, die in der Psychosomatischen Ambulanz der Wiener Universitäts-Frauenklinik gemacht wurde, lehrt, den Inhalten der Leidenszustände dieser Frauen besondere Beachtung zu schenken und aus diesen Inhalten einen Fokus herauszukristallisieren, welcher dann Thema der Behandlung werden kann. Die Inhalte der Leidenszustände der Wöchnerinnen gruppieren sich um drei Bereiche: erstens um das neugeborene Kind; zweitens um die Vorstellungen der Frau von Mütterlichkeit; drittens um das Bild von sich selbst (Selbstkonzept) und damit verbunden um das Konzept des Vaters des Kindes.

Die Themen der Wöchnerinnen – die Erfordernisse der Anpassung

Der Bereich „Baby"

Dazu zählt die Vorstellung von körperlicher, sozialer und emotionaler Belastung durch die Geburt des Babys. Eine mögliche Erkrankung des Babys und die erforderlichen Behandlungen können zu einer vorübergehenden Trennung von Mutter und Kind führen, Ängste um das Baby und meist völlig unberechtigte Schuldgefühle quälen die Mutter. Auch völlig gesunde Babys weinen in der Nacht, Mütter leiden unter Schlaflosigkeit und entsprechender Müdigkeit tagsüber. Befürchtungen hinsichtlich der richtigen Ernährung werden berichtet: Wie lange soll man stillen, soll man überhaupt stillen, was bedeutet das Abstillen, wann ist der richtige Übergang zur Flaschennahrung? Schließlich spielt für viele Frauen auch das intellektuelle Defizit eine Rolle, also die Tatsache, dass sie häufig den ganzen Tag über nur mit einem Kleinstkind beschäftigt sind. Auch wenn das Kind noch so herzig ist und noch so sehr geliebt wird, werden der Austausch mit Erwachsenen und die intellektuelle Ansprache vermisst. Allerdings erlauben sich die meisten Frauen nicht, dies zuzugeben, aus Angst davor, für eine „schlechte Mutter" gehalten zu werden.

Der Bereich Mütterlichkeit

Das romantische Image von Mütterlichkeit, die Mythen um das Mutter-Sein, die immer noch kolportiert werden, stellen eine Quelle des Leidens für viele Frauen dar. Viele Frauen glauben, einer Vorstellung von Mütterlichkeit, die unrealistisch ist, nacheifern und die von der Umwelt oft vermittelte Idealisierung des Mutter-Seins übernehmen zu müssen. Eine Wiederbelebung der vielleicht schwierigen Beziehung zur eigenen Mutter wird befürchtet, die Angst tritt auf, jetzt, da man auch Mutter ist, könne die mühsam erreichte Abgrenzung ins Wanken geraten und die Mutter könne wieder unerwünschten Einfluss auf das eigene Leben gewinnen. Bestimmte Einflussnahmen der mütterlichen Großmutter sind oft nicht zu verhindern, da diese oft die Tochter und deren Kind(er) unterstützt. Vergleiche mit der eigenen Mutter werden gezogen oder von letzterer immer wieder ins Spiel gebracht. Wenn dann das eigene Verhalten, die Wünsche und Vorstellungen mit der Idealisierung der Mütterlichkeit verglichen werden, so entsteht daraus immer ein Defizit. Dieses Defizit ist die Quelle von Depressivität. Denn ein Ideal ist dadurch definiert, dass es nie erreichbar ist. Etwas Unerreichbarem nachzueifern bedeutet, sich ständig als Versagerin zu fühlen, folglich rutscht das Selbstwertgefühl in den Keller – eine Gefahr, in Depression abzugleiten.

Das Selbstbild – das Bild vom Partner

Das Konzept der eigenen Person: Das Bild vom eigenen Körper (Körperschema) sowie die Vorstellung von dem, was man z. B. an Schmerz ertragen kann, die Erfahrung im Umgang mit den Veränderungen des eigenen Körpers, mit der Veränderung der Figur und der Veränderung des Lebensplanes beeinflussen das Selbstkonzept. Die Bedeutung, welche die Frau der Frage der Vereinbarkeit von Mutter und Geliebter zumisst, beeinflusst nach der Geburt auch die Selbstwahrnehmung der Frau als sexuelles Wesen. Die Vorstellungen und Befürchtungen der Frau, wie ihr Partner sie und ihren Körper jetzt wahrnimmt, kann, wenn darüber nicht kommuniziert wird, zu – oft irrationalen – Kränkungen führen.

Gerade im Zusammenhang mit der Post-Partum-Depression kommt dem subjektiven Geburtserlebnis große Bedeutung zu. Die meisten wissenschaftlichen Untersuchungen zur Frage der Ursachen der Depression sind Fragebogenuntersuchungen. Gefragt wird nach dem Geburtsablauf, nach der Dauer, nach der Schmerzhaftigkeit usw. Es ist aber gar nicht so sehr die Art des Ablaufes relevant oder aber die Schmerzen, sondern die Tatsache, inwieweit das Geburtserlebnis von der ganz persönlichen Erwartung, welche die Frau an die Geburt hatte, abgewichen ist. Diese Abweichungen werden nicht in den Fragebogenuntersuchungen und meist auch nicht mit psychologischen Tests erfasst. Klafft also zwischen der Idealisierung und der Wirklichkeit eine Kluft, kann dies Quelle von Selbstvorwürfen sein oder zur Enttäuschung über sich selbst, zu Ärger oder Wut über Personen, welche aus Sicht der Frau falsche Erwartungen geweckt haben, führen – all dies kann in Depressivität münden.

Multikulturalität

In einer multikulturellen Gesellschaft müssen jeweils die subkulturspezifischen Einstellungen zu Sexualität, zum Schwanger-Werden, Schwanger-Bleiben, zum Gebären und zur sozialen Mutter- / Elternrolle in den Umgang mit Schwangeren, Gebärenden und Wöchnerinnen einfließen. Ein Versäumnis bei der Berücksichtigung kultureller Besonderheiten kann zu Fehldiagnosen und dementsprechend zu unpassenden Behandlungsindikationen führen. So kann fälschlich die Diagnose ‚Depression‘ gestellt werden, weil das beobachtbare Verhalten einer Frau, auch wenn es dem Kodex der jeweiligen Subkultur entspricht, jenen dem Mittelstand des kulturellen Mainstreams Angehörigen des medizinischen Personals „fremd" und somit bedrohlich erscheint und die betreffende Frau folglich als „psychisch krank" etikettiert wird. Auf Fachtagungen der WHO wird gefordert, dass auch den Partnern der betroffenen Frauen psychologische / psychotherapeutische Hilfe angeboten werden soll. Der Ausfall der erkrankten Frau für die Versorgung der Tiere, Felder, etc. in afrikanischen Regionen wird auch als ökonomisches Problem gesehen.

Die Zustandsbilder des Missglückens
der Anpassungserfordernisse

- Das Bild des Post-Partum-Blues, früher als „Heultag" bezeichnet, tritt bei 65 bis 80 Prozent aller Frauen am ersten oder zweiten Tag nach der Geburt auf.
- Beim Bild eines depressiven Verstimmungszustandes wechseln die Angaben über die Häufigkeit in der Literatur; die Zahlen liegen zwischen 7 und 25 Prozent, was bedeutet, dass – angeblich – immerhin fast ein Viertel aller Frauen nach der Geburt unter depressiven Verstimmungszuständen leidet. Der Häufigkeitsgipfel dieses Zustandes fällt zwischen den 7. und 10. Tag und somit in eine Zeit, in welcher die Frauen nach einer Geburt in der Regel aus dem Krankenhaus bereits entlassen sind und daher schützende Pflege entbehren müssen.
- Das Bild des sehr seltenen ‚amentiellen Syndroms' (amentiell: a = weg von, mens = Verstand) taucht in Goethes Drama *Faust* auf. Dort wird das junge Gretchen nach der Liebesbeziehung zu Faust als verrückte Kindsmörderin im Gefängnis dargestellt. Diese dichterische Darstellung gilt als klassisches Beispiel für ein seelisches Krankheitsbild, das im Wochenbett auftreten kann. Das Syndrom ist charakterisiert durch ratlose Verwirrtheit, durch ein Gefühl der Verlorenheit und durch Wahnvorstellungen. Die Häufigkeitsziffern werden als weit unter der Promillegrenze angegeben.

Vom Gesetzgeber wird der Frau im Wochenbett ein psychischer Ausnahmezustand zugebilligt oder unterstellt. Das bedeutet, Straftaten, die in dieser Zeit begangen werden – das gilt besonders für Tötung des Neugeborenen –, werden in der Regel milder beurteilt als in einer anderen Lebensphase.

Konzentrieren sich die weiteren Ausführungen auf Post-Partum-Blues, Depressionen und psychotische Störungen, bedeutet das nicht, dass nicht eine Fülle anderer psychischer Symptome im Wochenbett auftreten kann. Selbstverständlich kann sich auch jede andere Form einer neurotischen Störung, eine Angstneurose, eine Phobie oder eine Zwangsneurose nach einer Geburt manifestieren.

Die flüchtige, leise Verstimmung: Baby-Blues

Der Baby-Blues ist gekennzeichnet durch eine leichte Traurigkeit, eine wehmütige Stimmung, die Ähnlichkeiten mit anderen gefühlsgesteuerten Schwächezuständen wie z. B. nach einer langen, schweren Erkrankung aufweist. Dazu kommt eine Affektlabilität, d. h. Lachen und Weinen können einander rasch abwechseln; auffällige Müdigkeit und Empfindsamkeit sowie leichte Schlafstörungen können bestehen.

Die Wochenbettdepression

Die Symptomatik der Depression zeigt im Unterschied zum Baby-Blues eine – besonders für Angehörige und für das medizinische Personal – unangemessen scheinende, traurige Verstimmung. Die Frauen empfinden Gefühle von Hoffnungslosigkeit sowie von Wertlosigkeit, Hilflosigkeit und Vorstellungen von Unfähigkeit (vor allem im Umgang mit dem Baby). Appetitlosigkeit, Schlafstörungen und sexuelle Lustlosigkeit, die hinsichtlich Ausmaß und Dauer auch von verständigen Partnern schwer nachvollziehbar sind, kommen vor. Weiters bestehen Schuldgefühle, das Gefühl, früher etwas falsch gemacht zu haben und jetzt mit dem Baby etwas oder alles falsch zu machen, etwa das Baby nicht richtig zu ernähren oder zu pflegen. Diese Ängste werden von den Müttern oft versteckt oder verschleiert: Alles hat in Ordnung zu sein, es sollte ihr ja gut gehen. Trotzdem können sich die Ängste zu Panikzuständen steigern.

Besonders belastend, weil wiederum den Teufelskreis der Schuldgefühle nährend, sind die Ängste, man könne dem Baby etwas antun. Diese irrationalen Befürchtungen können zu einer Messer- oder Scherenphobie führen und / oder zu quälenden, sich unwillentlich aufdrängenden Fantasien der Mutter, sie könne das Baby verletzen – was in Wirklichkeit kaum vorkommt. Versuche anderer Personen, zu beschwichtigen, sind gegen die Fantasie der Mutter, sie könne die Beherrschung verlieren, machtlos. Zusätzlich bestehen Ein- und/oder Durchschlafstörungen, die zu einer weiteren Schwächung führen.

Dieses Leiden kann mit Selbstmordgedanken vergesellschaftet sein, die oft stark dissimuliert, also „weggetäuscht" werden können. Solange die Frau stärker gehemmt ist, besteht in der Regel keine unmittelbare Gefahr, wenn aber besondere Panikgefühle hinzukommen, so kann die Hemmung plötzlich durchbrochen und eine Aktion gesetzt werden – und dann besteht akute Gefahr. In dieser Phase besteht auch die Gefahr des erweiterten Suizids, der durch die irrationale Vorstellung der Mutter begründet ist, dass sie das Baby, um es vor einem fantasierten schrecklichen Schicksal zu bewahren, mit in den Tod nehmen muss.

Risikofaktoren für eine Wochenbettdepression

Derartige Risikofaktoren sind vor allem psychosoziale und psychosomatische Faktoren und möglicherweise auch körperliche Faktoren. Es ist unumstritten, dass kritischen, belastenden Lebensereignissen bei dieser Depression – wie auch bei allen anderen Formen der Depression – eine ganz besondere Bedeutung zukommt. Hier sind es vor allem jene Lebensereignisse, die von George W. Brown und Tirril O. Harris als „exits from the social field" bezeichnet werden – also etwa das Verschwinden von Personen, von Objekten oder aber auch fantasierte Verluste, die eine krankhafte Traurigkeit mitverursachen. Das „Verlassen-Werden" vom Vater des „Babys to be" oder eine Forderung des Partners nach Abbruch der Schwangerschaft bedeuten Trennungen: im ersten Fall von einer realen Person und im zweiten Fall von dem Bild, das die Frau vom Kindesvater gehabt hat. Der Verlust eines Idealbildes, der Verlust des Bildes von sich selbst oder der eines Wunschbildes von der eigenen Person, (z. B., dass nach dem Besuch des Schwangerenturnens und nach der Befolgung aller Ratschläge die Geburt doch kurz und schmerzlos und ohne Kaiserschnitt verlaufen solle) oder der Verlust des Bildes von einem schönen, gesunden Baby und diverse andere Enttäuschungen spielen ebenfalls eine große Rolle. Sie sind ein Königsweg in krankhafte traurige Verstimmung.

Die Tatsache, dass diese Symptome im Zusammenhang mit massiven hormonellen Veränderungen auftreten, hat immer dazu geführt, dass die Ursache dieses Leidens bei diesen Vorgängen gesucht wurde. Bis jetzt ist die Wissenschaft bei der Suche nach hormonellen Geschehnissen nur wenig fündig geworden.

Anthropologische Feldstudien legen nahe, dass ein sinnvolles und ernsthaftes Vermitteln von unterstützenden Ritualen (etwa im Umgang mit dem Baby) bei der betroffenen Frau die Funktionen des Mittelhirns (Hypothalamus), der Hirnanhangsdrüse (Hypophyse) und die Funktion der Nebenniere und somit die Produktion von Signalstoffen mit innerer Sekretion beeinflussen und die Angst oder Panik nach der Geburt verringern können.[15]

Die Wochenbettpsychose

Hier steht vor allem der Eindruck der Verwirrtheit, des Erstaunens und des Sich-verloren-Fühlens der Frau im Vordergrund: Sie wähnt sich an einem anderen Ort und hält sich manchmal auch für eine andere Person. Alles scheint fremd, Wahnvorstellungen sind möglich sowie akustische und optische Täuschungen, die als real erlebt werden. Der Gedankengang kann wirr sein oder Gedanken reißen plötzlich ab. Die Gefühle sind deutlich dissoziiert: Das bedeutet, dass Gefühle nicht zum vorgebrachten Inhalt passen, z. B. wird ein besonders trauriger Inhalt mit einem verloren wirkenden Lächeln erzählt. Daneben bestehen hochgradige Angst und Erregung und eventuell auch körperliche Symptome wie starke vegetative Zeichnung: Rötung der Haut, Schwitzen und auch Fieber können auftreten. Gemeinsam ist allen drei Symptomgruppen eine Störung der Affekte von einer ganz leichten Form bis hin zu einer schweren Affektdissoziation.

Behandlungskonzepte

Die Post-Partum- oder Postnatale Depression wird zunehmend entpathologisiert und nicht als psychiatrische Erkrankung, sondern als Reaktion auf eine ‚normative' Krise angesehen. Dementsprechend ändern sich auch die Behandlungskonzepte.

Post-Partum-Blues

Hier ist das kontinuierliche Ausüben der „Holding-function" vonseiten des Personals an der Geburtshilflichen Abteilung von Bedeutung. Dabei ist die Fähigkeit des Personals besonders wichtig, den Bedürfnissen der Patientin entgegenzukommen, also der Patientin die Regulation von Nähe und Abstand zum Personal zu überlassen. Wie viel Intimität ist gewünscht, wie viel Kontakt? Im praktischen Bereich bedeutet das, dass sich die Patientin z. B. einmal in das Schwesterndienstzimmer setzen darf, usw. Weder Psychotherapie im engeren Sinn noch psychiatrische Interventionen (diese schon gar nicht) sind angezeigt, aber ein wenig Wachsamkeit vonseiten des Personals oder der Angehörigen.

Post-Partum-Depression

Psychotherapie ist die Behandlung der Wahl, zusätzlich soll die Teilnahme an einer Selbsthilfegruppe – wenn möglich – empfohlen werden. Nur in schweren Fällen, z. B. bei intensiver Angst, ist eine Kombination mit Psychopharmaka angezeigt, etwa mit angstlösenden Antidepressiva oder Beruhigungsmitteln. Meist ist dann ein Abstillen erforderlich.

Postpartale Psychosen

Je nach Schwere der Symptomatik, etwa bei Wirklichkeitsverlust, ist prinzipiell eine Behandlung mit Neuroleptika oder Antidepressiva oder eine Zweizügel-Therapie angezeigt (tagsüber Neuroleptika, abends Antidepressiva). Psychiatrische Interventionen und eine stationäre Aufnahme sind in der Regel erforderlich, und immer ist von Beginn der Erkrankung an auch eine Psychotherapie angezeigt. Ganz wichtig ist es zu verhindern, dass die Patientin oder auch deren Angehörige während einer psychotischen Erkrankung post partum definitive, nicht mehr rückgängig zu machende Entscheidungen treffen. Da psychotische Episoden post partum oft eine sehr gute Remission zeigen, es sich also häufig um singuläre psychotische Episoden handelt, ist es ganz besonders problematisch, wenn die Patientin im

Zustand der Psychose Schritte setzt – etwa, wie wir das erlebt haben, ihr Kind zur Adoption freigibt –, die sie später schrecklich bereut und daher ihr Leben lang unter fürchterlichen Schuldgefühlen leidet.

3.3. Männerdepression

Viele epidemiologische Untersuchungen zur Häufigkeit der Depression schienen zu beweisen, dass die Erkrankung vor allem Frauen betrifft. Diese Studienergebnisse können mehreren Fehlerquellen unterliegen:

- Eventuell sind sie darauf zurückzuführen, dass Männer, wenn sie sich verstimmt fühlen, weniger oft zum Arzt gehen, weil es ihnen schwerer fällt als Frauen, mit dem Arzt über die Depression zu reden.
- Eventuell sind Depressionen beim Mann schwerer zu erkennen, weil bestimmte Diagnoseschablonen versagen. Meist werden statt der schlimmen psychischen Befindlichkeit und der sozialen Probleme eher körperliche Symptome wie Müdigkeit oder Schlaflosigkeit geschildert. Eine solche „maskierte Depression" ist ohne gezieltes Nachfragen durch den entsprechend sensibilisierten Arzt kaum zu erkennen.
- Das soziale Stigma, das psychische Erkrankungen als Schwäche auslegt, erschwert es Männern zusätzlich, die Diagnose zu akzeptieren.

Dafür, dass die Depression bei Männern unzureichend diagnostiziert wird, spricht die Selbstmordstatistik. Dass Depression eine „lebensgefährliche Erkrankung" ist, beweist sich durch die Häufigkeit der Selbsttötung von Depressiven: 15 Prozent der Betroffenen nehmen sich das Leben. Obwohl versuchte Selbstmorde dabei unter den Geschlechtern gleich häufig vorkommen, ist die Rate „erfolgreicher" Suizide bei Männern doppelt so hoch wie bei Frauen. Männer wählen bei der Selbsttötung gerne „aggressivere" Strategien als Frauen. Sie versterben seltener an einer Medikamentenüberdosis, dafür aber häufiger im Rahmen eines Unfallgeschehens. Es wird angenommen, dass bisweilen Geisterfahrten auf der Autobahn dem Zweck der Selbsttötung dienen.

Die Diagnose der Depression des Mannes ist auch deshalb manchmal schwierig, weil die Erkrankung spezifische Muster aufweist. Wohl sind die Grundbeschwerden der Depression – niedergeschlagene Stimmung, Antriebslosigkeit, negative Gedankengänge und Schlafstörungen – bei beiden Geschlechtern in vergleichbarer Weise ausgeprägt, bei Männern tritt aber häufiger eine Verbindung von depressiver Verstimmung mit Aggression in den Vordergrund. Sie sind gereizt und neigen zu übertriebenen Reaktionen. Die gereizte Verstimmung ist häufig das erste Anzeichen, mit dem sich eine Depression ankündigt. In dieser Phase können Kleinigkeiten dazu führen, dass die Selbstkontrolle zusammenbricht und es zu Wutanfällen kommt. In dieser affektiven Erregung treten manchmal „Ärger-Attacken" auf, die auch von den Betroffenen selbst als stark übertrieben und unpassend empfunden werden, gegen die sie sich aber dennoch nicht wehren können. Während dieser Attacken beschleunigt sich die Aktivität des Herzens, es treten Atemstörungen auf, der Kopf rötet sich, Schwindel, Schwitzen, Zittern treten auf. Die Ausbrüche ziehen oftmals schwere Schuldgefühle nach sich.

Eine Depression bei Männern tritt oft in der Maske körperlicher Beschwerden auf. Die Betroffenen klagen über Herzrasen, Beklemmungsgefühle im Brustbereich, Atembeschwerden oder Schmerzen in verschiedenen Regionen des Körpers, ohne dass für diese Beschwerden eine körperliche Krankheitsursache gefunden werden kann. Als Charakteristika der Depression beim Mann gelten daher:

- Reizbarkeit und Verstimmung
- Niedrige Impulskontrolle (schnelles Aufbrausen)
- Wutanfälle, unbändiger Ärger
- Neigung zu Vorwürfen und zu nachtragendem Verhalten
- Geringe Stresstoleranz
- Hohe Risikobereitschaft
- Sozial unangepasstes Verhalten

- Höhere Bereitschaft, eine Straftat zu begehen
- Höherer Gebrauch von Suchtmitteln (vor allem Alkohol und Nikotin)
- Generelle Unzufriedenheit mit sich selbst und anderen
- Niedergeschlagenheit
- Sexuelle Antriebslosigkeit, Lustlosigkeit und sexuelle Funktionsstörungen
- Traurigkeit, aus der man sich nicht befreien kann
- Schlafstörungen
- Interesselosigkeit oder Verlust früherer Interessen
- Antriebslosigkeit
- Andauernde Versagensängste
- Schuldgefühle
- Schmerzen ohne ersichtliche körperliche Ursache
- Selbstmordgedanken

Der Fragenkatalog, an dem man sich orientieren kann, um eine ‚Männerdepression' aufzudecken, umfasst dementsprechend andere Inhalte als bei Frauen:

- Müssen Sie in letzter Zeit übermäßig viel Sport treiben, um Ihre innere Anspannung zu lindern?
- Mussten Sie in letzter Zeit immer wieder hart durchgreifen, damit Ordnung herrscht?
- Haben Sie in letzter Zeit öfter die Beherrschung verloren, gebrüllt und andere beschuldigt – und dann bereut, ausgerastet zu sein?
- Haben Sie Ihrer Familie und den Kollegen in letzter Zeit öfter klar machen müssen, wer hier eigentlich das Sagen hat?
- Haben Sie in letzter Zeit öfter mit Familie, Freunden und Kollegen gestritten?
- Haben Sie in letzter Zeit mehr getrunken und geraucht als sonst?
- Fehlen Ihnen in letzter Zeit Kraft und Ausdauer?
- Fühlen Sie sich in letzter Zeit öfter niedergeschlagen und mutlos?

- Haben Sie in letzter Zeit Ihr sonst positives Lebensgefühl verloren?
- Haben sich Ihr sexueller Antrieb oder Ihre sexuelle Funktion verändert?
- Waren Sie in letzter Zeit unfähig, einfache Entscheidungen zu treffen?
- Haben Sie bei all diesen zwischenmenschlichen Problemen langsam das Gefühl, der einzig Normale zu sein?
- Haben Sie sich in letzter Zeit oft alleine gefühlt?
- Leiden Sie unter Schmerzen, die nicht auf eine körperliche Erkrankung zurückzuführen sind?
- Haben Sie öfters Probleme, ein- oder durchzuschlafen?
- Denken Sie daran, sich das Leben zu nehmen?

Die Behandlung wird öfter verfrüht abgebrochen und es drohen Rückfälle. Da das Gesundheitsverhalten des männlichen Geschlechts in den letzten Jahren zunehmend Beachtung findet und „Männergesundheit" zu einer neuen Aufgabe der Präventivmedizin geworden ist, ist anzunehmen, dass auch die „Männerdepression" ein neuer Schwerpunkt dieser Aufgabenstellung werden wird. Die diagnostischen Vorgangsweisen, die die Zuordnung von Gefühlsempfindungen und von affektivem Ausdrucksverhalten zu Störungen des Gemütslebens ungemein erleichtern, werden wohl zunehmend dazu genutzt werden, die Geschlechterstereotype zur Auflösung zu bringen und auch bei Männern Symptome, die für ein depressives Hintergrundgeschehen zu sprechen scheinen, zu erfassen und der Behandlung zuzuführen. Unterstützt wird die Entwicklung wahrscheinlich auch dadurch werden, dass sie für die Pharmaindustrie einen neuen Entwicklungsmarkt bedeutet.

4 Trauer und Melancholie – Das psychoanalytische Verständnis der Depression

„Freuds Entwurf ist das immer noch schlüssigste und
intellektuell befriedigendste Bild des Geistes."

Eric Kandel (Nobelpreisträger für Medizin 2000)

Sigmund Freuds Grundlegung

Die Melancholie, so schrieb Sigmund Freud 1916, „ist seelisch ausgezeichnet durch eine tiefe schmerzliche Verstimmung, eine Aufhebung des Interesses für die Außenwelt, durch den Verlust der Liebesfähigkeit, durch die Hemmung jeder Leistung und die Herabsetzung des Selbstwertgefühls, die sich in Selbstvorwürfen und Selbstbeschimpfungen äußert und bis zur wahnhaften Erwartung von Strafe steigert [...]."[16] Der Begriff Melancholie stammt aus dem Altgriechischen und bedeutet so viel wie „schwarzer Gallenfluss". Auch wenn ‚Melancholie' in den heute verwendeten Diagnoseschemata ICD und DSM nicht mehr aufscheint, so sind doch die heute verwendeten Kategorien ‚Major Depression' oder auch nur ‚Depression' ebenso durch die oben zitierten Merkmale „seelisch ausgezeichnet".

Als Sigmund Freud 1916 den Text *Trauer und Melancholie* veröffentlichte, war die österreichisch-ungarische Monarchie am Zusammenbrechen, eine unglaubliche Völkerwanderung in Europa hatte begonnen, die Narben dieses Krieges sollten lange nicht verheilen. Die geopolitischen Umbrüche zur Zeit der Veröffentlichung von *Trauer und Melancholie* sind annähernd mit unserer Situation der Globalisierung, mit den Flüchtlingsströmen aus den Krisengebieten am Balkan und in Asien und mit den vor Hunger aus Afrika Fliehenden vergleichbar. Als Indikator für die bedeutende Rolle kultureller Faktoren

69

kann der Anstieg von depressiven Erkrankungen in den früheren sozialistischen Ländern in den letzten 20 Jahren herangezogen werden.

Zu den sozialen und wirtschaftlichen Folgen, mit welchen die entwurzelten Menschen leben müssen, kommen die mannigfaltigen seelischen Leiden noch hinzu: Trauer über vieles, das zurückgelassen werden musste, Verlust des Vertrauens in eigene Lebenspläne und Verunsicherung und Angst davor, was die Zukunft bringen wird. All diese Schicksalsschläge sind mitverursachend für schwere depressive Verstimmungszustände.

Aber: Wir wissen, dass von den Krankheitszeichen der Depression auch Personen betroffen sind, die keineswegs unter diesen oder ähnlichen Schicksalsschlägen zu leiden hatten. Wie diese so anlasslos erscheinenden Depressionen möglicherweise zu verstehen sind, beschäftigt die Psychoanalytiker seit Freuds Zeiten und man hat auch Antworten gefunden.

Das Verständnis der Depression, die so unmittelbar mit dem menschlichen Leben verbunden ist, sagt David Taylor, Psychiater und Psychoanalytiker an der Tavistock-Klinik, London, stehe im Rahmen einer breiten weltanschaulichen Debatte. Dieses Verständnis entscheide darüber, wie wir die signifikanten Herausforderungen des Lebenszyklus würdigen: „die uralten Auseinandersetzungen mit Sehnsüchten, enttäuschten Wünschen, Zorn, Auflehnung, Schmerz, Kummer, mit dem Konflikt zwischen moralischer Verantwortung und Schuldzuweisung, mit Schuld, mit dem Kampf zwischen Liebe und Hass, sowie zwischen dem Wunsch zu zerstören oder zu erschaffen".[17]

Trauer und Depression: Gemeinsamkeiten und Unterschiede

Für Trauer gibt es einen Anlass, nämlich einen benennbaren Verlust: den Tod einer nahestehenden Person zum Beispiel. Eine – in manchen ländlichen Bereichen noch gepflegte – Tradition trägt dem Leid des trauernden Hinterbliebenen Rechnung: Die schwarze Kleidung, früher ein Jahr lang nach dem Tod des / der Nahestehenden getragen, signalisiert den besonderen Ausnahmezustand, in welchen der Angehörige durch den Verlust geraten ist. Gleichzeitig wurde der „Ausnahmezustand", die Trauer des Hinterbliebenen, damit auf ein Jahr begrenzt.

In vielen Kulturkreisen werden Rituale gepflegt, wie z. B. die früher praktizierten Witwenverbrennungen in manchen Teilen des indischen Subkontinents, die unter anderem auch das Unerträgliche des Sich-Verlassen-Fühlens signalisieren. Die Dichterin Mascha Kaléko beschreibt dieses „Hinterblieben-Sein" in dem Gedicht *Memento*:

Vor meinem eigenen Tod ist mir nicht bang,
nur vor dem Tod derer, die mir nah sind.
Wie soll ich leben, wenn sie nicht mehr da sind?

Allein im Nebel tast ich todentlang
und lass mich willig in das Dunkel treiben.
Das Gehen schmerzt nicht halb so wie das Bleiben.

Der weiß es wohl, dem Gleiches widerfuhr –
und die es trugen, mögen mir vergeben.
Bedenkt: Den eignen Tod, den stirbt man nur,
Doch mit dem Tod der anderen muss man leben.[18]

Die Dichterin, aus Berlin ins Exil getrieben, eine Wandernde zwischen Europa, den USA und Israel, musste ihren geliebten Mann und den geliebten Sohn allzu früh im Ausland begraben ...

Bei vielen leichteren und mittelschweren depressiven Verstimmungszuständen ist im Diagnosegespräch ein dieses Leid mitverursachender Verlust als Anlass zu identifizieren. Da die Patienten von sich aus einen möglichen Zusammenhang zwischen einem z. B. ideellen Verlust (etwa dem enttäuschten Abwenden von einer Ideologie) und ihrem Verstimmungszustand nicht herstellen können oder wollen, weil darüber traurig zu sein nicht zu dem Bild passt, das man von sich hat, ist beharrliches Nachfragen des Arztes / der Ärztin wichtig.

Eine schwere Depression wird im Unterschied dazu von den Betroffenen primär als „anlasslos" erlebt. Erst im Laufe einer Psychotherapie kann deutlich werden, dass die Heftigkeit der Depression als

Signal für ein unangemessenes Reagieren auf eine aktuelle Situation immer darauf hindeutet, dass auf eine frühkindliche katastrophale Erfahrung – unbewusst – „mitreagiert" wird. Die moderne Hirnforschung lehrt uns, dass nichts, was wir jemals erlebt, geträumt, gedacht oder fantasiert haben, verloren ist – schon gar nicht die Schicksalsschläge (s. Kap. Psychotherapie).

Zur Entstehung schwerer Depressionen – die Depressive Position

Die Symptome schwerer psychischer Erkrankungen wurden und werden von Ärzten und Laien häufig als nicht nachfühlbar erlebt; jede Analogie zum „normalen" Seelenleben wurde und wird negiert. Dieser unwissenschaftlichen Position setzt die psychoanalytische Psychosenlehre die aus der Arbeit mit Patienten gewonnene Einsicht entgegen, dass das „kranke", oft bizarre oder sonderbare Verhalten auch bei schwerster psychischer Erkrankung als Reaktionsform auf unbewusst gewordene Erfahrungen der frühesten Kindheit verstanden werden kann. Die Psychoanalyse nimmt immer eine multikausale – also mehrere Ursachen umfassende – Entstehungstheorie an: Körperliche Faktoren einschließlich von Erbfaktoren sowie seelische und soziale Ursachen werden als miteinander in Wechselwirkung stehend gesehen.

Die österreichisch-britische Psychoanalytikerin und Pionierin der Kinderpsychoanalyse, Melanie Klein, beschrieb mögliche ‚Fixierungsstellen' für schwere psychische Erkrankungen im Laufe der Wechselbeziehung zwischen der körperlichen und seelischen Entwicklung des Kindes. Wichtig ist, dass es sich dabei um Entwicklungsphasen handelt, die wir alle durchmachen, die also ‚normal' sind. Unter bestimmten Bedingungen oder Umständen jedoch, die meist gesellschaftlich mitbedingt sind, können schädliche Einflüsse diese an sich normalen Entwicklungsphasen stören. Diese Störungen der normalen Entwicklung machen sich oft erst später im Leben durch Symptome oder ‚Krankheitszeichen' bemerkbar.

Die für unser Thema interessante normale Entwicklungsphase wird nach Melanie Klein als ‚Depressive Position' bezeichnet.

Es ist jene Entwicklungsphase, in der das drei Monate alte Kind ein ganzes Objekt – eine ganze Person wie z. B. die Mutter – erkennt und zwischen sich und der anderen Person eine Beziehung herstellt. Gleichzeitig kann in dieser Phase allmählich zwischen Fantasie und äußerer Wirklichkeit unterschieden werden. Der Sinn für die Wirklichkeit entwickelt sich.

Die moderne Säuglingsforschung mittels Zeitlupenvideo und Monitorwiege lehrt, dass die Zeit, in welcher das Kind nur Beziehungen zu Teilobjekten (etwa zu den Händen oder zum Gesicht, etc.) oder gespaltenen Objekten hatte, vorbei ist. Das Kind bezieht sich also jetzt nicht nur auf Brust, Gesicht, Hände oder Augen der Mutter, sondern auf eine ganze Person, die mal gut, mal böse, mal anwesend, mal abwesend, mal geliebt, mal gehasst ist. Alle freuen sich: Das Kind erkennt einerseits seine Mutter und auch andere Personen seiner näheren Umgebung, andererseits werden damit vom Kind auch die eigene Hilflosigkeit und die eigene Abhängigkeit wahrgenommen.

Die Hauptangst in der depressiven Position hat ihre Quelle in der Zwiespältigkeit, dass die zerstörerischen, hassenden Regungen des Kindes das geliebte Objekt, von dem das Kind sich abhängig fühlt (und es auch ist), zerstören könnten – oder schon zerstört hätten. Die depressive Position beginnt ca. im 3. bis 4. Lebensmonat, wenn das Kind aus Hunger und Liebe alles verschlingt. Damit spürt das Kind die eigenen zerstörerischen Impulse, die in ihm Angst auslösen.

Die neuen Gefühle in der depressiven Position sind Trauer und Sehnsucht. Wenn die Mutter nicht anwesend ist, spürt das Kind eine Traurigkeit um den ‚Verlust‘ des guten Objekts, weil es glaubt, dieses zerstört zu haben. Als Folge treten die typisch depressiven Erfahrungen von Gewissensbissen und Schuldgefühlen auf. Da Affekte immer gemischt auftreten (es sei erinnert an den bekannten Spruch des „Wermutstropfen in der Freude"), wird Sehnsucht nach dem geliebten Objekt empfunden, Sehnsucht nach dem Liebgehabt-Werden. Wenn es nun in der Zeit der depressiven Position zu schmerzlichen Trennungen kommt, ein Kind häufig allzu lange allein gelassen wird oder es überhaupt lieblos behandelt wird, dann verharrt das Kind in dieser Entwicklungsstufe: Es wartet verzweifelt, dass die ‚Mutter‘ doch kommen möge, es liebevoller angreifen möge. (‚Mutter‘ steht hier für die erste, wichtigste Bezugsperson, das muss nicht die biologische Mutter sein.) Durch dieses Verharren und Warten kann die Entwicklung verzögert werden oder gar vorübergehend zu einem Stillstand kommen.

Wenn diese Position leidlich gut durchlebt wird – wie dies bei den meisten Menschen unter sogenannten normalen Bedingungen der Fall ist (keine Kriegs-, Flucht- oder Vertreibungssituation, keine bösartig vernachlässigenden oder schwer kranken Bezugspersonen), so sind psychische Schwierigkeiten im späteren Leben eher nicht schwerwiegend: Vielleicht sind sie neurotischer Natur, vielleicht treten sie als mittelschwere Depression in Erscheinung, eine ‚Melancholie‘ oder eine Psychose sind aber eher selten. Selbstverständlich spielt das familiäre System eine große Rolle: Schwer gestörte Kommunikation oder psychische Erkrankungen besonders wichtiger Bezugspersonen können das Kind in einer irrealen, nach außen abgegrenzten Welt halten, mit Reizdefiziten oder überstarken Reizen, die das Kind überfluten und nicht verarbeitet werden können. Im kindlichen Verhalten können diese Probleme zu einem Rückzug oder zu unangemessenen Aggressionen führen.

Folgen intensiver Zwiespältigkeit (Ambivalenz)

Die Erfahrung lehrt, dass Depressive nicht recht lieben können. Das zeigt sich darin, dass ein Liebesobjekt entweder gleichzeitig gehasst wird oder dass eine Lähmung der Liebesfähigkeit eintritt, die unterdrücktem Hass entspricht. Die Psychoanalyse gibt uns mit ihrer Theorie die Möglichkeit, dieses problematische Verhalten zu verstehen. Bei den frühkindlichen Beziehungen zu wichtigen anderen Bezugspersonen, besonders aber zur ‚Mutter‘, ist der Wunsch, sich etwas einzuverleiben, in den Körper hineinzunehmen (Mutterbrust, Flasche), vorrangig. Liebe und Hass sind noch untrennbar zusammen. Die Depressiven scheinen sich selbst mit der gleichen Zwiespältigkeit (Ambivalenz) zu behandeln, mit der sie als kleines Kind die Mutter (wichtigste Bezugsperson) behandelt haben. Das Gefühl der Depressiven, ungeliebt, ja gehasst zu sein, ist häufig eine Konsequenz aus dem primären Hass gegen sich selbst. Den Patienten ist das Gefühl manifesten Hasses gegenüber den Bezugspersonen unbewusst. Der eigenen Person gegenüber manifestiert sich der Hass in Selbstvorwürfen – dahinter steckt eine selbstverliebte (narzisstische) Überschätzung der eigenen Person. Depressive können sich anmaßend verhalten und keinen Sinn dafür haben, wie sehr sie sich in ihrem Verhalten anderen aufdrängen.

In dem Selbsthass liegt auch eine Umdrehung des ursprünglich gegen die Objekte – die wichtigen Bezugspersonen – gerichteten Sadismus (des Bedürfnisses, andere körperlich oder moralisch zu quälen, ihnen zu schaden) zum Masochismus (sich selbst zu schaden, sich zu erniedrigen oder Erniedrigung zu provozieren). Die Selbstvorwürfe, die oft sinnlos erscheinen, erhalten dann einen Sinn, wenn man in den Klagen der Patienten an die Stelle des Ich den Namen jener Bezugsperson einsetzt, die dem Kind keine ausreichend liebevolle Zuwendung zuteil werden ließ. Die melancholischen Klagen sind also verkappte Anklagen. Das Gewissen behandelt das eigene Ich so, wie die Kranken unbewusst diese Person behandeln möchten. Es besteht also ein Entwicklungsrückschritt (Regression) auf die Stufe einer primären Verschmelzungsidentifizierung (die Person sein). Dieser Rückschritt führt zum Verlust jedes echten Interesses an der Person, gleichzeitig aber zu einer ungeheuren Abhängigkeit, denn die Bedürfnisbefriedigung bedarf ja einer besonderen Anteilnahme und Nähe.

Im Umgang mit anderen äußert sich diese psychische Situation bei depressiven Menschen als ein sehr forderndes Verhalten: Immer werden Einfühlung und / oder Verzeihung verlangt, die Person scheint immer darauf bedacht zu sein, ein gutes Einvernehmen herzustellen – ein Verhalten, das auch als ‚Harmonisierungsbedürfnis‘ bekannt ist.

Alles das ist auch Sache der Psychotherapien, wie in dem Kapitel zur Psychotherapie der Depression gezeigt werden wird.

Das psychische Kräftespiel der Depression

Das bewusste emotionale Erleben kann folgende Bereiche beinhalten:

- Den depressiven Verstimmungszustand, geprägt von unangenehm erlebten Affekten, wie Angst (frei oder gebunden), phobische Zustände, Zwangssymptome, Wut, Scham, Ekel;
- Erleben der Zeitverlangsamung;
- Hemmung der Erlebnisfähigkeit;
- Behinderung des Fühlens und Mitfühlens; mangelnde Selbst- und Objektliebe;
- Stupor, d. h. ein Verharren in Starre, oder heillose Agitation;
- Schuldgefühle, Selbstvorwürfe bis zu wahnhaften Straferwartungen;
- Gefühle von Schmerz, als physischer Schmerz verspürt;
- Störungen des Biorhythmus: Schlafstörungen, Störungen von Appetit und Verdauung, Störungen von Libido und Potenz.

Diese Affekte sind die Antwort auf die unbewusste Erinnerung an ein real vorgefallenes traumatisches Ereignis in der Kindheit, verbunden mit der unbewussten Fantasie oder der Überzeugung, dass sich ein ähnliches Desaster in der Gegenwart ereignen könnte. Ein Beispiel dafür ist das Aufflackern einer Depression bei Menschen, die als Kinder in der Ära des Nationalsozialismus fliehen mussten oder verfolgt oder deportiert wurden. Wenn Medien über derzeit aktuelle Neonazi-Aktivitäten in Österreich oder Deutschland berichten, können diese Berichte Auslöser für eine depressive Verstimmung sein. Häufig ist den Menschen, die ein solches Schicksal erlitten haben, der Zusammenhang ihres aktuellen Zustandes mit den Jahrzehnte zurückliegenden Erfahrungen nicht mehr bewusst – oder sie wollen ihn nicht wahrhaben, weil das zu schmerzhaft wäre. Das vorsichtige Nachfragen, ob ein solcher Zusammenhang nicht denkbar sei, wird trotz des Schreckens der Erinnerung als erleichternd erlebt.

Solche traumatischen Erlebnisse in der Kindheit – unter Kindheit wird hier die Zeit von der Geburt bis einschließlich zum Volksschulalter verstanden) –, auch als „Katastrophen der Kindheit" bezeichnet, sind:

1. Der Verlust einer geliebten Person (Objektverlust).
2. Der Verlust der Liebe einer geliebten Person (Liebesverlust). Die Mutter z. B. kann zwar physisch anwesend sein, aber ihr vordringliches Interesse und ihre Zuwendung gelten einem anderen, später geborenem Kind oder dem Kind des anderen Geschlechts, etc.
3. Der Verlust der körperlichen Integrität durch körperliche und/oder sexuelle Gewalt, aber auch durch eine schwere Erkrankung, durch medizinische Eingriffe zwecks Diagnose oder Behandlung oder durch schwere Verletzungen (Unfallfolgen) und Verstümmelungen.
4. Der Verlust der stützenden Funktion des Gewissens (Über-Ich) und Ersetzen durch rigides, strafendes Gewissen. Dieser Verlust ist immer auf eine besonders rigide, strafende Erziehung zurückzuführen. Die betroffenen Personen werden von einem sadistischen Gewissen gequält, das aus einer minimalen Grenzüberschreitung ein streng zu bestrafendes Verbrechen macht.

Während die ersten beiden der kindlichen Katastrophen wie auch zwingend erforderliche medizinische Eingriffe eher Schicksalsschläge sind, so sind die Erfahrungen von Gewalt und einer rigid strafenden Erziehung familiär und gesellschaftlich bedingt. (Was nicht heißt, dass es nicht auch gesellschaftlich bedingte Schicksalsschläge gibt.) Die Intensität des kindlichen Leids hängt auch davon ab, ob Personen zur Verfügung stehen, die das Kind körperlich und seelisch „auffangen", kindliche Wutausbrüche ertragen und nicht ständig vom traumatisierten Kind Dankbarkeit erwarten. Bekanntlich halten fast alle Menschen zuerst einmal an der Vorstellung einer glücklichen Kindheit fest.

So kann man als Merkmale der Depression auch eine Fixierung auf einen bestimmten Wunsch sehen, der einen zentralen Platz in der inneren Welt der Patienten einnimmt und der jedoch als unerfüllbar gesehen wird – wie z. B. eine bestimmte Erfahrung, ein bestimmtes Verhalten ungeschehen oder jemanden wieder lebendig zu machen. Gleichzeitig besteht die Vorstellung, selbst hilflos und machtlos zu sein und diesen Wunsch nicht erfüllen zu können. Dazu kommen affektive und andere motivationale Komponenten, welche diese Zustände begleiten (z. B. eine psychomotorische Hemmung).

Im Unterschied zur normalen Trauer, bei welcher das zugrunde liegende Verlusterleben mit zunehmendem Abstand vom auslösenden Ereignis gefühlsmäßig wie auch gedanklich verarbeitet werden kann, ist es den Depressiven nicht möglich, ein solches zugrundeliegendes Verlusterleben und / oder Trennungserleben und / oder die sie in Schuldgefühle versetzende Gewissensproblematik zu bewältigen. Dieser Zusammenhang zwischen normaler Trauer und Depression, den 1917 schon Sigmund Freud hergestellt hat, spiegelt sich in der oft gebräuchlichen Bezeichnung von Depression als der Unmöglichkeit oder Unfähigkeit trauern zu können wider.

Die psychischen Merkmale von depressiven Personen

An depressiven Personen sind folgende psychischen Merkmale zu beobachten:

- Ein auf die eigene Person bezogenes Leeregefühl (narzisstische oder „selbstverliebte" Leere).
- Ein mangelhaftes oder extrem schwankendes Selbstwertgefühl: Vorstellungen von Großartigkeit wechseln scheinbar anlasslos mit Vorstellungen absoluter Nichtigkeit und Wertlosigkeit ab. Die sexuelle Identität ist betroffen. Das Gefühl „ich bin und werde immer diese bestimmte Person mit dieser sexuellen Neigungsrichtung (heterosexuell oder homosexuell) sein", kann manchmal diffus und verschwommen sein.
- Das gleichzeitige Bestehen von „Objektsucht" und „Objektscheu": Einerseits die Anklammerung des Depressiven an eine oder mehrere nahestehende Personen (Objektsucht), der drängend vorgebrachte Wunsch, nicht allein gelassen zu werden, da Alleinsein immer als Verlassensein erlebt wird (ein Verhaltensmuster, das in Beziehungen oft schwer zu ertragen ist). Andererseits ist echte, gefühlswarme Nähe den Depressiven kaum möglich. Für Kinder von Depressiven kann dieses

Muster eine schmerzliche Erfahrung sein. Die Trennungsangst ist eng verbunden mit diesem Wechseln zwischen Objektsucht und Objektscheue. Zwiespältigkeit und Zweifel sind allgegenwärtig: Wertlose Objekte werden gehortet (sie könnten ja noch brauchbar sein), Entscheidungen, auch banaler Art, können nicht getroffen werden, denn sich z. B. für den roten Pullover zu entscheiden, bedeutet ja, sich vom grünen Pullover trennen zu müssen.

- Die mangelnde Selbstliebe impliziert einen Mangel an Objektliebe – die Schwierigkeit, mitunter auch die Unmöglichkeit, für Nahestehende Liebe zu empfinden. In der christlichen Religion heißt es „liebe deinen Nächsten wie dich selbst" – was voraussetzt, dass man sich selbst lieben möge, weil man sonst unfähig ist zu lieben. Die Depression wurde auch als die „Krankheit an der Liebesfähigkeit" bezeichnet. Besonders schmerzlich wird dies von Frauen mit Wochenbettdepression empfunden: das Gefühl, dem Baby nicht nahe sein zu können, es nicht genug lieb haben zu können.

- Ausrichtung auf Ordnung, verbunden mit zwanghaftem Verhalten. Diese Ausrichtung auf Ordnung kann sich als unrealistische Verarmungsidee bemerkbar machen oder als die Befürchtung, von einer schweren, unheilbaren Krankheit (Krebs) befallen zu sein.

- Empfindungen von Schmerz: Intensive Empfindungen von einem als körperliches Phänomen wahrgenommenen Schmerz werden von den Patienten immer wieder berichtet. Allerdings scheint es den Patientinnen oft unmöglich, die Qualität des Schmerzes zu beschreiben – die Aussagen sind meist vage, der Schmerz wird als „tief drinnen" lokalisiert angegeben. Wenn dieses Merkmal besonders vorherrschend ist, dann suchen die Patienten immer wieder Hilfe bei Ärzten unterschiedlichster medizinischer Disziplinen, nur nicht bei Fachärzten für Psychiatrie. Damit können sie sich immer wieder selbst beweisen, dass ihnen nicht geholfen werden kann, da es tief in ihrem Inneren eine Ahnung gibt, dass ihr Leiden vielleicht nicht primär körperlich, sondern seelisch mitbedingt sein könnte, was oft als beschämend erlebt wird. Diese Patienten haben meist unerquickliche Erfahrungen mit Vertretern des medizinischen Systems hinter sich, oftmals wurden sie nicht ernst genommen und als „Hypochonder" oder gar als „Simulanten" bezeichnet.

Folgende seelische (intrapsychische) Prozesse sind für das Zustande-kommen der krankhaften (pathologischen) Trauer verantwortlich:

- Eine starke primäre Bindung (Fixierung) bestand bereits vor dem Verlust der Person / des Objekts aufgrund der Erfüllung wichtiger Funktionen (z. B. der Befriedigung der aus Selbst-verliebtheit erwachsenden Bedürfnisse und / oder Gefühlsbe-dürfnisse, also Eitelkeit befriedigen, für Aufregung sorgen).
- Eine sekundäre Fixierung auf die verlorene Person / das Objekt durch Schuldgefühle verhindert die Lösungen von dieser / die-sem. Intensive Schuldgefühle sind nicht gleichzusetzen mit jener Frage, die sich jeder stellt, wenn eine geliebte Person ver-storben ist: Habe ich etwas verabsäumt? Diese Schuldgefühle sind intensiv, anhaltend, quälend und können mit Strafer-wartungen verbunden sein. Die betroffenen Hinterbliebenen pflegen die Erinnerung an die verlorene Person oft durch ein Berührungstabu aller von der verstorbenen Person geschätzten Gegenstände; diese zelebrierte Erinnerung scheint einem Kult gleichzukommen; jede kleinste Kritik an der verstorbenen Person ist verpönt.
- Eine krankhafte (pathologische) Trauer, bedingt durch die Fixierung auf die verlorene Person / das Objekt, erschwert die Annahme eines „Ersatz"-Objekts, bzw. fördert sie „Blindheit" für mögliche Ersatzobjekte oder führt zur Zurückweisung die-ser. Die in ihrer Selbstverliebtheit getroffene Person hält mit unbewussten Wünschen nach Rache die verlorene Person / das verlorene Objekt fest, ja sie klammert sich daran: um sich zu rächen, bedarf es ja der Nähe der Person / des Objekts, an dem man sich rächen möchte.
- Das Fehlen von kognitiven und emotionalen Ressourcen, um die verlorene Person / das Objekt zu ersetzten. Das kann bei

Personen mit Behinderungen, chronischen Erkrankungen oder im Alter der Fall sein.

- Der Mangel an geeigneten Personen / Objekten in der Wirklichkeit. Dieser Mangel betrifft oft ältere oder alte Menschen, deren Partner verstorben ist und / oder die vereinsamt sind.

Schwerste Depressionen (Todestrieb)

Agnes überlebte als Kind schwer verletzt einen Unfall, bei dem ihr Vaters ums Leben kam. Von den körperlichen Verletzungen völlig genesen, entwickelte sie als Jugendliche Symptome, die nicht als Ausdruck einer schweren Depression erkannt wurden. Sie war eine mittelmäßige, unauffällige Schülerin, verweigerte jeden außerschulischen Kontakt mit Gleichaltrigen, isolierte sich auch innerhalb der Familie und las sehr viel, hauptsächlich anspruchsvolle Literatur. Nahestehenden imponierte sie als „wohlerzogen", sie war aber gleichgültig und antriebslos. Die offensichtlich nicht verheilten seelischen Verletzungen versuchte sie mit dem Konsum von „weichen" Drogen wie Cannabis zu mildern. Als ihr Rückzug vom sozialen Leben auffällig wurde, begann sie auf Druck der Familie mit einer Psychotherapie, die sie nach wenigen Sitzungen wieder abbrach. Als sie Alkohol zu konsumieren begann und ihr Äußeres vernachlässigte, wurde sie – wieder auf Druck der Familie – stationär psychiatrisch behandelt. Über kurze Zeit wurde sie ein Opfer der „Drehtür-Psychiatrie": Auf eigenen Wunsch entlassen, setzte sie alle Psychopharmaka – vor allem Antidepressiva – ab und trank sich bewusstlos, wurde in diesem Zustand wieder eingeliefert und nach partieller Ausnüchterung wieder entlassen. Schließlich starb sie sehr jung auf tragische Weise. Es gelang den Vertretern des medizinischen Systems offensichtlich nicht, einen Zugang zu den inneren Qualen, die nur durch Trinken bis zur Bewusstlosigkeit gemildert werden konnten, Zugang zu finden.

Das Schicksal von Agnes kann als Beispiel dafür dienen, dass es Menschen gibt, denen zu helfen fast unmöglich ist, und wiederum andere, bei denen wir einsehen müssen, dass wir es nicht verhindern können, dass sie aktiv, man würde fast sagen freudvoll, ihre

Selbstzerstörung und ihren Tod wünschen. Das betrifft etwa Menschen mit schweren Persönlichkeitsstörungen, z. B. schwer Süchtige und solche mit chronischen Depressionen, die sich nur durch schwere Selbstverletzungen beruhigen können und die, ohne direkt suizidal zu sein, im Laufe der Zeit schwere Verstümmelungen erleiden können, die eine Todesgefahr darstellen. Es gibt Patienten, die dieses selbstzerstörerische Verhalten gleichzeitig in Selbstverletzungen und in Handlungen darstellen, die ihr Leben ruinieren, sie verarmen lassen und sie langsam von allen anderen Menschen trennen. Viele Personen, die an chronischem Alkoholismus und Drogensucht leiden, sind davon betroffen.

Es gibt auch Patienten, bei denen das Gefühl der Selbstzerstörung mit einem Gefühl von Macht verbunden ist, einem Gefühl der Überlegenheit, weil sie sich im Gegensatz zu allen anderen Menschen nicht vor Schmerz und Tod fürchten. Während psychotherapeutischer Behandlungen sind diese Patienten unbewusst darauf konzentriert, die Beziehung mit dem Therapeuten / der Therapeutin zu zerstören und jede Investition in die Beziehung, in die Persönlichkeit des Therapeuten zu unterminieren. Auch hier kann die psychoanalytische Theorie als einzige der psychologischen Theorien vom Menschen ein Verständnis eröffnen, das den Versuch einer psychotherapeutischen Behandlung möglich macht.

Die unbewusste Phantasie, dass „es besser ist, in einer Welt eines grausamen Gottes zu leben, als in einer Welt eines unberechenbaren Teufels"[19], steht im Hintergrund von schweren Depressionen und von Selbstmord (Suizidalität). Dadurch ist das Unbewusste schwer depressiver Personen durch den Versuch gekennzeichnet, die als feindlich erlebten Objekte der Außenwelt (die unberechenbaren Teufel) als primitive „Götter" (Über-Ich-Figuren) in ihre psychische Struktur aufzunehmen. Das bedeutet, dass ein grausames, exzessives, unbewusstes, kindliches Ich in depressiven Personen weiterbesteht: durch die Verinnerlichung (Internalisierung) von aggressiven Objekten, die entweder von wirklichen Traumatisierungen gewalttätiger Eltern stammen können oder von der Kombination strafender Eltern und der Projektion von primitiven, d. h. frühkindlichen, aggressiven Affekten. Unter Umständen kann paranoide Angst zu einer verinnerlichten Neigung zu unberechtigten, exzessiven Schuldgefühlen führen, und so können angeborene Tendenzen zu depressiven Affekten krankhaft (pathologisch) verstärkt werden.

Wir sehen hier die Beziehung zwischen der biologischen Disposition zu aggressiven Affekten, aber auch zu depressiven Einstellungen, und wir beobachten, dass sich eine psychologisch determinierte Depression durch exzessive Schuldgefühle entlädt. Patienten, die unter dieser sehr schweren Form von Depression leiden, ist es kaum möglich, zufriedenstellende Beziehungen zu wichtigen anderen Personen aufzubauen, was die Isolierung dieser Menschen noch fördert. Diese von den Betroffenen in manchen Phasen der Depression verspürte Einsamkeit wird oft als Auslöser für Selbstmord angesehen.

Das Rätsel des Selbstmordes

In der modernen Wissenschaft werden die Bezeichnungen Selbsttötung oder Suizid bevorzugt, diese gelten als sprachlich neutraler. Der Begriff ,Selbstmord' kann stigmatisierend, tabuisierend oder kriminalisierend wahrgenommen werden. Die relativ häufigste Ursache für einen Suizid bzw. für einen Suizidversuch wird heute in psychischen Erkrankungen gesehen. Doch aktuelle Berichte in den Medien über die Häufung von Selbsttötungen in den von der Wirtschaftskrise besonders betroffenen Ländern wie Spanien weisen klar darauf hin, dass Verzweiflung und Aussichtslosigkeit auch ohne das Bestehen einer diagnostizierbaren psychischen Erkrankung Menschen zur Selbsttötung motivieren. Aus Österreichs Geschichte wissen wir, dass die Drohung von bevorstehender Deportation und Ermordung 1938 bei der Machtübernahme durch die Nationalsozialisten zahlreiche Österreicher in den Suizid getrieben hat.

Das Interesse an der noch immer rätselhaften Selbstmordneigung schlägt sich in den Tausenden von Texten aller Art über die verschiedensten Aspekte des Suizids nieder, die 1927 Hans Rost in einer Bibliographie zusammengestellt hat.[20] Suizid und Suizidreflexion in Literatur und Film füllen Bibliotheken: Auf Arthur Schnitzlers *Leutnant Gustl* und sein *Fräulein Else*, auf Thomas Bernhards *Die*

Ursache und Nikolaus Lenaus Gedicht *Der schwarze See* als bekannte Beispiele in der österreichischen Literatur sei hingewiesen.

Es war der Wiener Psychiater Erwin Ringel, der wesentlich zur Erforschung des Suizids beigetragen hat. Aus psychoanalytischen Psychotherapien ist bekannt, dass das Verspüren von Selbstmordabsichten einer Person mit einem Mordimpuls gegen andere verbunden ist und dass dieser Impuls dann gegen die Person selbst zurückgewendet wird. Ein Suizid wird von den Angehörigen oft als feindselige Schuldzuweisung und damit als aggressives Verhalten der Person, die sich selbst getötet hat, empfunden. Aber es bleibt die Frage offen, durch welches Kräftespiel eine solche Fantasie zur Tat werden kann. Die Objektscheu schwer depressiver Menschen führt dazu, dass – oft auch als Folge realer Kränkung oder Enttäuschungen – jegliche Zuwendung von anderen Personen abgezogen wird. Dieses Zuwendungs- oder Liebesbedürfnis wird aber nicht auf eine andere Person / ein anderes Objekt verschoben, sondern auf die eigene Person übertragen. Teuflischerweise identifiziert sich der schwer depressive Mensch mit dieser Person oder dem Objekt, das er aus Enttäuschung aufgegeben hat. Die eigene Person, das Ich, wird nun wie das aufgegebene Objekt behandelt und beurteilt. Die Person wird so vom aufgegebenen Objekt überwältigt. Diese Überwältigung des Ichs, der Person durch ‚primitive Götter‘, wie oben beschrieben, stellt sich im Selbstmord dar. Allein die in der Beschreibung des Rätsels Selbsttötung dargestellten aggressiv getönten seelischen Kräfte spiegeln die ohnmächtige innere Wut wider, die in der Selbsttötung ihren Ausdruck findet.

Die Selbsttötung signalisiert oft den tragischen Ausgang eines Beziehungsdramas. Das Schwanken depressiver Personen zwischen Objektsucht, also der Anklammerung einerseits und der Objektscheu und der Abstoßung andererseits, stellt nur eine Facette des komplexen und oft verwirrenden Systems von Beziehungen dar, in dem wir uns alle orientieren müssen. Die modernen Objektbeziehungstheorien helfen uns, uns zurechtzufinden.

Das psychoanalytische Verständnis von Beziehungen[21]

Die Art und Qualität der Objektbeziehungen, d.h. der Beziehungen zu wichtigen anderen Personen, ist ein zentrales Thema in allen menschlichen Beziehungsfeldern – sowohl im privaten als auch im beruflichen Umfeld und selbstverständlich auch im therapeutischen Umgang mit depressiven Persönlichkeiten. Von Geburt an lernen wir im Austausch mit wichtigen Bezugspersonen, Beziehungen aufzubauen, Abstand und Nähe – körperlich und psychisch verstanden – zu anderen Personen beweglich zu gestalten und zu ertragen, dass auch einmal die andere Person den Abstand bzw. die Nähe gestaltet. Die Erfahrungen, die das Kleinkind mit einer ‚überwiegend guten Mutter' (Donald Winnicott) macht, also einer zärtlichen Mutter, die die kindlichen Bedürfnisse meistens richtig erkennt und nicht eigene Bedeutungen auf Grund eigener Bedürfnisse dem Kind unterschiebt, verschmelzen zu einem – überwiegend guten – inneren Bild von der Mutter. Dieses „gute innere Bild" schützt vor intensiven Gefühlen von Verlassen-Sein und ist prinzipiell ein wichtiger Schutzfaktor im weiteren Leben. Diese im frühen verbalen und nonverbalen Mutter/Eltern-Kind-Dialog erworbenen Beziehungserfahrungen bilden einen entscheidenden Organisationsfaktor des Seelenlebens.

Die Beziehungsfähigkeit und die Beziehungsmuster sind für die Möglichkeit, Vertrauen aufzubauen, wichtig. Dies gilt auch für den intimen Raum jeder Arzt-Patienten-Beziehung. In der Arbeit mit psychisch belasteten oder kranken Menschen wird ihnen von den wichtigsten psychotherapeutischen Schulen und Methoden zentrale Bedeutung zugeordnet. Sie dienen als diagnostisches und therapeutisches Instrument, an dem man sich entlangtasten kann. Es handelt sich um Persönlichkeitsmerkmale, nicht um Krankheitszeichen, die jeder Mensch in unterschiedlicher Ausprägung aufweist.

Was versteht man unter ‚Beziehungsfähigkeit'?

- Die Fähigkeit, eine zufriedenstellende Balance zwischen Nähe und Distanz herstellen zu können. Beispiele für eine gestörte Beziehungsfähigkeit: übertriebene Abhängigkeit oder übertriebene Kühle; sexuelle Bedürfnisse mit solchen nach Nähe verwechseln, was meist fatalerweise dazu führt, dass weder das Begehren noch das Nähebedürfnis befriedigt werden.

- Das Ausmaß, inwieweit gegenwärtige Objektbeziehungen adaptiv oder maladaptiv von den Beziehungen der Kindheit beeinflusst sind. Beispiel: Gefüttert-werden-Wollen: sei es mit ständiger Zuwendung, Aufmerksamkeit oder mit Geschenken. Oder andere Personen zuerst wie Nahrung und dann wie Körperausscheidungen behandeln: alles Brauchbare verwerten und den ausgepressten Rest achtlos wegwerfen – eine Art des Umgangs mit Mitarbeitern, welche nicht so unüblich zu sein scheint in der Arbeits- und Berufswelt.

- Das Ausmaß von Selbstbezügen im Reagieren auf andere: inwieweit andere Personen als unabhängige Einheiten wahrgenommen werden oder als Erweiterung der eigenen Person, d.h., es wird nicht auf die Wirklichkeit der anderen Person reagiert, sondern auf die eigene Fantasie von dieser Person. Die oft geäußerte Vorstellung mancher Paare: „Ich weiß, was er/sie denkt." – ohne sich zu vergewissern, ob man auch recht hat –, wäre ein Beispiel, das fatale Konsequenzen haben kann. Beispiel: andere ändern zu wollen, Bedürfnisse und Rechte anderer zu ignorieren, unter der Devise: „Ich weiß, was gut für dich ist".

- Die Verfügbarkeit von Objektkonstanz. Diese ist dadurch charakterisiert, dass die Abwesenheit eines wichtigen Objekts ertragen werden kann und dass auch Angst und Frustration, die mit dem Objekt verbunden sind, ertragen werden. Ein Beispiel dafür ist Astrid Lindgrens *Pippi Langstrumpf.* Pippi ist Halbwaise, ihre Mutter ist verstorben und ihr Vater Seemann, der meist auf den Weltmeeren unterwegs ist. Was macht Pippi also, wenn sie eine wichtige Entscheidung zu treffen hat? Sie hält Zwiesprache mit ihrer toten Mutter und findet für sich selbst als eigene gute Mutter schließlich die Lösung des Problems. Das funktioniert, denn Pippi Langstrumpf hat ein gutes inneres Bild von ihrer Mutter – sie ist zwar allein, aber nicht verlassen.

Die basalen Beziehungsmuster

Das Depressive Muster

Hier stehen Ängste um die Sicherheit und um das Wohlergehen anderer im Vordergrund. David Taylor (Tavistock-Klinik, London) beschreibt dieses Muster so: „jemanden unbewusst zu beschützen – mit Schmerz im Herzen"[22]. Im Laufe einer kurzpsychoanalytischen Therapie einer Patientin mit Wochenbettdepression fiel das verzweifelte Bemühen der Patientin auf, das Bild von sich selbst als ein geliebtes und glückliches Kind ihrer Eltern zu präsentieren. Alles, was die Patientin im Laufe der Behandlung über ihre Herkunftsfamilie erzählte, sprach aber dafür, dass ihre Kindheit alles andere als behütet und glücklich gewesen war und sie sich oft vernachlässigt gefühlt hatte, was sie sich nun nicht mehr einzugestehen wagte. Erst als es ihr gelang, sich mit der Wirklichkeit ihrer Kindheit auszusöhnen, und sie sich persönlich davon überzeugen konnte, dass ihre „bösen Gedanken" über die Herkunftsfamilie dieser keinen Schaden zugefügt hatten, gewann sie wieder Lebenslust und konnte sich an ihrem Kind freuen.

Das Muster von Bewunderung und Neid

Die Selbstdarstellung depressiver Persönlichkeiten ist oft sehr schwer zu ertragen. Ihr Muster ist charakterisiert durch ein Wechselspiel von Idealisierung und Abwertung wichtiger Bezugspersonen. Das mussten wir auch in unserer ärztlichen und psychotherapeutischen Funktion erfahren: Jede / r neue Arzt / Ärztin wird als Retter in der Not und einzigartig qualifiziert gepriesen und alle vorher konsultierten als unfähig entwertet. Die Erfolge anderer werden verleugnet, z. B.: geholfen habe nicht das verordnete Antibiotikum, sondern der selbst zubereitete Kräutertee. Es ist den Patienten wichtig, Überlegenheit und Macht zur Schau zu stellen, sie erwarten Sonderkonditionen. Mit dem Eingehen auf die Idealisierung durch den Patienten ist der Arzt das nächste Opfer der Abwertung. Eine klare Zurückweisung der Idealisierung und eine ebenso klare Verweigerung eines

Kommentars zur Abwertung der Kollegen können hingegen erste Schritte für eine auf Besserung und Heilung ausgerichtete Zusammenarbeit mit dem Patienten sein.

Das Verfolgende Muster

Dieses Muster ist durch Ängste und Sorgen um sich selbst und um die eigene Sicherheit charakterisiert, es treten irrationale Ängste vor Krankheiten, vor Verhungern, Verarmen und Sterben, etc. auf. Die Patienten fühlen sich „von Feinden umgeben". Sie glauben, dass ihnen eine fatale Diagnose verheimlicht wird und zweifeln an der Kompetenz von Arzt oder Ärztin. Anstatt dieses Misstrauen und die oft unangemessen kritische Einstellung der Patienten auf sich zu beziehen, sollte man die Sorgen und Ängste ernst nehmen und versuchen herauszufinden, warum überall Feinde gesehen und gesucht werden. Es schwingt sehr viel ohnmächtige Wut in diesen Ängsten und Vorwürfen mit. Das Erforschen der subjektiven Krankheitstheorie der Patienten kann einen Hinweis auf die ursprüngliche Quelle der Ängste und Sorgen liefern.

Diese drei Muster sind als Orientierungshilfe zu verstehen und stellen eine Vereinfachung dar. Keine Person ist einem Muster alleine zuzuordnen: Immer wird es sich um ein Mosaik aller drei Muster handeln, wobei die Charakteristika eines Musters jeweils überwiegen werden. Im Rahmen der psychotherapeutischen Beziehung werden diese Muster als Übertragungs- und Gegenübertragungsphänomene sichtbar und mittels der psychotherapeutischen Techniken ‚Klärung' und ‚Interpretation' bearbeitbar. Für die Psychoanalytiker gilt die Art und Qualität der therapeutischen Beziehung nach wie vor als wichtiger Wirkfaktor, ohne dessen kontinuierliche Berücksichtigung kann es kein tragfähiges Arbeitsbündnis zwischen Patient und Psychotherapeut und somit keine auf Heilung oder Besserung ausgerichtete Behandlung geben. Diese grundlegende Erkenntnis für die Anwendung der Psychoanalyse als Behandlung wurde inzwischen von allen anderen, im Kapitel ‚Psychotherapie der Depression' angeführten, psychotherapeutischen Schulen übernommen.

5   Depression und Trauma

„Die Katastrophe sagt mit zynischem Gähnen:
Geduld, Geduld, du wirst dich schon an mich gewöhnen."
Masha Kaléko, 1978

Da in der Lebensgeschichte vieler Depressiver Traumen eine fatale Rolle spielen, wie im Abschnitt über Depression bei Frauen gezeigt worden ist, scheint es wichtig, auf die vielfältigen Auswirkungen von Traumatisierungen, auch wenn diese in der Kindheit erfolgt sind, einzugehen. Je jünger ein Kind ist, umso verletzlicher ist es – diese Erkenntnis ist unumstritten.

Definition des Traumas

Das Trauma ist ein Konzept, das ein oder mehrere äußere Ereignisse mit seinen spezifischen Folgen für die innere Realität verknüpft. Der Erste Weltkrieg zwang Sigmund Freud und andere Psychoanalytiker, sich mit der krankmachenden Wirkung von Außenweltfaktoren zu beschäftigen. Das Konzept des Reizschutzes wurde entwickelt. Unter Reizschutz versteht man die individuelle Fähigkeit einer Person, auch eines Kindes, sich von den von der Außenwelt einströmenden, oft als bedrohlich erlebten Reizen, wie z. B. Lärm, abzuschirmen. Man kann beobachten, wie schon kleine Kinder im Kindergarten sich mitunter die Ohren zuhalten, weil es ihnen zu laut ist. Dieser Reizschutz wird im traumatischen Erleben durchbrochen, die anstürmende Menge von Erregungen wie Angst oder Furcht ist zu groß, um gemeistert und psychisch gebunden werden zu können.

Der innere, psychische Wiederholungszwang aktualisiert das traumatische Erlebnis und lässt es vor dem inneren Auge wieder erstehen, in der Erwartung, diese Erregung psychisch binden und damit das seelische Gleichgewicht erneut herstellen zu können. In dem Aufsatz *Hemmung, Symptom und Angst* betont Freud, dass eine traumatische Situation sowohl durch innere, übermäßige Trieb-regungen – also durch starke sexuelle oder aggressive Erregung – als auch durch äußere, reale Ereignisse entstehen kann.

Der ungarische Arzt und Psychoanalytiker Sándor Ferenczi be-schrieb die Wirkung von Lüge und Betrug der Erwachsenen dem Kind gegenüber als traumatisierend. Er betonte die Notwendigkeit von Aufrichtigkeit in der therapeutischen Beziehung, um den Pati-enten nicht einer Wiederholung alter Unehrlichkeiten auszusetzen. Diese Aufrichtigkeit schafft die Grundlage für das Vertrauen in der therapeutischen Beziehung.

Ferenczi hat viele spätere Erkenntnisse der Traumaforschung vor-weggenommen. Er zeigte die zerstörerische Wirkung des Traumas auf, durch die ein „totes Ich-Stück" und eine Agonie, also ein plötz-licher, intensiver körperlicher oder seelischer Schmerz („als ob man sterben müsse") entsteht.

Das Trauma kann das Ich, sprich die Person spalten: in eine be-obachtende Instanz und einen preisgegebenen Körper. Die angstbe-dingte Lähmung der Gefühle und insbesondere auch die Wirkung des Schweigens, also der Sprachlosigkeit des Täters, auf das trau-matisierte Kind, verstärken den seelischen Schmerz. Daher versteht man, dass jede ärztliche und / oder psychologische Untersuchung und Behandlung immer von ruhigen, sachlichen Erklärungen des / der Untersuchenden begleitet sein muss: Jeder Handgriff muss der Pa-tientin, dem Patienten erklärt werden. Sprachlosigkeit, stummes Agieren, verstärkt die Angst, da dadurch das erlittene Trauma für den Patienten wieder schrecklich lebendig wird.[23]

Zwei Meilensteine in der Entwicklung psychoanalytischer The-orie und Praxis brachten wichtige Erkenntnisse. Es sind dies die Forschungen der Wiener Kinderärztin Margaret Mahler zur „psycho-logischen Geburt des Menschen" und – damit inhaltlich eng verbun-den – die Erkenntnisse der Objektbeziehungstheoretiker.

Die Forschungen in den 50er Jahren über Symbiose und Indi-viduation des Kleinkindes (auch als „psychologische Geburt des Menschen" in der wissenschaftlichen Literatur bezeichnet) konzen-trierten sich auf die frühe Mutter-Kind-Interaktion und ihre mögliche traumatische Wirkung auf das Kind, und brachten so neue Erkenntnisse über das Trauma. Die Wirkung traumatischer Ereignisse in den ersten Lebensjahren kann zu Störungen der Ich-Entwicklung, zu Charakterstörungen und zu Perversionen führen. Auch das Versagen der Mutter als Reizschutz durch mangelnde Gegenwart, sowie das Kind überwältigende Trennungs- und Verlassenheitsangst, führen zu unterschwelligen Dauerbelastungen. Das Ich des Kindes kann die traumatische Wirkung nicht verarbeiten, es spaltet das wahre Selbst von sich ab und bildet ein falsches Selbst.[24]

Drei Bedingungen müssen zusammenkommen, um ein Ereignis oder eine Situation für das Kind als traumatisch wirken zu lassen:

• Das Kind ist vom Erwachsenen abhängig.
• Dieser tut gegen die Erwartung etwas höchst Aufregendes oder Schmerzhaftes.
• Er weist das Kind danach ab, die Tat wird geleugnet oder das Kind wird fallen gelassen.

Die Objektbeziehung selbst erhält damit einen traumatischen Charakter. Die innere, Schutz gebende Sicherheit und der Dialog zwischen dem Selbst und den inneren Bildern wichtiger nahestehender Personen (Objektrepräsentanzen) brechen zusammen. Dadurch entstehen Inseln von traumatischen Erfahrungen, die von der inneren Kommunikation abgekapselt bzw. abgespalten werden, aber weiter bestehen bleiben und das Gefühlsleben, die Fähigkeit Beziehungen aufzubauen, negativ beeinflussen.

Viele Erkenntnisse über die Auswirkung von Traumen wurden durch die Behandlung von Überlebenden der nationalsozialistischen Konzentrationslager gewonnen, die in Krankenhäusern in den Vereinigten Staaten, in Israel und anderen Ländern behandelt wurden. Später, in den 60er und 70er Jahren kamen noch Erkenntnisse hinzu, die von Personen stammten, welche die Foltergefängnisse lateinamerikanischer Diktaturen (Chile, Argentinien) überlebt hatten und z. B. nach Schweden gekommen waren und dort behandelt wurden.

Oft vergingen Jahre bis Jahrzehnte zwischen der Befreiung aus dem KZ und dem Ausbruch der traumatischen Neurose, Depression oder Psychose. Diese Latenz ist ein wesentliches Charakteristikum von traumatischen Störungen.[25]

Eine weitere wichtige Erkenntnis ist die der indirekten Traumatisierung der nachfolgenden Generation, also der Kinder von denjenigen, die überlebt haben. Viele Überlebende haben ein starkes Bedürfnis, ein ‚normales Leben' zu führen, eine Beziehung zu haben, eine Familie zu gründen und Kinder zu haben. Die erlittenen Traumatisierungen übersteigen die seelische Verarbeitungsfähigkeit der Überlebenden und dringen so in das Leben der nachfolgenden Generation ein. Das Schweigen der meisten Überlebenden über die erlittenen Qualen konnte dieses ‚Eindringen' nicht verhindern – zum großen Schmerz der betroffenen Eltern.[26]

Das ‚Stockholm-Syndrom' wird mittels des objektbeziehungstheoretischen Ansatzes der Traumatheorie verständlich. Unter Stockholm-Syndrom wird ein Vorgang verstanden, für den der Verlust jeglichen, eine empathische Bedeutung vermittelten Objektes verantwortlich ist – d. h., man ist von Feinden umgeben. Dieser Verlust jeglicher Vertrauensperson in der traumatisierenden Situation führt zur Projektion des Empathiebedürfnisses auf den Täter und zu dessen böser Verinnerlichung. Das böse, verfolgende Objekt tritt an die Stelle des inneren Objektes und bestimmt den inneren Dialog. Der Verlust jedes ‚guten' Objekts und die verzweifelte Flucht vor diesem bösen Verfolger, die Hilflosigkeit und die Vorstellungen von der Wertlosigkeit der eigenen Person sind Bausteine einer schweren Depression. Die traumatische Situation beeinträchtigt die Fähigkeit, diese zu symbolisieren und ihre Bedeutung zu erfassen.

Die Traumafragmente in ein übergeordnetes, bedeutungsvolles Narrativ einzubinden, ist ohne Hilfe von außen, also ohne die Hilfe von anderen Personen, nicht möglich. Eine befriedigende Interaktion mit anderen ist daher unbedingt erforderlich. Wenn man seine Erinnerungen mit jemandem teilen kann, wenn die Erzählung in Gegenwart eines engagierten Zuhörers verläuft, kann die Beziehung zwischen Ich und Du wieder hergestellt werden.

Die ‚man-made disasters' wie Holocaust, Krieg, ethnische Verfolgung oder Folter zielen auf die Auslöschung der geschichtlichen und sozialen Existenz von Menschen ab. Um eine derartige schreckliche

Erfahrung individuell irgendwie verarbeiten zu können, ist die Anerkennung von Verursachung und Schuld durch die Gesellschaft von herausragender Bedeutung. Jede Leugnung dieser Schuld bedeutet für die Betroffenen eine Retraumatisierung, ein neuerliches Trauma – etwa dann, wenn eine Tageszeitung, in welcher ein ausführliches Interview mit einem Holocaust-Leugner erscheint, diese Aussagen nicht kommentiert oder relativiert. Viele Menschen, die in der Kindheit schwer traumatisiert worden sind, werden als Erwachsene von dem Leid eingeholt und benötigen dann dringend Behandlung.

6 Psychotherapie bei Depression

> „Wir werden auch sehr wahrscheinlich genötigt sein, in
> der Massenanwendung unserer Therapie das reine Gold
> der Analyse reichlich mit dem Kupfer der direkten
> Suggestion zu legieren."
>
> Sigmund Freud, 1918

„Die älteste Therapie"

Der aus *Alice im Wunderland* bekannte Spruch des Dodo-Vogels:
„Alle haben gewonnen und alle verdienen einen Preis" gilt für die
Psychotherapie nicht und kann sich als Falle herausstellen. Aber eine
psychotherapeutische Methode, beruhend auf einer wissenschaftlich
begründeten ‚Psychologie vom Menschen', ist sinnvoll und notwendig. Das folgende Zitat über Psychotherapie aus dem Jahre 1904 ist
von bestechender Aktualität: „Vielen Ärzten scheint noch heute die
Psychotherapie als ein Produkt des modernen Mystizismus und im
Vergleiche mit unseren physikalisch-chemischen Heilmitteln, deren
Anwendung auf physiologischen Einsichten gegründet ist, als geradezu unwissenschaftlich, des Interesses eines Naturforschers unwür-
dig. Gestatten Sie mir nun, vor Ihnen die Sache der Psychotherapie zu
führen und hervorzuheben, was an dieser Verurteilung als Unrecht
oder Irrtum bezeichnet werden kann. Lassen Sie mich also fürs Erste
daran mahnen, dass die Psychotherapie kein modernes Heilverfahren
ist. Im Gegenteil, sie ist die älteste Therapie, deren sich die Medizin
bedient hat [...] Auch nachdem die Ärzte andere Heilmittel aufge-
funden haben, sind psychotherapeutische Bestrebungen der einen
oder der anderen Art niemals untergegangen.

Fürs Zweite mache ich Sie darauf aufmerksam, dass wir Ärzte
auf die Psychotherapie schon darum nicht verzichten können, weil

eine andere, beim Heilungsvorgang sehr in Betracht kommende Partei – nämlich die Kranken – nicht die Absicht hat, auf sie zu verzichten. [...] Ein von der psychischen Disposition des Kranken abhängiger Faktor tritt, ohne dass wir es beabsichtigen, zur Wirkung eines jeden, vom Arzt eingeleiteten Heilverfahrens hinzu, meist im begünstigenden, oft auch im hemmenden Sinn. [...] Ist es dann nicht ein berechtigtes Streben des Arztes, sich dieses Faktors zu bemächtigen, sich seiner mit Absicht zu bedienen, ihn zu lenken und zu verstärken? Nichts andres ist es, was die wissenschaftliche Psychotherapie Ihnen zumutet.

Zu dritt, meine Herren Kollegen [1904 gab es im Publikum nur Männer, Anm.], will ich Sie auf die altbekannte Erfahrung verweisen, dass gewisse Leiden, und ganz besonders die Psychoneurosen, seelischen Einflüssen weit zugänglicher sind als jeder anderen Medikation [...]."[27]

Die psychiatrische bzw. psychotherapeutische Diagnose depressiver Leidenszustände

Auch bei der Behandlung von Depressionen gilt, was der griechische Arzt Hippokrates (ca. 500 v. Chr.) konstatiert hat: „Vor jeder Behandlung hat die Diagnose zu stehen." Von zentraler Bedeutung ist dabei das diagnostische Erstgespräch. Die Art und Qualität dieses Erstgesprächs (Erstinterviews) sind die Basis für die Indikationsstellung zur Behandlung. Das gilt für alle bei Depressionen prinzipiell in Frage kommenden Behandlungsmethoden: sei es die medikamentöse Behandlung mit Psychopharmaka, eine Psychotherapie und auch (in seltenen, sehr schweren Fällen) die Elektrokonvulsionsbehandlung...

Für die Indikationsstellung zur Psychotherapie muss das Erstinterview eine Antwort auf die Frage geben, welches psychotherapeutische Setting (welche Rahmenbedingungen, welche Methode) für eine bestimmte Person in einer bestimmten Situation optimal bzw. angemessen ist. Hinsichtlich der Rahmenbedingungen soll die Frage geklärt werden, ob eine ambulante oder eine stationäre

Psychotherapie indiziert sind; hinsichtlich der Methode sollte das Erstinterview einen Hinweis darauf liefern, welche der therapeutischen Methoden auf der Basis einer ‚Psychologie vom Menschen' für einen bestimmten Patienten / eine bestimmte Patientin am ehesten geeignet scheint. Es bedeutet auch, dass die das Erstgespräch führende Person über Wissen zu den psychotherapeutischen Schulen und Methoden, über Psychopharmaka und über Bedingungen der Kombination von Psychotherapie mit der Behandlung mit Psychopharmaka verfügen muss. Die Wünsche der Patienten hinsichtlich des Settings – z. B. ob Einzel- oder Gruppentherapie bevorzugt wird, etc. – finden Berücksichtigung. Das diagnostische Erstgespräch hat fast immer einen prozesshaften Charakter, es sind mitunter mehrere Gespräche erforderlich, um zu einer endgültigen Diagnose zu kommen.

Die für eine endgültige Diagnose und Behandlungsindikation erforderlichen Inhalte können in drei ineinandergreifende Phasen unterteilt werden: die Phase der Erhebung der Beschwerden (Symptome) und der Befindlichkeit; die Phase der Erhebung der aktuellen Lebenssituation und der demografischen Daten; schließlich muss die persönliche Lebensgeschichte (Biografie) der Patienten thematisiert werden.

Das persönliche diagnostische Erstgespräch kann durch die Anwendung psychometrischer Tests ergänzt werden. Das sind meist einfache Fragebögen, die von den Patienten alleine oder im Beisein eines Arztes ausgefüllt werden. Niemals jedoch kann die Diagnose einer Depression ausschließlich auf Grund eines ausgefüllten Fragebogens gestellt werden.

Der diagnostische Prozess als Grundlage für die Indikation zu einer Psychotherapie kann oft, wie schon erwähnt, bei ambulanten Patienten, z. B. in einer Ordination, mehrere Sitzungen beanspruchen. In der Regel handelt es sich um ein „Entlangtasten" des Diagnostizierenden an der Selbstdarstellung des Patienten.

Der diagnostische Prozess

1. Schritt: Das Erforschen der Krankheitszeichen –
mögliche Selbstdarstellungen depressiver Patienten

1. Szenario: Die Hemmung als dominantes Symptom

Hemmung macht sich in der Körpersprache, in Mimik und Gestik,
vor allem aber im Tempo der Bewegungen bemerkbar. Die Patienten kommen langsam und zögernd zur Türe herein, sprechen leise,
scheinen müde, was oft am Gesichtsausdruck erkennbar sein kann
(heruntergezogene Mundwinkel), und scheinen nicht zu verstehen, was man eigentlich von ihnen möchte. Spontan über sich zu
berichten, ist ihnen kaum bis gar nicht möglich. Auf gestellte Fragen
wird zögernd und leise, wenn überhaupt, geantwortet – auch der
Denkprozess scheint verlangsamt. Diese Hemmung des Denkens
kann dazu führen, dass Patienten fälschlich als dement oder minderbegabt eingeschätzt werden. Manchmal fällt ein Satz wie: „Was
will man von mir? Ich mache eh alles." Ein verständnisloses Zucken
mit den Schultern kann immer wieder beobachtet werden. Manchmal wird auch Angst, die mit Worten nicht ausgedrückt wird, in
der Körperhaltung deutlich. So werden mitunter von Patientinnen
Handtaschen oder Kleidungsstücke dicht und eng an den Körper
gehalten, so, als ob man einen Schutz benötige vor dieser fremden
Person, die Unverständliches von einem möchte. Oder aber ein Kind
wird ganz eng auf dem Schoß gehalten, so als ob es Schutz bieten
könne. Selbstvorwürfe und Schuldgefühle können spontan geäußert
werden – oft irrationale Schuldgefühle, die alte, meist völlig nichtige
‚Vergehen' betreffen.

Um von diesen Patienten diagnostisch relevante Inhalte, abgesehen von den beobachtbaren Zeichen, zu erfahren, ist es meistens
für den Arzt bzw. für den Psychotherapeuten nicht sehr zielführend,
Fragen zu stellen. Vorsichtige, rücksichtsvolle Provokationen scheinen oft eher erfolgreich zu sein. Eine mögliche Formulierung wäre
zum Beispiel: „Könnte es sein, dass der Ausdruck von Müdigkeit,
den ich in Ihrem Gesicht zu beobachten glaube, etwas mit Ihrem

Schlafrhythmus zu tun hat? Wann ungefähr schlafen Sie ein? Wie verbringen Sie schlaflose Zeiten, wie lange wälzen Sie sich nachts oder in den frühen Morgenstunden grübelnd in ihrem Bett?" Dieses Sich-Zurücknehmen kann sehr oft hilfreich sein, die Patienten doch zu motivieren, etwas von sich preiszugeben, dessen sie sich selbst gar nicht so deutlich bewusst sind. Die Gefahr eines Selbstmordes sollte bei diesen Patienten nicht außer Acht gelassen werden: Aus innerpsychischen oder aus äußeren Gründen kann diese psychomotorische Hemmung durchbrochen werden und in heillose, selbstgefährdende motorische Unruhe (Agitation) umschlagen.

Für diese Patienten ist sehr viel Geduld erforderlich. Oft klammern sie sich an die diagnostizierende Person und wiederholen monoton schwer zu beantwortende Fragen. Was diese Patienten schwer verzeihen können, ist, wenn Versprechen nicht eingehalten oder sie auf spätere Zeiten vertröstet werden. Klare Strukturen sind erforderlich, damit Ärzte und Psychotherapeuten nicht Opfer der Falle ,Ungeduld' werden – zum Schaden der Patienten.

2. Szenario: Aggressivität als dominantes Symptom

Diese Patienten werden häufig von nicht psychiatrischen Fachärzten (Internisten, Gynäkologen, Orthopäden) oder Einrichtungen überwiesen. Die Überweisungen datieren oft schon längere Zeit zurück, da die Patienten einen Besuch bei einem psychiatrischen Psychotherapeuten für eine überflüssige Belästigung erachten. Abgesehen von drängenden Angehörigen kann es durchaus eine stark zurückgedrängte, weil zum Bild, das der Patient von sich hat, nicht passende, aber doch vage vorhandene Ahnung des Patienten selbst sein, dass „etwas nicht stimmt", die sie dann doch motiviert, dieser Überweisung Folge zu leisten.

Das Erstgespräch mit diesen Patienten ist gekennzeichnet von Aggression und Abwertung – teils subtiler, teils offener Abwertung all jener Ärzte oder medizinischer Einrichtungen, die bis dato wegen der körperlichen Beschwerden (häufig sind es Schmerzen) aufgesucht wurden. Ein Patient klagt z. B. über heftige Kopfschmerzen, kann dann jedoch weder die Qualitäten der Schmerzen genau schildern noch die Zeiten des Auftretens oder die Dauer des Anhaltens der Schmerzen. Häufig werden Wiederholungen von aufwendigen oder auch sehr kostspieligen Untersuchungen gefordert, die vor nicht allzu langer Zeit in einer anderen Einrichtung keinen krankhaften Befund erbracht haben. Diese Patienten unterziehen sich oft freiwillig wiederholten, auch unangenehmen diagnostischen Untersuchungen, bei denen körperliche „Einbahnstraßen" umgedreht werden, wie z. B. bei Darmspiegelungen; manche Patienten setzen durch, dass an ihnen Operationen mit fragwürdigen Indikationen durchgeführt werden. Irritationen durch von den Patienten berichtete und durchaus als belastend einzustufende Lebensereignisse oder Situationen, die möglicherweise mitverantwortlich für ihre Befindlichkeiten sind, werden zurückgewiesen oder bagatellisiert: Affekte wie Angst oder Traurigkeit seien ihnen fremd.

Eine mögliche Hilfestellung für den diagnostischen Prozess bei diesen Patienten ist ein hartnäckiges Beharren auf Antworten auf die Frage, welche Theorie sie selbst über die Ursache und das Aufrechterhalten dieser körperlichen Beschwerden, der Schmerzen, der chronischen Verstopfung beispielsweise, haben. Hier werden mitunter die „Geschichten vom Ende der Straße" bemüht: Irgend ein entfernter Bekannter habe ähnliche Beschwerden oder Schmerzen verspürt, habe viele Ärzte konsultiert, es seien viele Untersuchungen durchgeführt worden, man habe nichts gefunden, keine Ursache, keine Erkrankung, und schließlich sei diese Person, sehr leidend, an einem lange Zeit unentdeckten Krebs verstorben.

So kann man sich vorsichtig an die Befürchtung der Patienten, an einer unheilbaren Krankheit zu leiden, herantasten und versuchen, diese sachlich zu relativieren. Beschwichtigen oder Beschönigen ist sinnlos und unprofessionell. Hingegen ist es oft möglich, die alten Befunde, die keinerlei Krankheitszeichen erbracht haben, durchzudiskutieren – also einen kognitiven, intellektuell verstehenden Zugang zu wählen. Dieser Zugang kann möglicherweise die Patienten doch dazu motivieren, an einem Experiment mitzuarbeiten, und sich dazu bereit zu erklären, ein Medikament, gut ärztlich kontrolliert, einzunehmen oder aber doch in regelmäßige Psychotherapiesitzungen einzuwilligen, um diese körperlichen Beschwerden genauer zu erforschen und um zu einer genaueren Diagnose zu kommen. Das setzt natürlich eine gewisse Neugier, ein Interesse und ein bestimmtes kognitives Niveau auf Seiten der Patienten voraus, aber nicht zwingendermaßen eine entsprechende formale Schulbildung.

Diese Patienten sind oft, wenn auch unter großer Anstrengung, trotz der anderen, die Depression begleitenden Symptome (Ein- und Durchschlafstörungen, verminderte Konzentrationsfähigkeit, Einschränkung der Konzentration und der Merkfähigkeit, etc.) berufstätig.

3. Szenario: Klagen und Anklagen als dominantes Symptom

Die Klagsamkeit der Patienten überschattet anfangs alle anderen Symptome. Geklagt wird zum Beispiel darüber, dass alles zu viel sei, dass man nur ausgenützt werde, dass man trotz aller Anstrengungen es nie jemandem Recht machen könne, etc. Im Unterschied zu den beiden ersten Szenarien sind die klassischen Symptome einer – in der Regel – mittelschweren bis schweren Depression durch gezielte Fragestellungen durchaus erfahrbar. Allerdings werden diese Schilderungen und die Beantwortung der Fragen immer wieder durch Schuldzuweisungen an andere Personen unterbrochen. Die Patienten selbst empfinden sich stets als Opfer.

Es ist oft schwierig, sich durch dieses Verhalten, dieses aggressive Klagen und Anklagen nicht provoziert oder betroffen zu fühlen und nicht aggressiv zu reagieren. Und es ist oft nicht leicht, nicht ungeduldig zu werden oder nicht darauf zu beharren, dass die Patienten endlich ihre eigene „Beteiligung" an diesen, immer nur von anderen zugefügten, Ärgernissen eingestehen, zumindest bis zu einem gewissen Grad. Häufig haben diese Patienten über längere Zeit Beruhigungsmittel, Antidepressiva oder Alkohol eingenommen. Manche dieser Patienten neigen dazu, die vorgegebene Dosis eher zu erhöhen als zu reduzieren, sodass oft auch an mögliche hirnorganische Probleme auf Grund einer lang anhaltenden Einnahme von Beruhigungsmitteln (z. B. Benzodiazepine) gedacht werden sollte.

Auch bei dieser Gruppe von Patienten ist das Selbstmordrisiko relativ hoch, vor allem dann, wenn irgendein noch so trivialer Auslöser aus dem sozialen Umfeld hinzukommt: Das kann ein wie auch immer gearteter aktueller, völlig banaler Verlust sein oder eine als besondere Kränkung oder Zurückweisung verstandene Beziehungskrise mit einer nahestehenden Person.

2. Schritt: Klarstellung der derzeitigen Lebenssituation der Patienten

Der nächste Schritt des diagnostischen Prozesses ist es, Informationen über die derzeitige Lebenssituation zu erheben: Wer sind die nahestehenden Personen, in welcher Art von Beziehung steht man zu ihnen, wie sieht die Wohn-, wie die berufliche und finanzielle Situation aus? Auf Grund mancher konkreter Probleme kann es erforderlich sein, die Patienten zu motivieren, sich andere professionelle Hilfe, z. B. Rechtsberatung, zu organisieren.

Diese erste Phase des diagnostischen Erstgesprächs sollte mit irgendeiner von den Patienten als Hilfestellung erlebten Intervention abgeschlossen werden. Bei diesen ersten kleinen Hilfestellungen sind der Phantasie des Behandelnden keine Grenzen gesetzt. Eine derartige Hilfestellung kann z. B. die Überweisung zu einer physikalischen Therapie sein, in deren Verlauf mit dem Patienten etwas Körperliches geschieht, das keine Schmerzen verursacht, jedoch eine gewisse Form von Zuwendung beinhaltet. Das ist natürlich bei sehr gehemmten Patienten oft schwierig und langwierig, da diese all diesen Aufforderungen nicht so einfach nachkommen können.

3. Schritt: Die Biografie oder Lebenslerngeschichte der Patienten

Prinzipiell ist alles, was den Patienten zu ihrer Lebensgeschichte einfällt, für die Diagnose und die Behandlungsindikation wichtig. Nachdem man die Zeit unmittelbar vor Beginn der Depression besprochen hat, bewegt man sich gemeinsam mit dem Patienten zurück in dessen Jugend und Kindheit. Die früher erwähnten „Katastrophen der Kindheit" – Verlust der wichtigsten Bezugsperson, Trennungen, Liebesverluste, schmerzliche Erfahrungen mit körperlicher, seelischer und sexueller Gewalt – sowie eine besonders strenge, strafende Erziehung müssen aktiv, aber vorsichtig nachgefragt werden. Besonders traumatisierende Erfahrungen können von Patienten aus Scham- oder Schuldgefühlen unabsichtlich „vergessen" werden.

Für das Thema Depression sind besonders die Art und die Qualität zu den wichtigen Bezugspersonen der frühen Kindheit – in der Regel zur Mutter – und mögliche Verluste dieser Personen von Bedeutung. Wenn ein zeitlicher Zusammenhang zwischen einem aktuellen Verlust und dem Beginn der depressiven Verstimmung herstellbar ist, kann das für die Patienten eine gewisse Erleichterung bringen und so auch die Motivation zur Zusammenarbeit fördern. Durch aktuelle Verluste werden immer alte, in der Kindheit schmerzlich erlebte Verluste oder Trennungen aktualisiert. Die aktuellen Verluste können vielfältig sein: Jede Veränderung im Leben des Patienten, ihn selbst, seinen Körper oder sein Umfeld betreffend, impliziert einen Verlust. Angst, Scham- und Schuldgefühle können dazu führen, Verluste zu „verschweigen". Dieses Verschweigen kann unterschiedlich motiviert und muss keineswegs Absicht sein: Ereignisse und Erlebnisse, die zu dem Bild, das man von sich selbst hat, nicht passen – z. B. weil man sich dafür schämt, dass einem etwas Bestimmtes zugestoßen ist –, werden „vergessen" oder als nichtig und unbedeutend verworfen. Aber nicht nur Personen, Lebensumstände und körperliche Funktionen können verloren werden, auch Gefühle von Zugehörigkeit zu einer Person, einer Institution, einer Ideologie, einem Verein, einem Vaterland, können verloren gehen – meist aus enttäuschten Erwartungen heraus. Durch das unbewusste „Erinnern" an alte schmerzliche Verluste oder Trennungen wird von den Depressiven im Hier und Jetzt auf diese „alten Verluste" quasi „mitreagiert" –, daher erscheint Angehörigen oder auch Behandelnden die Reaktion auf den aktuellen Verlust oft unangemessen. Selbstverständlich muss auch der individuelle Umgang mit Sexualität thematisiert werden: Was bedeutet Begehren, Lust, Befriedigung? Was wird als Zwang, was als Verzicht erlebt?

Die subjektiven Krankheitstheorien

Unter der subjektiven Krankheitstheorie versteht man die individuelle Vorstellung von der möglichen Ursache oder den möglichen Verantwortlichen für die Erkrankung. Jeder Mensch scheint bemüht, eine Ursache für eine Erkrankung – und sei es für einen Schnupfen – zu finden: die niesenden Mitmenschen in öffentlichen Verkehrsmitteln, etc. Die Befriedigung dieses „Kausalitätsbedürfnisses" scheint ein Leiden leichter erträglich zu machen. Diese Theorien können eine Brücke zu einem psychosozial mitbedingten Krankheitsverständnis schlagen.

Es werden vier subjektive Krankheitstheorien unterschieden:

1. Psychosozial intern: Als Ursachen werden z. B. Affekte angegeben („Ich war immer schon eine ängstliche Person").
2. Psychosozial extern: Als Ursachen werden z. B. Partnerprobleme oder Mobbing angegeben.
3. Naturalistisch intern: Als Ursachen werden „die Gene" angegeben.
4. Naturalistisch extern: Als Ursachen werden Umweltfaktoren angegeben, z. B. Lärmbelastung.[28]

Diese subjektiven Krankheitstheorien können einen Hinweis darauf liefern, ob die Patienten psychologische Beeinflussung – was Psychotherapie ja letztlich ist – in irgendeiner Form akzeptieren können, und vielleicht sogar welches psychotherapeutische Setting ihnen am ehesten entgegenkommen könnte. So ist zu erwarten, dass Patienten, deren Theorien als ‚psychosozial' einzustufen sind, eher von Psychotherapie profitieren können, als Patienten, welche ‚naturalistische' Theorien formulieren.

Besprechung der Diagnose und des Behandlungsplans

Nach Abschluss des diagnostischen Prozesses wird gemeinsam mit dem Patienten die Diagnose besprochen. Hier ist das korrekte Aussprechen der Diagnose und das wahrhaftige Beantworten von Fragen des Patienten hinsichtlich der Bedeutung der Diagnose ganz wichtig. Verschleiern, Beschwichtigen, Beschönigen ist irritierend und untergräbt das Vertrauen des Patienten.

Schließlich wird im Einverständnis mit dem Patienten der Behandlungsplan festgelegt: ambulante oder stationäre Behandlung; Psychotherapie alleine oder in Kombination mit medikamentöser Therapie. Welche Erwartungen und Ängste bestehen hinsichtlich einer medikamentösen Therapie? Welche speziellen Vorstellungen, die Psychotherapie betreffend, bestehen auf Seiten des Patienten? Wird eine Einzel- oder eine Gruppentherapie vorgezogen? Welche Hinweise hat der Diagnoseprozess hinsichtlich der zu wählenden therapeutischen Schule / Methode schon geliefert? Psychotherapeuten müssen auch für sich entscheiden, ob sie mit diesem Patienten arbeiten können, oder ob nicht eine Überweisung an einen Kollegen sinnvoller wäre. Leider sind der Verwirklichung des Behandlungsplanes oft Grenzen gesetzt – regionale Grenzen, die Verfügbarkeit von Psychotherapie betreffend, oder finanzielle Grenzen.

Die aktuelle Definition von Psychotherapie

Neben dem eingangs zitierten, viel Aktuelles enthaltenden Text Sigmund Freuds ist es erforderlich klarzustellen, was man heute unter Psychotherapie versteht. Die folgende Definition von Hans Strotzka (1982) wurde im ganzen deutschen Sprachraum übernommen und liegt auch dem österreichischen Psychotherapiegesetz zu Grunde: „Psychotherapie ist eine Interaktion zwischen einem oder mehreren Patienten und einem oder mehreren Therapeuten (auf Grund einer standardisierten Ausbildung), zum Zweck der Behandlung von Verhaltensstörungen oder Leidenszuständen (vorwiegend psychosozialer Verursachung) mit psychologischen Mitteln (durch Kommunikation vorwiegend verbal oder auch averbal), mit einer lehr- und lernbaren Technik und auf der Basis einer Theorie des normalen und abnormen Verhaltens."[29]

Diese Definition enthält bestimmte Klarstellungen und Forderungen:

Die erste Klarstellung bezieht sich auf das ‚Setting' der Psychotherapie und auf die mögliche Anzahl der am therapeutischen Prozess beteiligten Personen, denn man unterscheidet Einzel-, Paar-, Familien- und Gruppentherapien: Es können also nicht nur zwei, sondern mehrere Person an diesem Prozess mitwirken.

Die erste Forderung bezieht sich auf die standardisierte Ausbildung. Die Grundzüge dieser, für alle in Österreich anerkannten Schulen und Methoden vorgegebenen Ausbildung, wurden von der seit vielen Jahren bestehenden und von der Internationalen Psychoanalytischen Vereinigung (IPA) anerkannten Ausbildungsordnung der Wiener Psychoanalytischen Vereinigung übernommen. Dementsprechend sind im Psychotherapiegesetz bestimmte Inhalte festgeschrieben, die für das Lehren und Lernen von Psychotherapie zwingend erforderlich und nachzuweisen sind. Es sind dies die Absolvierung einer Selbsterfahrung (z. B. Lehranalyse, Einzel- oder Gruppenselbsterfahrung und eine Mindestanzahl zu absolvierender Stunden); der Besuch von Theorie- und Technikseminaren und die Supervision selbst behandelter Fälle. Die inhaltliche Gestaltung variiert entsprechend den einzelnen psychotherapeutischen Schulen und Methoden.

Die lehr- und lernbaren psychotherapeutischen Techniken werden wohlüberlegt eingesetzt und sollen etwas Bestimmtes im Patienten bewirken. Man unterscheidet sechs therapeutische Techniken oder Wirkfaktoren, die bestimmte heilende Kräfte im Patienten induzieren und die an einem bestimmten psychischen Ort – dem Bewusstsein (BW), dem Vorbewussten (VBW) oder dem Unbewussten (UBW) wirken (siehe untenstehende Tabelle).

Die Techniken Suggestion, Persuasion, Abreaktion, Manipulation und – in gewissen Grenzen – Klärung werden von allen psychotherapeutischen Schulen und Methoden angewendet – aber mit unterschiedlicher Gewichtung. Die Technik der Interpretation als spezielle Technik bleibt den psychoanalytischen Schulen alleine vorbehalten, da nur bei der psychoanalytischen Methode der Macht des Unbewussten und dessen Einfluss auf Gesundheit und Krankheit eine zentrale Bedeutung zukommt.

Technik	Heilende Kräfte	Psychischer Ort (Topos)
Suggestion	Induzierte Überzeugung, Impulse und Aktionen	BW
Persuasion	„Überreden", Anwendung „pädagogischer Mittel" („Psychoedukation")	BW
Abreaktion	Erleichterung von akuter Spannung	BW
Manipulation	Das Lernen durch Erfahrung, herbeigeführt durch Erinnern an Ressourcen	BW
Klärung	Einsicht in bewusstseinsnahe Zusammenhänge	VBW
Interpretation	Einsicht durch Interpretation; bezieht sich ausschließlich auf verdrängtes / unbewusstes Material und dessen Abkömmlinge, also Wünsche; Erforderte Zeit: Periode der Vorbereitung, Bearbeitung unbewusst determinierter Widerstände und erfordert eine Phase des Durcharbeitens	UBW

Die letzte in der Definition erhobene Forderung bezieht sich auf eine ‚Theorie des normalen und abnormen Verhaltens'.

Eine Besonderheit der Psychotherapie ist das breite Spektrum ihrer Entwürfe. Es gibt nicht *die* Psychotherapie, d. h. Psychotherapie fußt nicht auf einheitlichen theoretischen und methodischen Grundzügen, sondern besteht aus vielen Bündeln von Grundannahmen, auf die sich eine bestimmte Gruppe von Wissenschaftlern einigt (Paradigmen).

Diese Theorien haben ihre Wurzeln in jeweils bestimmten psychologischen Vorstellungen von der menschlichen Existenz. So sollten fast alle vom Psychotherapiebeirat des österreichischen Bundesministeriums für Gesundheit anerkannten psychotherapeutischen Schulen / Methoden einem theoretischen Konzept zugeordnet werden können. Es gibt jedoch auch vom Psychotherapiebeirat anerkannte Verfahren, deren Theoriegebäude so lückenhaft oder so offensichtlich z. B. der Psychoanalyse entlehnt sind, dass als Bezugssystem nur vier wesentliche Theorien infrage kommen.

Die Theorien des normalen und abnormen Verhaltens:

- Lerntheorie
- Humanistische Psychologie
- Systemtheorie
- Psychoanalytische Psychologie (Psychoanalyse)

Auf der Lerntheorie beruhende Therapien (Verhaltenstherapie, kognitive Verhaltenstherapie)

Die Verhaltenstherapie gründet auf der Annahme, dass Verhalten – auch ,krankes' oder ,gestörtes' Verhalten – erlernt ist und somit auch wieder verlernt werden kann. Von ihrer anfänglich rein lerntheoretischen Fundierung hat sich die Verhaltenstherapie eher entfernt und integriert viele andere psychologische Ansätze wie die Entwicklungspsychologie und die Kommunikations- und Sozialpsychologie. Auch kognitiven und emotionalen inneren Prozessen wird in der kognitiven Verhaltenstherapie Beachtung geschenkt. So gibt es ein Trainingsprogramm, das depressive Patienten dahin gehend schult, auch ,achtsam' zu werden auf Signale, die der Körper aussendet (z. B. Blutdruckanstieg) und die erhöhte Stressbereitschaft anzeigen. Die Patienten werden angehalten, so weit wie möglich, die als belastend erlebte Situation zu beeinflussen. Wenn dies unmöglich scheint – was bei gehemmten Depressiven oft der Fall ist – soll als nächster Schritt die Bewertung der Situation, z. B. als ,negativ', und die dabei verspürten Gefühle wahrgenommen werden. Die Patienten sind angehalten (oder lernen im Rahmen der Therapie), die Bewertung zu hinterfragen und damit das auf die Bewertung bezogene Verhalten zu verändern. In der Verhaltenstherapie wird zusätzlich mit speziellen Techniken wie Selbstsicherheitstrainings und assoziativem Lernen (klassisches Konditionieren, operantes Konditionieren, aversives Lernen) gearbeitet.

Auf der humanistischen Psychologie beruhende Psychotherapien

Die humanistische Psychologie ist eine intellektuelle und soziale Bewegung innerhalb der Psychologie, die eine Erneuerung des psychologischen Denkens im Geiste des Humanismus und des Existenzialismus anstrebt. In den hierzu zählenden psychotherapeutischen Richtungen werden das Menschenbild und die Haltung des Therapeuten als Wirkfaktoren angesehen: Die dialektische Spannung zwischen Autonomie und Beziehungsorientierung ist von zentraler Bedeutung. Dieser Richtung sind zuzuordnen: die klienten- / personenzentrierte Psychotherapie, die Gestalttherapie, das Psychodrama, das katathym-imaginative Bilderleben, die Logotherapie und die Existenzanalyse. Carl Rogers, der Begründer der personen- oder klientenzentrierten Psychotherapie, hatte eine theologische und eine psychoanalytische Ausbildung. Er legte im Rahmen der Ausbildung von Psychotherapie-Kandidaten besonderen Wert auf Tonbandaufnahmen von Therapiesitzungen und auf die anschließende Diskussion des Verlaufs der Therapiesitzung anhand der Tonbandaufzeichnungen im Rahmen der Supervision. Ein zentrales Anliegen dieser Therapiemethode ist es, den Patienten zu helfen, gemachte Erfahrungen in die eigene Person zu integrieren, das ‚Selbst' mit diesen Erfahrungen in Übereinstimmung zu bringen. Bei Depressiven würde dies z. B. bedeuten, den Patienten durch bestimmte Techniken wie das Spiegeln zu helfen, die Verluste als Ursache der krankmachenden Verleugnung von Trauer in das ‚Selbst' einzuordnen.

Auf der Systemtheorie beruhende Psychotherapien

Der systemisch-psychotherapeutische Zugang beruht auf unterschiedlichen Quellen: einem kommunikationstheoretischen Zugang nach Gregory Bateson, Ronald D. Laing und Paul Watzlawick (Palo Alto, Kalifornien), einem psychoanalytischen Zugang (Helm Stierlin, Theodore Lidz), einem pragmatisch-humanistischen Zugang (Virginia Satir) und einem kinderpsychiatrisch orientierten Zugang (Salvatore Minuchin). Auf diesen theoretischen Ansätzen beruhen Beschreibungsmodelle für Beziehungs- und Familiensysteme, aber zunehmend auch für komplexere Systeme. Das Aufzeigen pathogener Kommunikationsabläufe im System, z. B. mit einem depressiven Familienmitglied, soll allen Beteiligten helfen, wahrzunehmen und zu verstehen, welche Interaktionsmuster eher depressionsverstärkend oder eher abschwächend wirken können, und somit das Leiden des Patienten und das Zusammenleben für alle Beteiligten erleichtern. Die Mailänder Psychoanalytikerin Mara Selvini-Palazzoli und ihre MitarbeiterInnen haben für die Behandlung von schwer magersüchtigen Patienten und deren Familien ein sehr erfolgreiches Modell entwickelt, welches Elemente der Psychoanalyse mit systemischen Ansätzen kombiniert.

Auf der Psychoanalyse beruhende Psychotherapien

„Herr Doktor, jetzt hören Sie mir einmal zu."

Die Patientin Elisabeth v. R zu Sigmund Freud

Diese Aufforderung der Patientin an den Arzt gilt als Beginn der ‚talking cure' – des heilenden Gesprächs. Diese Behandlung kann, muss aber keineswegs im Liegen stattfinden, sondern findet bei depressiven Patienten meist im Sitzen statt, selten einmal, eher zwei bis drei Mal wöchentlich. Die psychoanalytischen Therapien sind ein spezielles Verfahren zur Untersuchung seelischer Vorgänge, die anders kaum zugänglich sind und deren Erforschung therapeutischen Zielen dient. Die Komplexität dieser Theorien und der auf ihnen beruhenden Behandlungen erfordert eine ausführliche Schilderung.

In der Psychoanalyse galt von Anfang an und gilt heute noch ein ‚Junktim' – eine Verknüpfung von Heilen und Forschen. Die Therapeuten lernen im Rahmen der Therapie von den Patienten, Forschungsfragen zu formulieren, und die Forschungsergebnisse werden zum Heil der Patienten eingesetzt. Die theoretischen Säulen der Psychoanalytischen Therapien sind die topografische oder die Triebtheorie, die Strukturtheorie und die Theorie der Objektbeziehungen, d. h. die Theorie der Beziehungen zu anderen wichtigen Personen.

Die topografische Theorie (nach altgr. topos = Ort) nimmt drei Orte des seelischen Geschehens an: das Bewusstsein, das Vorbewusste und das Unbewusste. Die Bedeutung des Unbewussten und dessen Zeitlosigkeit für unser Denken und Handeln steht auch bei den anderen therapeutischen Schulen und Methoden außer Diskussion, wird jedoch nicht direkt für die Heilbehandlung genützt.

Die moderne Hirnforschung und das Unbewusste

Die Annahme der Zeitlosigkeit des Unbewussten wird durch Erkenntnisse der modernen Gedächtnisforschung gestützt, die ein implizites und ein explizites Gedächtnis unterscheidet. *Das Implizite Gedächtnis,* als dessen Lokalisation das mittlere Vorderhirn und das Stirnhirn gilt, ist wichtig für Phänomene, die durch frühe Erfahrungen beeinflusst worden sind, an die aber keine bewusste Erinnerung mehr besteht und die auch nicht durch gezielte Anstrengung abgerufen werden können (situationsunabhängiges Bewertungssystem). Das bedeutet, dass nichts, was wir jemals erlebt, gedacht, geträumt oder fantasiert haben, verloren ist – nur sind die Inhalte dem bewussten Denken nicht zugänglich.

Im psychoanalytischen Prozess unterstützt das Implizite Gedächtnis den Umgang mit unbewusstem Material in psychoanalytischen Therapien. Die Erfahrung des Deutungsprozesses, also die Anwendung einer psychoanalytisch-psychotherapeutischen Technik als psychisches Phänomen, führt zu neuronalen Änderungen, z. B. zu Änderungen der Vernetzung von Nervenzellen oder zu Änderungen der Reizübertragung an den Synapsen oder Schaltstellen, also zu einem materiellen Phänomen, und in Folge davon zu geänderter Informationsverarbeitung, was Änderungen von Symptomen und dem Verhalten mit sich bringt. Diese neuronalen Änderungen konnten mittels bildgebender Verfahren (Funktions-Magnetresonanztomografie, fMRT) nachgewiesen werden.

Das Explizite Gedächtnis, als dessen Lokalisation der Hippokampus gilt, ist für die kurzfristige Speicherung von Ereignissen, selbst wenn diese nur einmalig auftreten, verantwortlich. Eine weitere wichtige Funktion des expliziten Gedächtnisses ist das Erlernen von neuen Fakten und der datenvergleichende Anteil der kontextualen Bewertungsprozedur (situationsabhängige Bewertungssysteme). Für den psychoanalytisch-therapeutischen Prozess bedeutet diese Funktion, dass das Erleben von „Einsicht" auf Seiten des Patienten zahlreiche der oben genannten Komponenten beinhaltet.

Die Elemente der psychoanalytischen Therapien

Unter ‚Elementen' werden handlungsanleitende Grundannahmen der psychoanalytischen Behandlung verstanden. Die vier Elemente der psychoanalytischen Therapie sind: die Übertragung, die Gegenübertragung, die therapeutische Neutralität oder Abstinenz und der Widerstand.

Übertragung und Gegenübertragung

Psychoanalytiker haben von Beginn an erkannt, dass in die psychotherapeutische Diagnostik und in den psychotherapeutischen Prozess ganz spezielle Erfahrungen einfließen. Erfahrungen, die auch in jedem Arzt-Patienten-Gespräch – die Ordination wird ja auch als ‚Sprechstunde' bezeichnet – und auch in einem psychiatrischen Erstgespräch eine Rolle spielen, aber weniger Gewicht haben können.

Die Erwartungen, die Ärzte und Psychotherapeuten und Patienten in ihre erste Begegnung mitbringen, sind von Beziehungsmustern der Vergangenheit, also von Beziehungsmustern, die zu anderen wichtigen Personen bestanden haben, geprägt. Besonders Beziehungen zu als Autorität erlebten Personen, also zu Mutter und / oder Vater der Kindheit oder zum Lehrer, können in der gegenwärtigen Situation mit einer als Autorität betrachteten Person (dem Arzt oder Psychotherapeuten) eine Wiederbelebung erfahren, also auf diese ‚übertragen' werden. Diese Übertragung von Gefühlen hat einen wesentlichen Einfluss auf jede neue Beziehung, und zwar darauf,

a) wie wir neue Situationen wahrnehmen,
b) wie wir sie deuten und
c) wie wir sie durch unser Verhalten beeinflussen.

Häufig ruft unser Verhalten als Ausdruck unserer Vermutungen bei unserem Gegenüber eine Reaktion hervor, die unseren Erwartungen entspricht. Ein Beispiel für a) wäre eine Frau, die sich für die Probleme ihres Kindes in einem solchen Maße verantwortlich fühlt, dass sie meint, Psychotherapeuten könnten sie nur kritisieren oder gar beschuldigen. Ein Beispiel für b) wäre ein Patient, der glaubt, sein Arzt habe sich wegen seiner übertriebenen Forderungen zurückgezogen. Ein Beispiel für c) könnte ein schwer depressiver Patient sein, der für seine phantasierten Missetaten Strafe erwartet und daher den untersuchenden Arzt so lange provoziert, bis dieser am Ende tatsächlich aggressiv oder ungeduldig wird und der Patient sich so bestraft fühlen kann. Wir haben gelernt, dass es von größter Wichtigkeit ist, sich über das Wesen übertragener Gefühle im Klaren zu sein. Das Bewusstsein, dass diese Gefühle aus der Vergangenheit übertragen werden, hilft bestimmte Situationen objektiver zu betrachten. Der Bedeutung von Übertragung und Gegenübertragung für ein diagnostisches Erstgespräch und für den anschließenden psychotherapeutischen Prozess haben sich auch andere psychotherapeutische Schulen, wie etwa die kognitive Verhaltenstherapie, angeschlossen.

Was versteht man unter Übertragung?

Übertragung bezeichnet in den psychoanalytischen Therapien den Vorgang, durch den unbewusste Wünsche an bestimmten Personen im Rahmen eines bestimmten Beziehungstyps (in diesem Fall einer Psychotherapie), der sich mit diesen Personen ergeben hat, aktualisiert werden. Es handelt sich dabei um die Wiederholung kindlicher Muster, die nun mit einem besonderen Gefühl von Aktualität erlebt werden. Die Entdeckung dieses Übertragungsphänomens verdanken wir Sigmund Freud (1895). Er beobachtete, dass Patienten mit bestimmten Formen von Neurose sich häufig in ihren Arzt verlieben, und er sah darin zunächst eine Belastung und ein Hindernis für die analytische und therapeutische Arbeit. Später aber kam er zu der Schlussfolgerung, dass hier Patienten Gefühle wieder erleben, die sie früher jemand anderem gegenüber gehabt haben, z. B. als Kind einem Elternteil gegenüber. Diese Gefühle hatten zum Konflikt geführt, waren daher verdrängt worden und fanden Ausdruck in der derzeitigen Erkrankung, den Symptomen. In der psychoanalytischen / psychotherapeutischen Situation traten sie wieder auf. Wir wissen, dass alle früheren Konflikte wie Hass, Eifersucht und Rivalität in die Beziehung zum Psychotherapeuten einfließen.

Ebenso wie die Patienten bringen auch Ärzte bzw. Psychotherapeuten Erwartungen, Befürchtungen und Probleme mit, die aus der eigenen Vergangenheit auf die aktuelle Situation mit dem Patienten übertragen werden. Wenn z. B. in einer Patientin bestimmte Eigenschaften oder Charakterzüge der eigenen Mutter gesehen werden, erlebt sich der Arzt vielleicht in der Rolle eines kleinen Kindes, das dem Erwachsenen einfach nicht helfen kann.

Was versteht man unter Gegenübertragung?

Der Begriff Gegenübertragung beschreibt, wie der Arzt, der Therapeut, Gefühle und Probleme aus seiner Vergangenheit unbewusst auf die Beziehung zum Patienten und auf dessen Probleme überträgt. Supervision und Selbstprüfung sind erforderlich, um herauszufinden, inwieweit spezielle Probleme einzelner Patienten oder einfach nur die Begegnung mit Patienten beim Arzt eigene ungelöste Probleme aktivieren. Wenn das der Fall ist, wird dadurch ihre Wahrnehmung gestört und die Interaktion mit dem Patienten beeinträchtigt. Heute wird der Begriff der Gegenübertagung auch in anderer Weise gebraucht, nämlich um zu beschreiben, wie der Arzt / Psychotherapeut auf die von Patienten übertragenen Gefühle reagiert. Soweit die Reaktion die Gefühle der Patienten richtig spiegelt, ist sie äußerst hilfreich für den Therapeuten auf dem Weg zum Verständnis. Oft erschließt sie uns den Zugang zu Gefühlen, die unausgesprochen geblieben sind. Ein Patient / eine Patientin kann z. B. große Besorgnis in uns erwecken, wenn wir erleben, dass das Kind in ihm nach mütterlicher Zuwendung verlangt, obwohl er immer wieder behauptet, keine Hilfe zu brauchen. Das kann bei einem Patienten, dessen Selbstdarstellung jener entspricht, die im zweiten Szenario beschrieben ist, der Fall sein.

Was bedeutet Abstinenz oder technische Neutralität?

Der deutsche Psychiater und Psychoanalytiker, Johannes Cremerius, definiert die technische Neutralität als Forderungen, die an den psychoanalytischen Therapeuten gestellt werden. Die Abstinenz verlange vom Therapeuten / der Therapeutin zweierlei: Erstens, Impulse und Gefühle, gleich welcher Art, zunächst zu zügeln und dahin gehend zu prüfen, inwieweit sie aus der eigenen Konflikthaftigkeit – also jener des Therapeuten – erwachsen, oder ob sie doch Anzeichen von unbewussten Prozessen im Patienten sind, und zweitens alles, was der Therapeut sagt, daraufhin zu erforschen, ob es im Interesse des Patienten oder im eigenen Interesse geschieht, d. h. ob es aus eigener Konflikthaftigkeit erwächst oder aus dem Bestreben, eigene Bedürfnisse – z. B. Neugier – zu befriedigen.[30] Dies alles bedeutet keineswegs eine Einschränkung des empathischen Entgegenkommens des Therapeuten – im Gegenteil: mit technischer Neutralität wird Achtung und Wertschätzung den Patienten gegenüber ausgedrückt.

Was bedeutet Widerstand?

Es mag befremdend klingen, aber so sehr depressive Patienten mit Sicherheit ihren Zustand schlecht ertragen und sich mit Sicherheit eine Besserung wünschen, so sehr hängen sie aber auch an dieser Situation, und immer wieder, ohne dass sie das bewusst möchten, arbeitet irgendetwas in ihnen gegen eine Heilung, gegen eine Besserung. Es scheint so zu sein, dass das vertraute Leid leichter zu ertragen ist als die Unsicherheit, was einen dann erwarten möge. Offensichtlich scheint es auch so zu sein, dass viele Depressive die Tatsache, dass es auch gute Tage im Leben gegeben hat, völlig vergessen haben. Die Summe aller dieser teils bewussten, aber auch sehr unbewussten Einstellungen und Aktivitäten wird als Widerstand bezeichnet.

Widerstand ist Abwehr, ausgedrückt in der Übertragung. Diese Abwehr kann die Behandlung einerseits sehr beeinträchtigen, aber andererseits, wenn vom Therapeuten richtig erkannt, auch letztlich für den Fortschritt der Behandlung wichtig sein. Natürlich muss der

Therapeut sich fragen, ob ein Fehler gemacht, etwas übersehen oder überhört worden ist, und der Patient zurecht irritiert ist. Wenn dem nicht so ist, empfiehlt es sich, den Widerstand als solchen anzunehmen. Die Formulierung „sich am Widerstand entlangzutasten" sagt am besten aus, wie damit umgegangen werden soll. Die Schwierigkeit besteht darin, den Patienten dabei zu helfen, auf eine auf Heilung ausgerichtete Weise mitzuarbeiten, ob durch Widerstand oder anders. Der Widerstand kann sich auf das Denken („alles, was Sie da sagen, ist Unsinn, Sie verstehen mich nicht"), auf Gefühle (Patient reagiert in der Sitzung wütend, zornig, ohne dass es dazu wirklich einen Anlass gibt) und auch auf das Verhalten beziehen (Patienten kommen immer wieder zu spät, sagen Sitzungen ab, ohne dass sie einen nachvollziehbaren Grund dafür angeben).

Die unten gezeigte Übersicht aus der „psychotherapeutischen Werkstatt" soll eine Vorstellung davon vermitteln, wie einzelne Merkmale (Symptome) der Depression die Aufmerksamkeit der Psychotherapeuten auf die seelischen Konflikte lenken, die dieser Symptombildung zugrunde liegen. So kann man sich vorstellen, wie die Theorie und ihre praktische Anwendung im psychoanalytisch-therapeutischen Prozess miteinander verbunden sind.

Beispiele für Merkmale (Symptome) der Depression und jeweils dazupassende Themen der psychotherapeutischen Interventionen:

Symptomatik	Themen der therapeutischen Interventionen
Narzisstische (selbstverliebte) Leere	Selbstwertgefühl – Identität – „Wer / was bin ich, werde ich morgen sein; wie, glaube ich, erleben mich andere?"
Objektsucht / Objektscheu	Angst vor und gleichzeitig Wunsch nach Verschmelzung mit Objekt (Therapeut); Verschlucken versus Verschlucktwerden. Die Selbstablehnung der Depressiven kann durch analoge Einstellung des Partners verstärkt werden → Paartherapie erforderlich.

Symptomatik	Themen der therapeutischen Interventionen
Trennungsangst	Wichtige andere werden als Verstärkung des Selbst benützt; Alleinsein bedeutet immer Verlassensein; Trauer scheint unmöglich.
Ausrichtung auf Ordnung	Sadistisches Gewissen, Selbstvorwürfe, Tendenz zur Perfektion; Milderung der Schuldangst, Armutserleben relativieren; Cancerophobie ernst nehmen.
Depression und Schmerz	Hilflose Resignation. Körperempfindungen verstehen und erklären, physiologische Begleitmuster der Affekte, Wirkungsweisen der eingenommenen Psychopharmaka und Nebenwirkungen erklären.

Welche sprachliche Formulierung und welchen Zeitpunkt der Psychotherapeut für die Mitteilung des (auf Grund der Theorie) sich anbietenden Zusammenhanges wählt, hängt von der momentanen Situation des betreffenden Patienten und von der Art und Qualität der therapeutischen Beziehung (Übertragung) ab. Das Ziel dieses Vorgehens besteht darin, den Patienten zu helfen, sich selbst zu verstehen und damit ein bestimmtes Leiden, wie z. B. beunruhigende oder bedrohliche Gefühle, besser beeinflussen und steuern zu können.

Die Sprache bzw. die Formulierungen der psychotherapeutischen Interventionen sind den Bedürfnissen und dem momentanen Zustand der Patienten angepasst.

Wodurch wirkt psychoanalytische Psychotherapie bei Depressionen?

- Durch Minderung von Angst und die damit verbundene Abschwächung von Schuldgefühlen, Selbstbestrafungsneigungen und Aggression;
- durch Ermutigung zur Trauer;
- durch die Abgrenzung alter, schmerzlicher Erfahrungen von gegenwärtigen Schicksalsschlägen;
- durch das Erinnern an vorhandene, früher bereits genutzte Fähigkeiten / Bewältigungsstrategien;

- durch das Aufspüren von Nestern der Gefühlswärme in der persönlichen Biografie;
- durch das Zur-Verfügung-Stellen eines äußeren und inneren (seelischen) Raumes und von Zeit, damit die Patienten Wut, Zerstörungsimpulse, Ängste und auch Triumph (mit Worten) zeigen können, ohne befürchten zu müssen, den Therapeuten dadurch zu verletzen oder zu vertreiben.

Psychopharmaka und Psychotherapie

Wenn irgend möglich, soll nach Abschluss des diagnostischen Prozesses, also bei der Indikationsstellung zur Behandlung mit Psychopharmaka, gleichzeitig mit der Psychotherapie begonnen werden. Es ist selbstverständlich, dass die psychotherapeutischen Techniken, die angewendet werden, dem jeweiligen Zustand des Patienten angepasst werden müssen. Das Denken und die Gefühlslage der Patienten dürfen nicht belastet oder provoziert werden. Da es sich um zwei völlig unterschiedliche Behandlungsverfahren handelt, unterscheiden sich auch die kennzeichnenden Merkmale (Kriterien), die für die Beurteilung der Wirksamkeit herangezogen werden.

Psychotherapie	Psychopharmakatherapie
Qualität der therapeutischen Beziehung	Batterie von Maßnahmen:
Technische Fertigkeiten des Therapeuten	Rating Scales
Motivation der Patienten	Psychometrische Tests
Mangel an Abwehr / Widerstand	Laborparameter, etc.
Erfahrung der Patienten, von Sitzungen zu profitieren	

Unter einem Psychopharmakon versteht man laut Definition jede Substanz, die in die Regulation zentralnervöser Funktionen eingreift und seelische Abläufe modifiziert (diese Modifikation wird als psychotroper Effekt bezeichnet).[31]

Manchmal erscheint es notwendig, während einer laufenden Psychotherapie auch Antidepressiva zu verordnen. Veranlassungen dazu können sein:

- Die Behebung der Ich-Regression, d. h. des kindlich erscheinenden Rückzugs und des gesteigerten Bedürfnisses, umsorgt zu werden.
- Eine Symptomreduktion, damit der Patient zu Hause und in der Therapie arbeiten kann.
- Die Kontrolle von Aggression und Angst.
- Das Überwindung von psychischen Episoden, die durch eine Veränderung der Denkprozesse – etwa durch eine massive Hemmung oder eine an Verwirrung grenzende Ratlosigkeit, die übliche Interventionstechnik unmöglich macht.
- Herstellung, Erleichterung oder Beibehaltung eines therapeutischen Kontaktes.
- Beseitigung von vitalen Gefährdungen (Selbstmord).

Konflikthafte Situationen im Zusammenhang mit der Antidepressiva-Medikation:

- Die erste Überweisungsperiode – wenn die Entscheidung zu einer begleitenden Psychopharmaka-Medikation gefällt wird. Auch wenn der Patient sich einverstanden erklärt, kann es geheime Widerstände geben.
- Wenn es zu einer Veränderung der Dosierung der Medikation oder einer Umstellung auf ein anderes Antidepressivum kommt.
- Wenn subjektiv besonders belastende, unerwünschte Effekte (Nebenwirkungen) auftreten.
- Wenn es Schwierigkeiten mit der Compliance gibt und die Medikamente gar nicht oder nach Gutdünken des Patienten eingenommen werden.
- Wenn der Beendigungsprozess der Psychotherapie bevorsteht, obgleich die Psychopharmaka-Medikation weitergeführt werden soll – oder umgekehrt.

Folgende Überlegungen sind prinzipiell bei jeder Psychopharmaka-Behandlung anzustellen und den Patienten zu vermitteln:

- Die Wirksamkeit der Substanz wird von der Pharmakodynamik plus Zuschreibung der Wirkung von Seiten des Patienten und des Therapeuten gesteuert.
- Psychopharmaka führen keinen Normalzustand herbei, sondern einen veränderten Zustand, der zu gegebenem Zeitpunkt für Patienten und Therapeuten eine Erleichterung bedeutet.
- Psychotrope Substanzen beeinflussen Denkprozesse, das Gedächtnis, die Lernfähigkeit und die Interpretation von vegetativen und emotionellen Abläufen.
- „State depending learning" (in einem bestimmten Zustand Gelerntes) bedeutet, dass Erfahrungen unter der Einwirkung von Psychopharmaka nicht zwingend in den substanzfreien Zustand übertragbar sind.

Bei einer gemeinsamen Konferenz von klinischen, eher Psychopharmaka verordnenden Psychiatern und nicht-ärztlichen Psychotherapeuten einigte man sich auf Richtlinien.

Richtlinien für Psychotherapeuten

- Arbeiten Sie mit einem Psychiater zusammen, der nicht nur Medikamente verschreibt, sondern auch die Komplexität von Psychotherapie und parallelen Behandlungen anerkennt.
- Sehen Sie den Psychiater als mögliche Quelle der Information, nicht aber als Ko-Therapeuten oder Konkurrenten.
- Geben Sie dem Patienten keine Ratschläge zu den Medikamenten, der Dosierung oder den Nebenwirkungen. Verweisen Sie solche Fragen an den Psychiater.
- Psychische Reaktionen darauf, dass man Medikamente braucht, von ihnen profitieren kann, etc., sind allesamt „Getreide für die psychotherapeutische Mühle"[32] und in den Psychotherapiesitzungen zu thematisieren.

Richtlinien für Pharmaka-Therapeuten

* Überweisungen von und an Psychotherapeuten, deren Fähig-keiten Sie nicht kennen und denen Sie nicht vertrauen, sind ebenso problematisch wie sonst auch in der Medizin.
* Sehen Sie den / die nicht-ärztlichen TherapeutIn als verant-wortlichen Professionellen und verlässlichen Informanten an, jedoch nicht als Supervisanden oder Konkurrenten.
* Nehmen Sie die Rolle des Arztes ein und verwenden Sie ein medizinisches Modell, das psychologische, biologische und soziale Umstände integriert.
* Sehen Sie die Anfrage des Psychotherapeuten zur Konsultation als Fortschritt in der Therapie und nicht als Zeichen einer gescheiterten Psychotherapie.
* Betrachten Sie einen möglichen Widerstand gegenüber Medi-kamenten und die psychologische Bedeutung ihrer Einnahme als wichtige Themen, die mit dem Therapeuten diskutiert werden sollten.
* Bieten Sie keine Interpretationen an.

Besonders wichtig ist es, die Patienten darauf hinzuweisen, dass eine Besserung des Leidens nur durch ihr Mitwirken an der Behandlung möglich ist. Dieser Einstellungs- und Erfahrungswechsel ist für viele Patienten nicht leicht nachzuvollziehen. Bis dato war es für die meisten Patienten selbstverständlich, dass sich das eigene Mitwirken an ärztlichen / medizinischen Behandlungen auf das ‚Befolgen‘ von Anweisungen bzw. Empfehlungen – wie das Einnehmen von Medi-kamenten – beschränkte. Psychotherapie hingegen erfordert ein akti-ves Mitwirken.

Im Sinne des eingangs angeführten ‚Empowerments‘ ist es erfor-derlich, Patienten über den Forschungsstand zur Wirksamkeit psy-choanalytischer Therapien kurz zu informieren; schon um manche Voreingenommenheit zu zerstreuen.

7 Depression im Alter

„Tempora mutantur, et nos mutamur in illis."

Ovid, Metamorphosen

Was bedeutet ‚Alter'?

Eine alte Frau oder ein alter Mann fühlen sich alt aufgrund der Anderen, ohne subjektiv entscheidende Veränderungen erfahren zu haben (die Wechseljahre sind für die Frau eine physische Erfahrung, treten aber lange vor dem Alter auf).

Unsere Nächsten, schreibt Simone de Beauvoir in dem Buch *Das Alter* (*La Viellesse*), werden als „alterslos" betrachtet. Die Entdeckung, dass sie alt sind, versetzt uns einen Schlag. Als Beispiel führt sie den Schock an, den der Dichter Marcel Proust beschreibt, als er unvermittelt in ein Zimmer trat und dort anstelle seiner Großmutter, die für ihn kein Alter besaß, eine uralte Frau gewahrte.

Innerlich sind alte Menschen nicht einverstanden mit dem Etikett, mit dem man sie versehen hat. Es besteht also eine Asymmetrie zwischen dem Selbstbild und dem Fremdbild. Der tiefere Grund für diese Asymmetrie ist im Unbewussten zu suchen. Das Unbewusste ist zeitlos, es unterscheidet nicht Wahres und Falsches, es ist eine Gesamtstruktur von Trieben, die wir im bewussten Denken als Wünsche wahrnehmen, es ist unreflektiert. Aber es kann, wie wir wissen, zum Hindernis für die Reflexion werden, muss es allerdings nicht.

Der Übergang von der Jugend zum Erwachsenenalter wird durch das Unbewusste nicht gestört; vielmehr ist die Sexualität des Erwachsenen in der des jungen Menschen, ja sogar in der des Kindes bereits vorweggenommen. Das Erwachsensein scheint im Allgemeinen als wünschenswert, weil es Selbstbestimmung (Autonomie) und die Befriedigung der Triebe verspricht. Im Gegensatz dazu assoziiert der Erwachsene das hohe Alter mit Vorstellungen von Verlust und Einschränkungen. Unser Unbewusstes weiß nichts vom Alter. Es nährt die Illusion von einer ewigen Jugend. Wenn diese Illusion zerstört wird, entsteht bei vielen Menschen ein von Selbstverliebtheit (Narzissmus) geprägtes Trauma, das zu einer schweren Depression führen kann.

Alte Menschen sind gezwungen, mit ihren Kräften hauszuhalten, ein übermäßiger Kräfteverbrauch könnte einen Herzschlag zur Folge haben, eine Krankheit könnte endgültig schwächen, ein Unfall würde bedeuten, ans Bett gefesselt zu sein, etc. Jeder Augenblick kann Probleme bringen und ein Irrtum muss teuer bezahlt werden. Für die Ausübung der körperlichen Funktionen bedarf man künstlicher Hilfsmittel: Prothesen, Brillen, Hörgeräte, Gehstöcke, Windeln...

Es ist beklagenswert, dass die meisten Alten zu arm sind, um sich gute Brillen und teure Hörgeräte zu kaufen. Wenn die wirtschaftlichen Verhältnisse den alten Menschen unter mehreren Möglichkeiten die Wahl lassen, hängt die Art der Reaktion auf die Unannehmlichkeiten des Alters von früheren Einstellungen ab. Dasselbe gilt ja auch für die Reaktion auf die Menopause, von der WHO als ‚Funktionsloser Eierstock‘ definiert, wie im Kapitel Frauen und Depression behandelt wird.

Geistiges und Körperliches sind eng miteinander verbunden. Die Anpassungsleistung eines durch Krankheit und Behinderung beeinträchtigten Organismus an die Umwelt ist dann eher zu bewältigen, wenn man sich die Lust am Leben bewahrt hat. Umgekehrt begünstigt eine gute Gesundheit das Fortbestehen geistiger und seelischer Anteilnahme.

Die Moralisten, die das Alter aus politischen oder ideologischen Gründen verteidigen, behaupten, es befreie den Menschen von seinem Körper. Durch eine Art Ausgleich gewinne der Geist, was der Körper verliere. Derartiges wird von vielen alten Menschen in Anbetracht der wirklichen Situation der meisten alten Menschen als taktlose, spiritualistische Albernheit empfunden. Hunger, Kälte, Krankheit haben schwerlich einen moralischen Gewinn im Gefolge. Die Läuterung, von der die Moralisten sprechen, liegt für sie vor allem im Erlöschen des sexuellen Verlangens. Sexuelles Verlangen besteht im Alter weiter, wenn auch mit anderer Intensität und oft verleugnet, weil es als beschämend empfunden wird. Schließlich wird Sexualität fälschlich von vielen immer noch mit Jugend und Schönheit assoziiert.

Frauen und Männer, die ein glückliches Sexualleben hatten, mögen Gründe haben, es nicht verlängern zu wollen. Einer der Gründe ist ein vom Narzissmus bestimmtes Verhältnis zu sich selbst. Der Ekel vor dem eigenen Körper nimmt bei Mann und Frau verschiedene Formen an, das Alter kann beiden dieses Gefühl einflößen, sodass sie sich weigern, diesen Körper noch für einen anderen existieren zu lassen. Leider werden von vielen Menschen altersbedingte Veränderungen mit Krankheit gleichgesetzt. Dafür mitverantwortlich ist das Fehlen von umfassenden wissenschaftlichen Erhebungen vor Ort: in Privatwohnungen, in Altenheimen, zur Lebenssituation alter Menschen. Daher gibt es nach wie vor Forschungsdefizite hinsichtlich gesundheitlicher Befindlichkeit von alten und älteren Menschen – das trifft besonders auf psychische Erkrankungen und hier wiederum vorrangig auf depressive Zustandsbilder zu. Ein besonderes Interesse besteht derzeit an Demenzerkrankungen – teils auch aus volkswirtschaftlichem Interesse. Unser nach wie vor geringes Wissen steht in krassem Gegensatz zu der zunehmenden Anzahl von alten Menschen in unserer Gesellschaft.

Wann sind wir älter, wann sind wir alt?

Von Personen welchen Alters sprechen wir, wenn es um ‚Depression im Alter‘ geht? Ab welchem Lebensalter wird die Bezeichnung ‚alt‘ für angebracht befunden?

Für die Beantwortung der Frage, mit welchem Lebensjahr der Beginn des ‚Alters‘ zu datieren sei, wann wir von ‚älteren Menschen‘, wann von ‚alten Menschen‘ sprechen können oder sollen, stehen zwei mögliche Einteilungen zur Verfügung. Die gerontopsychologische Einteilung unterscheidet das fortgeschrittene Lebensalter wie folgt:

Menschen im dritten Lebensalter, ohne zeitliche Eingrenzungen hinsichtlich des Alter, werden dieser Einteilung nach als ‚junge Alte‘ bezeichnet. Damit sind Menschen nach Erreichung der Pension gemeint. Die Einteilung scheint verwirrend, da erstens Frauen eher früher als Männer in Pension gehen und Frühpensionisten damit wohl auch nicht gemeint sein können. Die Gerontopsychologen sprechen von dieser Lebensphase auch als von einer ‚belle epoque‘, in Anspielung an die Bezeichnung eines Lebensstils um 1900 – was sich offensichtlich nur auf Personen mit höheren Pensionen und einem dementsprechenden Lebensstandard beziehen kann und von Medienberichten und trivialen Fernsehserien genährt wird. Mindestrentner können mit dieser Anspielung wohl nicht gemeint sein.

Menschen im vierten Lebensalter, das mit dem 85. Lebensjahr beginnend angesetzt wird, werden als ‚Hochbetagte‘ bezeichnet. Diese Menschen seien zunehmend biologisch-organischen Risiken ausgesetzt und leiden eher als Jüngere unter zahlreichen Erkrankungen (Multimorbidität).

Die demographische Einteilung unterscheidet nach Lebensjahren:

junge Alte   – bis 75. Lebensjahr
mittelalte Alte – 75.–85. Lebensjahr
Hochbetagte   – über 85. Lebensjahr

Häufigkeit des Auftretens (Prävalenz) von Depression im Alter

Die Frage nach der Häufigkeit des Auftretens (Prävalenz) von Depression im Alter scheint nicht leicht zu beantworten, da die Angaben von mehreren Faktoren abhängen, nämlich davon, welche Störungsbilder

• anhand welcher Kriterien (dimensionale v. kategoriale Erfassung),
• für welchen Zeitraum (Punktprävalenz, Periodenprävalenz),
• durch wen (Psychiater mit / ohne Psychotherapieausbildung, Psychotherapeuten, Laien …),
• mit welchen Instrumenten (klinisches Interview, strukturiertes Interview, Selbstbeurteilungsskalen),
• in welchem Setting (Arztpraxen, stationäre Einrichtungen, Altenheime) erfasst werden.

Hat Depression bei älteren und alten Menschen ein anderes Gesicht?

Die Krankheitszeichen (Symptome) einer depressiven Verstimmung sind die gleichen wie bei Jüngeren. Das Problem ist eher die Abgrenzung einer klinischen Depression von nachvollziehbaren altersbedingten resignativen und unglücklichen seelischen Zuständen. Diese Abgrenzung erfordert einen diagnostischen zeitlichen Aufwand, welcher pflegerisches und ärztliches Zuwendungsverhalten häufig zu überfordern scheint. Die subjektive Wahrnehmung alter Menschen von Einsamkeit, von Sich-verlassen-Fühlen, wird oft vom sozialen Umfeld verleugnet oder als ,normal' abgetan, auch wenn vieles dafür spricht, dass die besonders schwarzseherische (pessimistische) Einschätzung der Wirklichkeit durch den betreffenden alten Menschen ein depressives Symptom sein kann. Die Abgrenzung depressionsbedingter Gedächtnis- und Merkfähigkeitsstörungen oder eines langsamen Gedanken- und Sprachflusses von dementiellen Erkrankungen wirft differenzialdiagnostische Probleme auf und ist oft zeitaufwändig. Auch die Anwendung der Geriatrischen Depressionsskala (GDS), einer Fragebogenuntersuchung, die vom Arzt durchgeführt wird, ist in vielen Fällen nicht hilfreich. Beobachtungen Angehöriger – so diese verfügbar sind – oder aufmerksamer Pflegender können durchaus verwertbare Hinweise liefern.

Das Erstellen der Diagnose ,Depression', das Einschätzen des Schweregrades und die damit im Zusammenhang stehenden Indikationsfragen, d. h. welche Behandlung für diesen Patienten in dieser Situation angemessen ist, unterscheidet sich nicht von dem Vorgehen, wie im Abschnitt zur Psychotherapie beschrieben worden ist.

Behandlungsbedarf

Im Rahmen der Berliner Altersstudie (2000) wurde der Behandlungsbedarf bei psychiatrischen Symptomen – Depression im Zusammenhang mit Angstsymptomen, Schlafstörungen und milder Demenz – zu erfassen versucht. Nach dieser Studie wurden

- bei 23,3 Prozent der untersuchten Population subklinische Symptome ohne Behandlungsbedarf,
- bei 18,0 % milde Symptome mit Behandlungsbedarf,
- bei 26,9 % mittelschwere Symptome mit definitivem Behandlungsbedarf und
- bei 4,5 % schwere Fälle, die stationäre Behandlung erfordern, gefunden.

Diese Zahlen müssen aber, den Autoren der Studie zufolge, stark relativiert werden, da es für ältere und alte Menschen klare Barrieren im Versorgungssystem gibt. Dies ist umso bedauerlicher, da die depressive Symptomatik im Alter nicht grundsätzlich von jener anderer Lebensphasen abweicht; die Symptome sind jedoch durch Lebenserfahrungen unterschiedlichster Art modifiziert und oft durch andere begleitende Erkrankungen (Komorbidität), wie etwa durch Schmerzen verursachte, chronische körperliche Leiden (z. B. des rheumatischen Formenkreises) verzerrt. Dieses psychiatrische und psychotherapeutische Versorgungsdefizit alte Menschen betreffend, ist umso bedauerlicher, als aktuelle Studien zeigen konnten, dass auch bei älteren und alten Menschen Psychotherapie wirkt und subjektiv Lebensqualität gewonnen werden kann.

Barrieren auf Seiten des Versorgungssystems

Was die Diagnostik betrifft, scheint ein Haupthindernis die Schwierigkeit des Erkennens psychischer Störungen bei Alten zu sein. Die Abgrenzung zwischen Misslichkeiten der Lebenssituation der Patienten, welche zu Traurigkeit und Resignation führen kann, und klinisch manifester Depression ist sicher oft schwierig und auch von individuellen Erfahrungen der Diagnostizierenden beeinflusst.

Auch die zwei wichtigsten Behandlungsschienen, Psychopharmakabehandlung und Psychotherapie, bergen Probleme. Bei der Behandlung mit Psychopharmaka kann die Frage der Einwilligungsfähigkeit alter Menschen ein ethisches Thema sein.

Fragen der Dosierung der Psychopharmaka bei alten Menschen sind in Diskussion. Ein zweites Problem stellen die Interaktionen mit anderen Medikamenten dar – viele alte Menschen benötigen Blutdruck senkende Medikamente, Antirheumamittel, etc. Hier ist Spezialwissen erforderlich, das nicht immer verfügbar ist, sei es in ländlichen Bereichen oder in Pflegeheimen.

Die Psychotherapie betreffend scheint es, abgesehen von der Verfügbarkeit, zwei Barrieren zu geben: Eine Barriere scheint die Einstellung jener zu sein, welche diese Indikation stellen können. Es wird immer noch irrtümlich angenommen, dass auf Grund des Alters der Patienten keine Veränderung mehr erzielbar sei. Alte Menschen seien starr, unbeweglich und daher sei Psychotherapie nicht indiziert. Alte Tiere betreffend scheint es diese Meinung nicht zu geben: Die „Bremer Stadtmusikanten" im Märchen sind alte Tiere, die initiativ und ideenreich dargestellt werden. Zum anderen fühlen sich die Behandelnden aus dem gleichen Vorurteil heraus oft nicht kompetent – was sich ebenso als irrig herausstellen kann.

Schließlich bestehen massive, gesundheitspolitisch ungelöste Hindernisse: die Erreichbarkeit von Psychiatern und Psychotherapeuten im ländlichen Raum und die Kosten von Psychotherapie. In vielen Regionen scheinen adäquat ausgebildete ärztliche Gerontologen, Gerontopsychiater und Psychotherapeuten zu fehlen – besonders in Institutionen. Psychotherapeutische Behandlung bei niedergelassenen Therapeuten ist in Österreich überwiegend nur bei Vorfinanzierung durch die Patienten und bei nachträglicher Einreichung um Rückerstattung des vorgesehenen Teilbetrages durch die Krankenkasse möglich. Dieser Aufwand ist von vielen alten, alleinlebenden Menschen finanziell und was die alltäglichen Mühen betrifft unmöglich zu leisten.

Motivationale Barrieren auf Seiten der Patienten

Die Einflüsse des sozialen Netzes, sogenannte kohortenspezifische Sozialisationseinflüsse, spielen eine Rolle. Wir hören z. B. von depressiven alten Menschen Sätze wie: „Es ist eine Frage des Willens und der Charakterstärke, mit Problemen fertig zu werden". Das Aufsuchen einer psychiatrischen Ordination wird oft als beschämend erlebt; die Inanspruchnahme von Psychotherapie wird als ein

Zeichen von Schwäche gesehen. Das gilt vor allem für die Kriegs- und Nachkriegsgeneration, die mit „ganz anderen" Problemen fertig werden musste.

Über Psychotherapie als relativ neue Behandlungsmethode ist oft das Wissen nicht vorhanden, oder es überwiegen Fehlinformationen. Die Angst vieler alter Menschen, bei dem Bemühen um Hilfe beschämt zu werden, hat durchaus realistische Hintergründe. Ein häufiges Problem älterer und alter Frauen ist die Harninkontinenz: Deswegen abgeurteilt zu werden, als übel riechend, ungepflegt hingestellt zu werden, ist nicht so unwahrscheinlich. Eine weitere Quelle für Schamgefühle ist das Tempo beim An- und Ausziehen, die Befürchtung, durch die Langsamkeit die Ordination zu blockieren, oder die Angst, etwas zu vergessen oder nicht schnell genug oder „richtig" auf Fragen antworten zu können. Dadurch werden Geduld und Zeitplan der Behandelnden auf die Probe gestellt. Bei den Patienten mobilisiert dies Schuldgefühle und die Angst, die Zeit des Arztes über Gebühr zu beanspruchen.

Themen und Ziele des psychotherapeutischen Prozesses mit alten Menschen:

- Die Aktualisierung alter psychischer Konflikte durch die derzeitige Lebenssituation: Das können z. B. Rivalitäten mit Geschwistern aus der Jugend sein, die jetzt – unbewusst – mit Mitbewohnern in einem Pflegeheim ausgetragen werden. Ein vorsichtiges Herstellen eines solchen möglichen Zusammenhanges hilft, mit den Heimbewohnern besser auskommen zu können.
- Das Bemühen, Verluste und Kränkungen mit normaler Trauer zu bearbeiten, um Depressivität einzugrenzen.
- Der Umgang mit der Sexualität: Sexuelle Bedürfnisse bestehen weiter im Alter, das vorsichtige, enttabuisierende Ansprechen dieses Themas hilft den betroffenen alten Menschen, Schuldgefühle abzubauen, die durch Wünsche nach einer neuen Beziehung ausgelöst werden oder die die Masturbation betreffen können.

- Das Management aktueller Krisen: Einsamkeit, soziale Isolation, Krankheit, Behinderung. Dabei ist die Erinnerung an vorhandene Ressourcen und die Unterstützung bei ihrer Nutzung wichtig, um möglichst viele autonome Bereiche zu erhalten: emotionale wie kognitive Ressourcen. Die Ermutigung, möglichst viele der alltäglichen Bedürfnisse alleine zu regeln, hilft, Depressionen einzugrenzen.
- Die Bedrohung durch Siechtum, Sterben und Tod.
- Die Beendigung der Therapie von Beginn an im Auge behalten. Sie muss mit den Patienten vorbesprochen und geplant sein, um allen Fantasien vorzubeugen, dass die Beendigung der therapeutischen Beziehung den Tod bedeuten könnte.
- Bedingungen / Schwierigkeiten von Seiten der Behandelnden.

Eine wichtige Bedingung auf Seiten der Behandelnden sind historische Sensibilität und Interessiertheit, um Lebenszusammenhänge zu verstehen. Die Kriegs- und / oder Nachkriegszeit hat unzählige Menschen traumatisiert: sei es durch Kriegshandlungen direkt, durch politische Verfolgung oder Vertreibung; das Überleben von Vernichtungslagern, das Wissen um die Ermordung, um Tötung oder Kriegsgefangenschaft von Angehörigen. Überlebende haben oft heftige, irrationale Schuldgefühle. All das erfährt im Alter oft eine schreckliche Aktualisierung, z. B. durch Berichte in den Medien über Kriegsgeschehen, Verfolgungen, etc.

Ärzte / Ärztinnen, Therapeuten / Therapeutinnen sind oft wesentlich jünger. Patienten und Patientinnen werden als Mütter / Väter / Großeltern erlebt, damit können auf beiden Seiten auch Schamgrenzen mobilisiert werden. Das einer Depression inhärente Zweifeln, das Infragestellen der Kompetenz eines jüngeren Arztes muss vor diesem Hintergrund verstanden und nicht nur als Abwertung interpretiert werden. Sehr schwer scheint es für jüngere Behandelnde zu sein, Sexualität im Alter als Thema zu verstehen und zu akzeptieren und es nicht „nicht wahrhaben zu wollen" bzw. es zu verleugnen.

Ärzte und Psychotherapeuten können sich durch das Erleben von Verfallserscheinungen auf Seiten der Patienten massiv bedroht fühlen. Ekelreaktionen über die Folgen des Verlustes von körperlichen

Funktionen (Stuhlinkontinenz) können Schuldgefühle auf Seiten der Behandelnden wecken. Offensichtlicher körperlicher Verfall, besonders in Kombination mit depressiven Symptomen, provoziert bei den Behandelnden die Vorstellung und Angst, selbst so alt und krank zu werden. Damit werden Fragen der eigenen Sterblichkeit und des menschenwürdigen Sterbens aufgeworfen.

8 Somatische Behandlungen

Unter somatischen Behandlungen verstehen wir Methoden, die direkt am Körper angreifen und körperliche Prozesse beeinflussen. Das Organ, an dem in der Psychiatrie diese Einwirkung betrieben wird, ist das Gehirn. Seit es die Psychiatrie als Wissenschaft und therapeutische Praxis gibt, werden somatische Methoden zur Beeinflussung psychischer Vorgänge und von Geisteskrankheiten angewendet. Die Methoden, die dabei Anwendung fanden, waren oftmals äußerst belastend. So wurden Melancholikern starke Reize zugefügt, um ihre Antriebslosigkeit und Reaktionslosigkeit zu durchbrechen: der Drehstuhl, starkes, verletzendes Bürsten der Haut, kalter Wasserstrahl auf den Kopf. Daneben wurde von Anfang an auch nach Arzneimitteln gesucht, die für die Behandlung der psychischen Krankheit, der psychischen Störung geeignet waren. In der Entwicklung der psychiatrischen Therapie im späten 20. Jahrhundert hat sich die Arzneimitteltherapie als bedeutendste Form der körperlichen Behandlung der Depression und anderer Geisteskrankheiten durchgesetzt. Ihr wird in unserem Buch ein eigenes Kapitel gewidmet. Aber daneben gibt es auch heute noch andere Methoden der körperlichen Beeinflussung, die teils dem alten Behandlungsrepertoire entnommen und den Vorstellungen unserer Zeit angepasst worden sind und zum Teil auch in neuen Konzepten über die Ursachen der Depression neu entwickelt werden. Derzeit werden in der Behandlung der Depression bestimmte Methoden auch kombiniert angewendet. Das Repertoire an somatischen Methoden jenseits der Pharmakatherapie, über das die Psychiatrie heute verfügt, umfasst folgende Methoden:

- Elektrokonvulsionsbehandlung
- Direkte kraniale Magnetstimulation
- Tiefe Magnetstimulation
- Schlaf- und Wachtherapie
- Lichttherapie

Die Elektrokonvulsionstherapie

Die Elektrokonvulsionstherapie (EKT) ist eine Weiterentwicklung eines früher als Elektrokrampftherapie (historisch: „Elektroschock") bezeichneten Verfahrens. Das Behandlungsprinzip wurde 1938 in Italien von Ugo Cerletti entwickelt und fand bald in Europa und den USA breite Anwendung

Es handelt sich dabei um die Auslösung eines Krampfanfalles im Gehirn mit Hilfe eines von zwei oder mehreren Elektroden am Schädel des Kranken applizierten Stromstoßes. Die übliche Stromform ist Wechselstrom zwischen 10 und 100 Hertz, es wurde aber auch in entsprechender Weise zerhackter Gleichstrom angewendet. Ursprünglich wurde gefordert, dass die Spannung 50 bis 200 Volt betragen solle, die Strommenge zwischen 50 und über 600 Milliampere und dass die Stromdurchgangszeit eine Zehntelsekunde bis mehrere Sekunden andauern solle.

Die Behandlung erfolgt im Liegen. Sofort mit dem Stromstoß tritt Bewusstlosigkeit ein, sodass die behandelte Person den Schockzustand nicht erfährt. Nach der Behandlung hat sie auch keine Erinnerung an das Geschehen, da das Gedächtnis beeinträchtigt ist. Aus diesem Grund wurde der Elektroschock zunächst als „schonende Behandlung" eingestuft und die Indikationsstellung, die Cerletti noch auf depressive und schizophrene Erkrankungen limitiert sehen wollte, auf fast alle psychischen Störungen ausgeweitet. Der Anwendungsbereich wurde sukzessiv auf manische Psychosen, Neurosen, Persönlichkeitsstörungen, Suchtkrankheiten, reaktive psychische Störungen und epileptische Psychosen ausgeweitet; es wurden darüber hinaus noch Patienten mit Enuresis nocturna, mit Psoriasis oder gastroduodenalen Ulcera und anderen psychosomatischen Störungen eingeschlossen.

Nachdem zunächst fast alle psychiatrischen Erkrankungen mit dieser Methode behandelt worden waren, engte sich schließlich der Indikationsbereich wieder ein. Heute wird die Elektrokrampftherapie nur bei bestimmten, gefährlich verlaufenden Formen der Schizophrenie, vor allem aber bei schwer depressiven Personen angewendet, bei denen andere Behandlungsmethoden

(Psychopharmakabehandlung, Psychotherapie und kombinierte Therapien) versagt haben.

In der Einführungszeit der Methode kam es relativ häufig zu schweren Folgeerscheinungen, von denen vor allem das Skelettsystem betroffen war: Wirbelbrüche, Schenkelhalsbrüche, Verrenkungen der Schulter und des Kiefers. Aus diesem Grund wurde die Methode verändert. Die Patienten wurden narkotisiert und mit einem Mittel vorbehandelt, das die Muskelspannung lähmt. Bei der heute angewendeten, sogenannten „modifizierten EKT" erfolgt die Behandlung unter Kurznarkose und Muskelrelaxation im Bereich von 0,9 Ampere bei bis zu 480 Volt.

Es wird an einer (unilaterale Methode) oder es werden an beiden (bilaterale Methode) Schädelhälften eine oder zwei Elektroden angelegt, die Stromimpulse durch das Gehirn leiten. Der damit ausgelöste Krampfanfall im Gehirn hält ungefähr 30 bis 90 Sekunden an. Nach ca. einer halben Stunde ist der Betroffene wieder bei vollem Bewusstsein. Zu einem motorischen Krampfgeschehen kommt es dabei, abgesehen von Muskelzuckungen eines zur Krampfbeobachtung isolierten Unterarms, nicht mehr, sodass die schweren körperlichen Auswirkungen, die früher zum schlechten Ruf der Behandlung beigetragen haben, heute vermieden werden. Durch die Veränderung der Reizparameter (unipolare Rechteckimpulse statt sinusformigen Wechselstroms) werden die Auswirkungen des Schocks auf das Gedächtnis und auf andere Hirnfunktionen reduziert. Ganz vermieden können sie aber nicht werden. Es braucht meist zehn und mehr solcher Elektroschockbehandlungen, bis eine deutliche Stimmungsaufhellung eintritt.

Die Behandlungsmethode läuft heute unter standardisierten Bedingungen ab. Die Standards werden garantiert durch qualitätssichernde Maßnahmen, kontinuierliche technische Verbesserungen, strenge Sicherheitsbestimmungen und juristische Rahmenbedingungen. In verschiedenen Ländern obliegt es den medizinischen Fachgesellschaften oder den medizinischen Kontrollbehörden, die Standards festzulegen und eine Bewertung der Behandlung durchzuführen. Durch die kontinuierliche Verbesserung der Methodik und die Entwicklung klarer Behandlungsstandards wird die

Elektrokonvulsionsbehandlung auch heute als eine Therapieoption bezeichnet, auf die nicht verzichtet werden kann – umso mehr, da von manchen Experten behauptet wird, dass das Nebenwirkungsrisiko unter dem anderer psychiatrischer Behandlungsverfahren liegt. In Deutschland werden jährlich ungefähr 4000 Menschen mit EKT behandelt.

Die Behandlung darf nur dann erfolgen, wenn eine Einwilligungserklärung vorliegt. Menschen, die einen Herzinfarkt erlitten haben oder an schweren Erkrankungen des Herz-Kreislauf-Systems leiden, sind von der Behandlung ebenso ausgeschlossen wie Personen, die unter schweren Infektionserkrankungen leiden, frisch operiert sind oder Erkrankungen der Gelenke und des Knochensystems aufweisen.

Ganz gesichert ist das Wissen über die Wirkung der Methode noch nicht. Ergebnisse aktueller Forschung sprechen dafür, dass sie darauf beruht, dass Krampfanfälle unter kontrollierten Bedingungen, ähnlich wie psychoaktive Arzneimittel, die Ausschüttung von Neurotransmittern und Neurohormonen stimulieren. In einem neuen Forschungsschwerpunkt wurde nachgewiesen, dass die Heilkrampfbehandlung regenerative Prozesse des Nervengewebes anregt. In klinischen Studien und in Tierversuchen wurde nachgewiesen, dass die Behandlung sowohl die Ausschüttung neurotropher Substanzen und die Regeneration im Nervengewebe als auch direkt die Neubildung von Nervenzellen und die neuronale Plastizität fördert.

Zu den am häufigsten auftretenden unerwünschten Wirkungen der Elektrokrampftherapie gehören Gedächtnisstörungen, die die Zeitspanne vor und nach der EKT-Anwendung betreffen (retrograde und anterograde Gedächtnisstörung). Diese Gedächtnisstörungen treten nach beidseitiger (bilateraler) Anwendung der EKT häufiger auf als nach einseitiger (unilateraler) Anwendung. Auch bei mehrfacher Anwendung der EKT in einem kurzen Zeitraum (hochfrequente EKT) kommt es häufiger zu Gedächtnisstörungen. Da durch eine hochfrequente EKT kein schnellerer Wirkungseintritt erreicht werden kann, wird diese aufgrund der gleichzeitig erhöhten Nebenwirkungsrate nicht empfohlen. Weitere Faktoren, die das Ausmaß der Gedächtnisstörungen beeinflussen, sind Platzierungsorte der

Elektroden, Alter und sozioökonomischer Status des Patienten sowie zusätzlich bestehende neurologische Erkrankungen. In der Regel bilden sich die Gedächtnisstörungen nach einigen Stunden bis Tagen spontan wieder zurück. Die häufigsten Gedächtnisstörungen, die längere Zeit persistieren, sind retrograde Gedächtnisstörungen. Obwohl sich auch in diesen Fällen in den Monaten nach der Anwendung der EKT die Gedächtnisstörungen zurückbilden, bleibt die Rückbildung häufig inkomplett. Meist sind Gedächtnisinhalte betroffen, die kurze Zeit vor Anwendung der EKT erworben worden sind.

Sehr seltene Komplikationen entsprechen den Komplikationen einer Narkose. Im statistischen Mittel tritt bei 4000 bis 5000 Patienten mit je zehn Einzelanwendungen ein Todesfall auf. Diese Rate entspricht der zehnfachen Todesfallrate einer Zahnextraktion in Narkose. Dem gegenüber steht, dass circa 15 von 100 Patienten mit einer schweren Depression durch Suizid versterben, sodass die Elektrokrampftherapie trotz der oben genannten Risiken durchaus das Sterberisiko deutlich verringern kann.

Die Wirksamkeit der Behandlung ist umstritten. Es gibt kein gesichertes, allgemein anerkanntes Wissen, ob die EKT strukturelle und bleibende Schäden im Gehirn verursacht. In der Wissenschaft stehen auf der einen Seite Autoren, die die Therapie mit Antidepressiva kritisch sehen. Edward Shorter und David Healy vertraten in ihrem 2007 veröffentlichten Buch *Shock Therapy* den Standpunkt, dass die EKT in der Anwendung ungefährlicher sei als die medikamentöse Behandlung, weil im Gegensatz zur Pharmakotherapie nie nachgewiesen werden konnte, dass die Strombehandlung zu Dauerschäden im Gehirn geführt habe. Diese Autoren erkannten der EKT-Methode auch zu, ein probates Mittel zu sein, die Selbstmordgefährdung der depressiven Patienten zu reduzieren.

Auf der anderen Seite steht eine Literaturübersicht über die Wirksamkeit der Elektrokrampfbehandlung aus dem Jahr 2010, deren Autoren zu einer völlig gegensätzlichen Bewertung kommen: Die Behandlungsmethode weise ein hohes Potential auf, die Hirnsubstanz zu schädigen, sie unterliege in großem Ausmaß Placeboeffekten, sie reduziere keineswegs die Selbstmordhäufigkeit und sie lasse eigentlich in keinem Anwendungsbereich, also auch nicht in der Behandlung der Depression, einen Nutzen erkennen, der dafür sprechen würde, dass sie anderen Behandlungsmethoden überlegen sei. Demgegenüber vertraten prominente Psychiater in den USA 2011 erneut den Standpunkt, dass die Methode unverzichtbar sei für die Behandlung schwerer Fälle – zu einem Zeitpunkt, als die Food and Drug Administration FDA erneut die EKT als Hochrisikotherapie klassifizierte und neue Auflagen entwickelte, die die Anwendung erschweren sollten.

Aus klinischer Erfahrung wissen wir, dass eine begrenzte, aber doch relevante Anzahl von depressiven Patienten die Wirkung der EKT positiv bewertet, und dass diese Personen nach ihrer Anwendung verlangen, wenn sie sich von einem erneuten Anfluten einer höhergradigen depressiven Verstimmung bedroht fühlen.

Während die EKT früher als Paradigma für repressive und aggressive Therapiemethoden in der Psychiatrie angesehen wurde – man denke an Miloš Formans Film *Einer flog über das Kuckucksnest* (1975) –, scheint die Methode heute gesellschaftlich akzeptabler geworden zu sein. Das lässt sich eventuell daraus ablesen, dass der Spielfilm *Helen* von Sandra Nettelbeck (2009), in dem das Schicksal einer depressiv erkrankten Frau nachgezeichnet wird, dem Publikum vermittelt, dass die EKT als letzte, akzeptable Lösung für die Behandlung eines schwer und zerstörerisch ablaufenden Krankeitsprozesses anzusehen ist. Auch Andrew Salomon bleibt bei seiner Darstellung der Behandlung und ihrer Schwächen und Stärken durchaus sachlich und ordnet ihr bestimmte Vorzüge gegenüber anderen Therapien zu.

Transkranielle Magnetstimulation

Die transkranielle Magnetstimulation (TMS), die Vagusnervstimulation und die Tiefenstimulation des Gehirns haben eine noch kurze Entwicklungsgeschichte. Die TMS geht auf Forschungen zurück, die bereits Ende des 19. Jahrhunderts von dem französischen Arzt und Physiker Jacques-Arsène d'Arsonval durchgeführt worden sind. In ihrer modernen Gestalt geht sie auf eine Neuentwicklung zurück, die 1985 Anthony Barker an der Universität von Sheffield erarbeitet hat.

Durch die TMS werden mit Hilfe starker Magnetfelder Bereiche des Gehirns sowohl stimuliert als auch gehemmt. Die Methode nutzt das physikalische Prinzip der elektromagnetischen Induktion. Eine tangential am Schädel angelegte Magnetspule erzeugt ein kurzes Magnetfeld von 200 bis 600 Nanosekunden Dauer mit einer magnetischen Flussdichte von bis zu drei Tesla. Die dadurch ausgelöste elektrische Potentialänderung in der schädelnahen Hirnrinde bewirkt eine Depolarisation von Neuronen mit Auslösung von Aktionspotentialen. Die Methode wird sowohl in der neurowissenschaftlichen Forschung wie auch in der neurologischen Diagnostik eingesetzt.

Es wurde versucht, die Methode für die Behandlung von Depressionen zu nutzen, die mit Standardmethoden nicht behandelbar erscheinen, um damit über eine Alternative zur Elektrokrampfbehandlung zu verfügen. Die Resultate der ersten experimentellen Behandlungen sprechen jedoch dafür, dass auf diese Behandlung eher jüngere Patienten mit geringerer Ausprägung der depressiven Symptomatik und neurotische Dysthymiker ansprechen. In der Behandlung wird ein kleines Areal der vorderen linken Hirnhälfte einem starken Magnetfeld ausgesetzt. Die antidepressive Wirkung soll bei den Patienten für einige Tage anhalten, ist jedoch nicht ausreichend wissenschaftlich gesichert. Es werden hohe Erwartungen an diese neue Behandlungsmöglichkeit gestellt, die sich allerdings erst beweisen müssen.

Vagusnervstimulation (VNS)

Auch die Vagusnervstimulation ist eine Therapieform, die ursprünglich nicht für die Behandlung der Depression entwickelt worden ist. Da man bei der Behandlung von Epileptikern eine Beeinflussung der Stimmung erkennen konnte, begann man sich dafür zu interessieren, ob diese Methode auch für die Behandlung von Depressionen geeignet sein könnte. Dabei wird ein kleiner elektrischer Impulsgeber in die Brustmuskulatur eingepflanzt. Verbindungskabel werden zum linken Vagusnerv geleitet, über den dann die Impulse ins Gehirn gelangen.

In den USA wurde die Methode aufgrund von zwei Studien, die man an Patienten mit schwerer behandlungsresistenter Depression durchführte, als zusätzliche Behandlungsform bei therapieresistenter Depression zugelassen. Das heißt, dass sie nicht als einzige therapeutische Methode eingesetzt werden soll, da sie für sich allein nicht garantieren kann, dass depressive Symptome gebessert werden. Da die Behandlung einen operativen Eingriff unter Narkose erfordert, wurden strenge Richtlinien erlassen. Die Zulassung zu dieser Behandlungsform wurde davon abhängig gemacht, dass der Patient mindestens 18 Jahre alt ist, bereits länger als zwei Jahre an einer chronischen Depression leidet, und dass die Krankheit weder durch die Anwendung von vier oder mehr Antidepressiva oder durch Elektrokrampfbehandlung positiv beeinflusst werden konnte.

Obwohl noch keine Erkenntnisse darüber vorliegen, bei welcher Form von Depression die Vagusnervstimulation ihre Wirkung am besten entfaltet, besteht die Vermutung, dass sie vor allem für Patienten mit schweren, therapieresistenten Depressionen eine neue Möglichkeit eröffnet. Grundsätzlich gilt das Prinzip, dass sie bei leichten Depressionen nicht eingesetzt werden sollte, da doch ein Operationsrisiko besteht und unerwünschte Folgeerscheinungen wie Schmerzen und Infektionen am Operationsort, Beschädigung des Vagusnervs, Atemprobleme, Herzprobleme, Übelkeit, Gesichtslähmungen und vorübergehende Stimmbandlähmung sowie andere unerwünschte Nebeneffekte nicht ausgeschlossen werden können. Zu den Nebeneffekten zählen: Veränderungen der Stimme, Heiserkeit, Halsschmerzen, Nackenschmerzen, Brustschmerzen, Verkrampfungen im Brustbereich, Atembeschwerden vor allem bei Belastung, Schluckbeschwerden und Juckreiz der Haut.

Aufgrund der Forschungslage lassen sich bisher zur Frage der Wirkungsdauer noch keine endgültigen Aussagen machen. Vereinzelt wurde über Patienten berichtet, die den Stimulator mehr als zehn Jahre getragen haben. Es gibt aber auch Anzeichen dafür, dass die antidepressive Wirkung der Therapie auch dann anhält, wenn der Stimulator entfernt wird. All diese Beobachtungen müssen aber noch wissenschaftlich bestätigt werden. Es gibt bislang auch noch keine Wirksamkeitsstudien, in denen der Effekt der VNS mit den Effekten anderer Behandlungsmethoden verglichen worden ist. Die Kosten umfassen sowohl den direkten Eingriff (30.000 Dollar in den USA) als auch die kontinuierliche Wartung und Programmierung des „Schrittmachers".

Tiefenstimulation des Gehirns

Die Tiefenstimulation des Gehirns ist eine Methode, die auf der Stimulierung von Neuronen durch einen eingepflanzten Generator und Elektroden beruht. Die Methode ist in den USA zum Einsatz bei bestimmten neurologischen Erkrankungen, zum Beispiel der Parkinsonkrankheit, zugelassen. In klinischen Experimenten wird derzeit die Brauchbarkeit der Methode für die Behandlung schwerer, therapieresistenter Depressionen untersucht. Für die Behandlung der Depression werden elektrische Impulse genutzt, um die Hirnanteile zu stimulieren, die unsere Gefühle und Stimmungen steuern. Da die Methode noch nicht routinemäßig verfügbar ist, wird sie hier nicht weiter ausgeführt. Allerdings soll darauf hingewiesen werden, dass sie äußerst kostenintensiv ist (in den USA werden 150.000 Dolllar und mehr angenommen) und dass aus der Anwendung bei anderen Erkrankungen erhebliche Nebeneffekte bekannt sind, die epileptische Anfälle, Schlaflosigkeit, Stimmungsschwankungen und leichte Lähmungserscheinungen einschließen.

Kombinierte Behandlungen

Von etlichen Autoren wird empfohlen, die Heilkrampfbehandlung bzw. die transkraniale Magnetstimulation mit Psychopharmaka zu kombinieren. Bei dieser Anwendungsform werden Potenzierungseffekte beobachtet.

Schlafkuren

Als Erster setzte 1920 der Schweizer Psychiater Jakob Klaesi den forcierten Schlaf als Heilmittel bei psychiatrischen Erkrankungen ein. Er verwendete stark wirksame Schlafmittel. Dadurch war die Behandlung mit einem relativ hohen Risiko belastet. In den 1950er Jahren wurden dann die damals modernen Psychopharmaka eingesetzt. Da diese Mittel bekannt dafür waren, dass man mit ihnen einen „künstlichen Winterschlaf" herstellen könne, wurde mit ihnen eine neue Form der Schlafkur entwickelt, eine Art Dauernarkose, die bis zu vier Wochen lang anhalten konnte und nur für die Nahrungsaufnahme und die Erledigung der wichtigsten körperlichen Bedürfnisse unterbrochen wurde. Neben diesen „großen Kuren" gab es auch Dämmerkuren, in denen die Patienten 5 bis 10 Tage lang 12 bis 18 Stunden schlafend verbrachten. Nach der Einführung der modernen Antipsychotika und der Tranquilizer beträgt die Dauer der Schlaftherapie 2 bis 4 Tage.

Die Schlafkuren bewirken, dass nach der Schlafphase eine gewisse Distanzierung zu den zugrunde liegenden Problemkreisen eintritt. Dadurch können die Patienten dann psychotherapeutische und soziotherapeutische Angebote besser annehmen. Es wird empfohlen, die Schlafkur in eine medikamentöse Behandlung überzuleiten.

Schlafkuren werden heute vor allem bei schweren depressiven Episoden und akuten suizidalen Einengungen durchgeführt. Andere Anwendungsbereiche sind Angststörungen, akute psychogene Ausnahmezustände und schwere Belastungsreaktionen. Die theoretische Erklärung der nachgewiesenen therapeutischen Wirkungen stützt sich einerseits auf die Verstärkung der restitutiven Funktionen des Schlafens und andererseits auf die Unterbrechung von pathologischen Erregungskreisen. Die therapeutische Wirkungsweise der Schlafbehandlung ist aber letztlich nicht geklärt.

Die Schlafentzugstherapie, Wachtherapie

Als Schlafentzugs- oder Wachtherapie bezeichnet man die Methode, depressiven Patienten zu empfehlen, eine Nacht nicht zu schlafen und den nächsten Tag bis zur üblichen Schlafenszeit wach zu bleiben. Wachtherapien werden auch im klinischen Rahmen angeboten, weil es in Wirklichkeit nicht einfach ist, tatsächlich die ganze Therapieperiode hindurch wach zu bleiben. Diese Art der Behandlung geht auf Forschungsergebnisse zurück, wonach eine Unterdrückung der REM-Schlaf-Produktion, aber auch anderer Schlafzyklen antidepressive Effekte zeigt. Die Veränderung des Schlaf-Wach-Rhythmus stellt einen bedeutsamen Faktor für die Entstehung einer depressiven Erkrankung dar und ist auch ein charakteristisches Merkmal innerhalb der Symptomatik der Depression. Es ist durch viele

Untersuchungen nachgewiesen, dass die Wachtherapie bei depressiven Patienten, unabhängig von der Art und Ursache der Erkrankung, einen rasch einsetzenden, aber leider nicht lange anhaltenden antidepressiven Effekt besitzt.

Lichttherapie

Massive Lichtexposition war um die Wende zum 20. Jahrhundert als Heliotherapie ein vielfach angewendetes Therapieprinzip. Mit Licht wurde nicht nur versucht, die Tuberkulose zu beeinflussen, es finden sich im damaligen Indikationsspektrum sehr viele Erkrankungen – nicht aber die Depression! Eine Erklärung dafür könnte sein, dass die Patienten damals wegen des ultravioletten Anteils des Lichts aufgefordert wurden, während der Lichteinwirkung die Augen geschlossen zu halten.

Die Behandlung depressiver Zustandsbilder durch Lichteinwirkung geht auf die amerikanischen Psychiater Norman Rosenthal und Alfred J. Lewy zurück. Lewy veröffentlichte 1982 zum ersten Mal eine Fallstudie, in der künstliches Licht in der Behandlung von saisonabhängigen, manisch-depressiven Störungen zum Einsatz gekommen war. Rosenthal und Lewy erarbeiteten gemeinsam eine wissenschaftliche Erklärung der Wirksamkeit der Lichttherapie. Gleichzeitig arbeiteten sie an der Aufklärung der saisonalen Abhängigkeit depressiver Verstimmungen. Seit den Publikationen dieser beiden Psychiater gilt die Lichttherapie als das Mittel der Wahl bei der besonders im Winter auftretenden saisonalen Depression. Manche Psychiater schreiben der Methode eine umfassendere Bedeutung zu und meinen, dass sie auch bei anderen Formen schwerer depressiver Zustände entweder selbst wirksam sei oder zumindest eine unterstützende therapeutische Funktion erfülle.

9 Die Geschichte der Psychopharmaka

„Tod, Schmerz und Trauer sind elementare Inhalte der menschlichen Existenz. Alle Kulturen haben Mittel entwickelt, den Menschen dabei zu helfen, diese Erfahrungen zu ertragen. In der Tat könnte Gesundheit als erfolgreiches Zurechtkommen mit diesen Realitäten definiert werden. Die moderne Medizin hat unseliger Weise diese kulturellen und individuellen Fähigkeiten zerstört und einem unmenschlichen Versuch den Weg bereitet, um Tod, Schmerz und Krankheit zu überwinden. Damit hat sie den Willen der Menschen, zu einem für sie geeigneten Umgang zu finden, torpediert. Die Leute wollen heute unterrichtet, angetrieben, behandelt oder geführt werden, anstatt zu lernen, zu heilen und ihren eigenen Weg zu finden."[33]

Ein Blick auf die Geschichte der Psychopharmakologie und auf die Entwicklung der medikamentösen Behandlung depressiver Zustandsbilder soll ermöglichen, die gesellschaftlichen und medizinischen Probleme zu erkennen, die diesen Prozess begleiten bzw. von ihm ausgelöst werden. Die historische Aufarbeitung kann uns befähigen, die aktuelle Situation zu hinterfragen und aus der Geschichte zu lernen, um für zukünftige Probleme besser gerüstet zu sein.

Ein auffälliger Aspekt dieser Geschichte ist, dass sie weitgehend vom Zufall bestimmt worden ist. Bei der Entwicklung von Arzneimitteln für ganz andere Anwendungsgebiete wurden als unerwartete Nebeneffekte psychoaktive bzw. antidepressive Wirkungen gefunden. Trotzdem kann kein Zweifel daran bestehen, dass die Entwicklung der Psychopharmakologie das Interesse für die körperlichen Grundlagen psychischer Erkrankungen neu entfacht und das Verständnis für diese Zusammenhänge erweitert hat. Neurowissenschaftliche Theorien und Spekulationen, die auf Erkenntnissen der Arzneimittelforschung und auf Beobachtungen der Arzneimitteleffekte an Patienten aufbauen, haben die psychiatrische Theorie und Praxis entscheidend beeinflusst. Dieser Prozess läuft nunmehr seit über 100 Jahren ab und hat dann seit den 1950er Jahren entscheidende Entwicklungsschübe durchgemacht. Vieles an der klinischen Psychiatrie hat sich seither verändert. In mancher Hinsicht haben bestimmte Gruppen von Patienten von der Entwicklung profitiert.

Gleichzeitig sind aber auch innerhalb dieses Prozesses recht problematische Entwicklungen zu beobachten. Die Psychiatrie steht davor, ihre Identität als medizinische Spezialwissenschaft zu verlieren. Kritische Stimmen behaupten, dass das Krankheits- und das Behandlungskonzept der Psychiatrie in Verlust zu geraten drohen, da nicht mehr die Behandlung an definierte Krankheitsbilder angepasst wird, sondern vielmehr neuerdings Krankheiten anhand des Wirkungsspektrums der Arzneimittel neu definiert werden. Dabei kann es geschehen, dass bislang noch als „normal" geltende Empfindungen und Reaktionen mit einer Krankheitszuschreibung belegt werden.

Das Verständnis der Depression, das in dieser kulturellen Situation entwickelt worden ist, scheint diese Problematik in besonderer Weise widerzuspiegeln. Ist doch die Zunahme der Häufigkeit der Diagnose ‚Depression' durchaus auch als das Resultat des Umstandes zu verstehen, dass nicht so sehr die Häufigkeit schwerer depressiver Erkrankungen zugenommen hat, als vielmehr das Bestreben alle Symptome, die auf irgendeine Weise mit dem breiten und diffusen Prinzip ‚Depression' zusammenzuhängen scheinen, unter medizinische Kontrolle zu bringen und zu behandeln. Neben anderen gesellschaftlichen Prozessen, die diesen Wandel begünstigten, fungiert als stärkster Motor dieses gesundheitspolitischen Geschehens die Entwicklung von Substanzen mit psychoaktiver Wirkung, wobei ökonomische Interessen eine bestimmende Rolle spielen. Grund genug, sich mit der Geschichte der Psychopharmakologie und mit ihrem Einfluss auf die Geschichte der Psychiatrie und der Konzeptualisierung der Krankheit Depression zu befassen.

Opium

Das erste Psychopharmakon, das in der europäischen Psychiatrie Verwendung in der Behandlung depressiver Zustandsbilder fand, war das Opium. Diese Anwendung verliert sich in der Geschichte und fand eine erste Strukturierung in der Mitte des 19. Jahrhunderts, zugleich mit dem Ende der romantischen Ära der Psychiatrie. Das erste Konzept des Gebrauchs einer Substanz zu psychotherapeutischen Zwecken wurde in Deutschland mit der Opiumkur gegen Melancholie von der Familie Engelken eingeführt. Diese Familie gründete in der Nähe von Bremen zwei psychiatrische Privatkliniken, in denen ein zunächst geheim gehaltenes Behandlungskonzept entwickelt wurde. Es handelte sich um eine Behandlung der Melancholie mit Opium.[34] Laut Geert Benning (1936) verbrauchte Engelken recht große Mengen der Substanz: in jeder der beiden Einrichtungen 20 Kilogramm Opium pro Jahr.[35] Hermann Engelken veröffentlichte die Ergebnisse dieses therapeutischen Zugangs erstmals 1844. Diese Publikation rief lebhaftes Interesse hervor und führte schließlich dazu, dass die bedeutendsten Vertreter der modernen naturwissenschaftlichen Psychiatrie diese therapeutische Methode übernahmen. Die Entwicklung fand im internationalen Raum statt. In England, das in dieser Periode eine führende Nation in der Entwicklung innovativer psychiatrischer Konzepte war, schrieben John Charles Bucknill und Daniel Hack Tuke 1879 in ihrem *Handbuch der psychologischen Medizin*: „Opium ist die rechte Hand des Arztes in der Behandlung der Geisteskrankheit. Es ist ein wahrer Balsam des verletzten Geistes, ein Sedativum in der Manie und ein Kräftigungsmittel in der Melancholie."[36]

Diese Behandlungsmethode wurde verfeinert und man gelangte zu einer differenzierten Sicht des Einsatzes von Opium bei verschiedenen Ausprägungen der Störungen der Stimmung und der Gefühle. Richard von Krafft-Ebing empfahl in seinem *Lehrbuch der Psychiatrie* 1879 die Anwendung von Opium vor allem für die Anfangsstadien der Melancholie.[37] Der Schweizer Psychiater Robert Binswanger schrieb etwas später, 1898, in seinen *Vorarbeiten zu einer schweizerischen Irrengesetzgebung*: „Opium gehört doch auch gewissermaßen zu den chemischen Zwangsmitteln, welche dauernd angewendet werden, und ist eines unserer zuverlässigsten und gefahrlosesten Mittel. Ganz anders verhält es sich natürlich mit dem Morphium und dem Chloral."[38]

Der Begriff „chemisches Zwangsmittel" ist interessant. Man kann aus seiner Verwendung ableiten, dass der Einsatz von Opium und von anderen Substanzen zu „psychotherapeutischen Zwecken" durchaus auch die Aufgabe hatte, Kontrolle über die Patienten auszuüben. Aber diese Verwendung galt dennoch als Meilenstein innerhalb der Wandlung der klinischen Psychiatrie von einer Behandlung, die oftmals die Anwendung extremer körperlicher Zwangsmethoden einschloss zu einer humanen Umgangsform mit psychisch Kranken, die auf den Einsatz körperlicher Zwangsmittel (Zwangsjacke, Gitterbett u. ä.) weitgehend verzichtete.

Obwohl von den Verfechtern der Methode stets behauptet wurde, dass bei korrekter Durchführung der Opiumkuren bei Melancholie die Gefahr gering zu schätzen sei, dass dadurch eine Opiumsucht ausgelöst werden könne, führte dennoch die zunehmende Problematisierung der Suchtphänomene als medizinische und gesellschaftliche Problembereiche dazu, dass auch Opiumkuren in Misskredit gerieten und immer weniger eingesetzt wurden. Allerdings wurde trotzdem die Empfehlung, Opium in der Behandlung der Melancholie einzusetzen, bis in die 1960er Jahre aufrecht erhalten, bis schließlich diese Behandlungsform erst nach und nach vom Einsatz der damals neuen Antidepressiva abgelöst wurde. Noch in der erweiterten 10. Auflage des Lehrbuchs der Psychiatrie von Eugen Bleuler, die 1966 erschien, findet sich die Empfehlung, bei ängstlicher Depression Opium einzusetzen. Das ist deshalb bemerkenswert, weil einerseits Bleulers Werk als Standardwerk und andererseits Bleuler selbst als Vorkämpfer gegen alle Arten der Sucht gilt. Auch er hielt jedoch die Auffassung aufrecht, dass bei dieser Art der Anwendung des Opiums das Auftreten süchtiger Entwicklungen nicht befürchtet werden müsse.[39]

Koka und Kokain

Das nächste Mittel, das im späten 19. Jahrhundert zur Behandlung depressiver Erkrankungen eingeführt wurde, war das Kokain. Etliche namhafte Autoren dieser Periode setzten sich für diese Behandlungs-methode ein. Natürlich muss man bei dieser historischen Betrach-tung bedenken, dass damals depressive Zustandsbilder unter anderen Namen beschrieben wurden als heute. Es gab einerseits die „Melan-cholie", die heute weitgehend in das Spektrum der ‚Major Depression' fällt, zum andern aber entsprachen Störungen, die damals als Neu-rasthenie, Asthenie oder allgemeine Schwäche beschrieben wurden, Erscheinungsformen, die heute dem Spektrum depressiver Störungen zugeordnet werden.

„Cocazubereitungen" bzw. Kokain wurden zur Behandlung dieser Zustandsbilder empfohlen. Zu den Befürwortern dieser Be-handlungsmethode zählte auch Sigmund Freud, der in Wien mit der Droge experimentierte und die erste deutschsprachige Monographie über „Coca" verfasste.[40] Da das Kokain eine stimulierende, erregende Wirkung entfaltet, muss sein Effekt auf einem Wirkungsmechanis-mus beruhen, der dem des Opium direkt entgegengesetzt ist. Anders als die Opiumkur gewann die Depressionsbehandlung mit Kokain kaum Verbreitung, da recht rasch die medizinische und gesellschaft-liche Bedeutung des Kokainmissbrauchs erkannt wurde.

Eines muss aber festgehalten werden: Die ursprünglichen Beob-achtungen zur antidepressiven Wirksamkeit so verschiedener Subs-tanzen wie Opium und Kokain bereiteten den Forschungsaktivitäten zur Behandlung der Depression den Weg. Diese Beobachtungen führten zu der therapeutischen Überlegung, dass der depressiven Verstimmung, entsprechend der Verschiedenheit der Ursachen der Erkrankung und der verschiedenen Ausprägungen, unter denen sie verlaufen kann, auf zwei Wegen der Pharmakotherapie begegnet wer-den kann: der Dämpfung und der Stimulation. In der Folge wurden auch weiterhin sowohl neu entwickelte, dämpfende Substanzen als auch neue anregende Substanzen auf ihre antidepressiven Wirkungen untersucht. Das Wirkstoffpaar, mit dem diese Tradition weiterge-führt wurde, waren die Barbiturate als dämpfende und die Amphe-tamine als erregende Substanzen. Die beiden Stoffgruppen wurden etwa zeitgleich entwickelt.

Barbiturate

Die Barbiturate galten am Beginn des 20. Jahrhunderts zunächst als neuartige und wirksame Schlafmittel. Entdeckt und in die Behandlung eingeführt wurden sie in Deutschland, wo bestimmte Produkte unter Markennamen wie Veronal oder Luminal weite Verbreitung fanden. Der Siegeszug der Substanzen breitete sich jedoch international aus. Besonders in den USA wurden neue Barbitursäurepräparate entwickelt, die den Arzneimittelmarkt im Sturm eroberten. Besondere Bedeutung für die Anwendung als psychiatrische Spezialität gewann das von der Firma Lilly produzierte Amytal.

Die Substanzgruppe wurde rasch in die Behandlung depressiver Zustandsbilder, die sich in dieser Zeit hinter den Indikationsbereichen „Nervosität", „Schlafstörung", „nervöse Spannung", „nervöse Gereiztheit" verbargen, eingeschleust. Barbiturate wurden auch als frühe „psychotherapeutische Drogen" genutzt, indem um ihren Einsatz das Konzept der Narkoanalyse entwickelt wurde. Amytal war die Substanz, der nachgesagt wurde, dass man sie als „Wahrheitsserum" in der Psychotherapie und der kriminologischen Wahrheitsfindung einsetzen könne. Amytal war auch die Substanz, die ganz konkret als Antidepressivum bzw. auch zur Behandlung des manisch-depressiven „Irreseins" Verwendung fand. Der US-amerikanische Psychiater William Bleckwenn von der Universität von Wisconsin schrieb 1930, dass Amytal manische Episoden sofort beende und depressive Phasen merklich verkürze. Er hatte beobachtet, dass Patienten sich in depressiven Phasen unter der Amytal-Behandlung aktivieren, mehr essen und besser schlafen. Besonders betonte Bleckwenn, dass der Effekt sich außerordentlich rasch einstelle. Viele Patienten seien in zwei bis drei Wochen „völlig gesund".

Für damalige Zeiten waren die Barbiturate auch in wirtschaftlicher Hinsicht ein Riesenerfolg. Kein anderes in der Psychiatrie verwendetes Arzneimittel hatte bis dahin vergleichbare Verbreitung gefunden. Nach dem Zweiten Weltkrieg steigerte sich die Beliebtheit dieser Stoffe noch weiter. Waren 1936 in den USA noch 150.000 Kilogramm verbraucht worden, steigerte sich diese Verkaufszahl bis 1960 auf nahezu unglaubliche 426.000 Kilogramm. Der bekannte

Psychiater und Suchtforscher Joel Fort berechnete 1964, dass diese Menge gereicht hätte, um jeden einzelnen US-Bürger – und zwar Männer, Frauen und Kinder – mit 33 Tabletten zu versorgen.

Die Barbiturate waren auch jene Arzneimittel, denen eine entscheidende Rolle für die Entwicklung des Konzepts psychoaktiver Kombinationspräparate zukam. Von der pharmazeutischen Industrie wurden zusätzlich zu den Arzneimitteln, die ausschließlich ein Barbiturat enthielten, zunehmend Kombinationspräparate hergestellt. Es gab Kombinationen mit Aspirin, mit Atropin (Donnatal) und selbst mit Vitamin B (Eskaphen B-Elixir). Kombinationspräparate zur Behandlung von Kopfschmerzen enthielten ebenfalls Barbiturate. Oftmals wussten die Patienten gar nicht, dass die Mittel, die sie zu sich nahmen, diese Stoffe enthielten. Und es war wohl auch so mancher Arzt nicht ausreichend informiert.

Kein Wunder, dass in dieser Situation eine Überkonsumation und Befürchtungen über den suchtfördernden Charakter der Barbiturate eintraten. Abhängigkeit und der Umstand, dass die Barbiturate recht häufig mit selbstmörderischer Absicht eingenommen wurden, waren die beiden Hauptprobleme, die kritisch beobachtet wurden und schließlich zu einem restriktiven Umgang mit diesen Arzneimitteln führten, obwohl sich ihr kontrollierter Einsatz durchaus bewährt zu haben schien. Neue Nahrung für die Kritik an den Barbituraten ergab sich später daraus, dass die Substanzen auch in der illegalen Drogenszene Verbreitung fanden. Dort waren sie als Mittel beliebt, die imstande waren, quälende Morphiumentzugserscheinungen zu unterdrücken. Auch dieser Gebrauch erwies sich als problematisch, da eine messbare Anzahl von Morphinisten am gemeinsamen Gebrauch von Morphium und Barbituraten verstarb. Die gemeinsame Einnahme der Substanzen verstärkte wechselseitig atemdämpfende und atemlähmende Effekte. Manchmal kam es auch zum Ersticken, wenn die Kranken von den Mitteln betäubt waren, im Dämmerschlaf erbrachen und das Erbrochene nicht aushusten konnten, weil ihre Reflexe gelähmt waren. Die gemeinsame Einnahme von Barbituraten und Alkohol konnte vergleichbare fatale Folgen nach sich ziehen. Wir wissen, dass noch bis in die 1970er Jahre bekannte Pop-Größen den Barbituraten zum Opfer fielen. Am 3. Juli 1969 etwa ertrank Brian

Jones in seinem Swimmingpool, nachdem er eine hohe Dosis Barbiturate und Alkohol zu sich genommen hatte. Jimi Hendrix starb am 18. September 1970 an einer Barbituratvergiftung. Als Todesursache wurde festgestellt, dass er Erbrochenes inhaliert hatte.

Amphetamin

Amphetamin wurde erstmals 1887 an der heutigen Humboldt Universität zu Berlin von Lazar Edeleanu im Rahmen der Arbeiten an seiner Promotion synthetisiert. Im Kontext seiner Forschungen über die Derivate der Phenylmethacrylsäure und der Phenylisobuttersäure gelang dem rumänischen Chemiker die Erstsynthese eines Stoffes, den er Phenisopropylamin nannte. Im selben Jahr isolierte der japanische Wissenschaftler Nagayoshi Nagai den Wirkstoff Ephedra aus dem Hauptalkaloid der Pflanze Ephedra distachya, die auch unter der Bezeichnung Meerträubel bekannt ist. Ohne es damals zu wissen, hat er mit dem Ephedrin einen der Stoffe synthetisiert, auf dem die Herstellung von Amphetamin basiert.

Diese ersten Synthesen hatten keine Bedeutung für die weitere Entwicklung der Psychopharmakologie. Wichtig war hingegen, dass es 1910 dem Pharmakologen und Neurophysiologen Henry Dale zusammen mit dem Chemiker George Barger in London gelang, die strukturelle Ähnlichkeit zwischen Adrenalin und Amphetamin nachzuweisen.

Als entscheidend für die psychopharmakologische Bedeutung der Amphetamine sollte es sich erweisen, dass 1927 der britische Chemiker Gordon Allen an der University of California in Los Angeles im Rahmen seiner Forschung zum Ephedrin als Mittel zur Asthmabekämpfung Edeleanus Phenisopropylamin resynthetisierte und ihm den Namen Amphetamin gab, den er damals aus der heute veralteten chemischen Bezeichnung alpha-Methylphenethylamin ableitete. Dadurch, dass nunmehr Amphetamin vollsynthetisch und ökonomisch produziert werden konnte, konnte auch das aus der seltenen Ephedra-Pflanze gewonnene Ephedrin in der Behandlung der Atemwege kostengünstig durch Amphetamin ersetzt werden. Entsprechend der pharmazeutischen Zielvorgabe fand das Amphetamin zunächst als Asthmamittel Verbreitung. 1932, also 45 Jahre nach seiner Entdeckung, wurde es in den USA unter dem Handelsnamen Benzedrine als Inhalationsmittel bei Bronchialasthma von dem Pharmaunternehmen Smith, Kline & French Laboratories Ltd. vermarktet.

Psychoaktiven Wirkungen der Substanz wurde allerdings aufgrund zufälliger Beobachtungen über Eigenschaften der Substanz bereits ab den späten 20er Jahren Interesse entgegen gebracht. 1929 entdeckte Allen die „weckende-maniforme" Eigenschaft der Substanz in einem Selbstversuch. Obwohl er nicht schlafen konnte und seinen Herzschlag verdeutlicht wahrnahm, verspürte er Wohlbehagen. Gleichzeitig beobachtete er das Auftreten von Gedankenflucht: Seine Gedanken schienen „durch die Nacht zu irren und nicht fähig zu sein, sich zu entscheiden, bei einem Thema zu verharren".[41] Das war ein Selbstversuch eines „gesunden" Konsumenten. In der medizinischen Anwendung der neuen Substanz machte George Piness an seinen Asthmapatienten, denen er Benzedrin als Heilmittel gab, ähnliche Beobachtungen.[42] Als 1936 die Markteinführung von rezeptfrei erhältlichen Benzedrine-Tabletten mit einem Wirkstoffgehalt von je zehn Milligramm Amphetamin erfolgte, wurde es möglich, neue Anwendungsbereiche der Substanz jenseits der Verwendung als Anti-Asthmatikum zu erforschen.

1936 wurde die antidepressive Wirksamkeit überprüft und erkannt. Eric Guttmann, 1933 aus Berlin nach London emigriert, war der erste Psychiater, der die Amphetamine gegen Depression einsetzte. Er arbeitete damals im berühmten Maudsley Hospital und befasste sich dort mit neurowissenschaftlichen Fragestellungen und mit dem Zusammenspiel psychischer und organischer Störeinflüsse bei psychiatrischen Krankheiten. Besondere Bekanntheit erlangte er dadurch, dass er Mescalin-Experimente durchführte und sich mit der künstlerischen Produktion psychotischer Patienten auseinandersetzte. Guttmann verabreichte Benzedrin an 25 Kranke, an denen verschiedene psychische Störungen diagnostiziert worden waren. Im Mai 1936 wurden die Ergebnisse dieses therapeutischen Experiments erstmalig veröffentlicht. Guttmann und sein Mitarbeiter beschrieben erstaunliche Erfolge, wobei sie sich insbesondere davon überrascht zeigten, dass die Patienten auf die Einnahme des Benzedrin nicht ängstlich reagiert hätten. Schließlich ist Benzedrin mit Adrenalin, das angstauslösend wirkt, nahe verwandt.

Guttmann und sein Mitarbeiter konnten zwei Effekte beobachten: Die Patienten wurden gesprächig und ihre Stimmung hellte sich auf. Diese Effekte traten bei depressiven Patienten am deutlichsten auf; die Depressiven überwanden ihre Hemmung und begannen frei zu sprechen. In keinem Fall war zu beobachten, dass die Depression sich verstärkte oder Angst auftrat. Die Stimmungslage änderte sich vielmehr in Richtung Euphorie.

Guttmann intensivierte diese Forschung und verfolgte differenziertere Fragestellungen. In einer teils Placebo-kontrollierten Studie an einer größeren Patientengruppe, die er mit William Sargent durchführte, wurde deutlich, dass Benzedrin nicht für die Behandlung schwerer Depressionen geeignet sei, wohl aber für die Behandlung „nichtmelancholischer Depressionen". Eine Plazebo-kontrollierte Studie ist dadurch charakterisiert, dass die Wirksamkeit eines Arzneimittels im Vergleich mit einem chemisch neutralen Scheinmedikament untersucht wird.

Ähnliche Ergebnisse wurden im gleichen Zeitraum aus den USA berichtet. In Boston verabreichte Abraham Myerson 1936 „normalen und neurotischen" Personen Benzedrin und fand heraus, dass die Substanz merklichen, wenn auch begrenzten Einfluss auf Neurosen hatte. Weise angewendet reduziere sie Unlustgefühle und erhöhe das energetische Wohlbefinden.

In der berühmten Mayo-Klinik in Rochester wurde 1937 eine größere Studie durchgeführt, die diese Erkenntnisse vertiefte. 100 Patienten, die entweder an Erschöpfung, Depression oder Neurosen litten, wurden mit Amphetamin behandelt. Es erwies sich, dass die neurotischen Patienten von dieser Behandlung am wenigsten profitieren konnten, während vier Fünftel der Depressiven und der Erschöpften eine merkliche Verbesserung ihres Zustands aufwiesen.

In den folgenden Jahren wurden weitere Studien durchgeführt, die im Allgemeinen die ersten Eindrücke bestätigten. 1948 fasste der bekannte Pharmakologe Torald Sollmann die Erkenntnisse kurz und prägnant zusammen: „Benzedrin ist nützlich als symptomatisch wirksames Mittel bei leichten depressiven Zustandsbildern und wirkt irgendwie auch bei schweren psychopathischen Depressionen."[43]

Ab 1939 bemühte sich die Firma Smith, Kline & French, das rechtsdrehende Isomer des Amphetamin (Dextroamphetamin) zu vermarkten. Diese Substanz wurde schließlich 1942 patentiert und ab 1944 unter dem Firmennamen Dexedrine auf den Markt gebracht. Zu den vorgeschlagenen Anwendungsbereichen des Arzneimittels zählten „milde Depressionen". Dieser Indikationsbereich grenzte Dexedrin von Benzedrin ab, das in Fällen von „reaktiven abnorm depressiven Verstimmungen" indiziert war. Insofern sind die Amphetamine die ersten Arzneimittel, die direkt als Antidepressiva vermarktet wurden. Im Jänner 1941 bewarb Smith, Kline & French auch das alte Benzedrin als Antidepressivum („Particularly appropriate in depressive states"). Der Begriff Antidepressivum selbst tauchte dann erstmals 1947 auf und bezog sich auf ein Kombinationspräparat aus Benzedrin und einem Schmerzmittel, bevor 1948 Dexedrin in der Firmenwerbung zum „Antidepressivum der Wahl" wurde.

Man muss diese Werbungsslogans als Reaktion auf den wachsenden Markt an Arzneimitteln auf Amphetaminbasis verstehen. 1943 hatte die Firma Abbott Methamphetamin unter dem Namen Desoxyn auf den Markt gebracht. Die Substanz wurde damit beworben, dass sie stärker wirksam sei als Amphetamin, ihre Wirkung rascher eintrete und länger anhalte und dass sie weniger Nebenwirkungen auslöse. Desoxyn und das später von Burroughs Wellcome auf den Markt gebrachte Methedrine wurden als „Appetitzügler" und nicht direkt als Antidepressiva beworben, aber nichtsdestoweniger in der Psychiatrie mit der Indikation Depression zum Einsatz gebracht.

Der französische Psychiater Jean Delay, der in Paris in führender Position in die Entwicklung der medikamentösen Behandlung depressiver Leidenszustände involviert war, beschrieb 1949 die beiden Wege, auf denen man die Behandlung der Depression betreiben könne. Er folgte in seiner Darstellung dem traditionellen Schema der Wirkprinzipien Dämpfung und Erregung. Delay schrieb, dass das Barbiturat Amytal „psycholeptisch" wirke. Es führe zu einer Reduktion der psychischen Spannung und unterdrücke den psychologischen Tonus. Dagegen übe Methamphetamin eine „psychagoge"

Wirkung aus. Es steigere die innerseelische Spannung und wirke als Stimulans. Beide Substanzen seien geeignete Antidepressiva, besonders geeignet für die Behandlung des „depressiven Stupors", und zwar auf verschiedenen Wegen: Amytal schwächt die Angst ab und erlaubt es dem Patienten, depressive Inhalte und Vorstellungen zu äußern, während Methamphetamin die Angst steigert und damit die Produktion dieser Vorstellung erzwingt.[44]

Auf Seiten der Pharmaindustrie wurden weiterhin die Amphetamine als Ausgangssubstanz für gewinnversprechende Innovationen benutzt. Mit dem Medikament Dexedrine, das auf d-Amphetamin-Sulfat basiert, brachte Smith, Kline & French 1952 das erste Arzneimittel, dessen Wirkung zeitversetzt freigesetzt wird, auf den Markt. 1955 erschien eine Therapiestudie, die den Stellenwert des Methamphetamin als Antidepressivum festschrieb. Gerald Rudolph, ein erfahrener Psychiater, berichtete über die teils stationäre, teils ambulante Behandlung von 219 Patienten in Bristol. 82 Prozent dieser Fälle zeigten eine Verbesserung ihres Zustands, von diesen wieder die Hälfte eine merkliche. Dementsprechend zog Rudolph den Schluss, Methamphetamin sei das „Arzneimittel der Wahl" in diesen Fällen. In einem Editorial der bedeutenden medizinischen Zeitschrift *The Lancet* wurde daraufhin festgestellt: „Für die Behandlung der Depression hat sich der Wert der Amphetamine nunmehr etabliert."[45]

Ritalin – ein spezielles Amphetamin

Ab 1954 wurde dann auch Methylphenidat (Ritalin), ein enger Verwandter des Amphetamin, als Antidepressivum empfohlen. Die Substanz war bereits 1944 in den Laboratorien von CIBA von Leandro Pannizon entwickelt worden und genoss den Ruf eines milden Stimmungsaufhellers. Der Name Ritalin leitet sich vom Vornamen der Frau von Pannizon ab, die die Substanz im Selbstversuch eingenommen und eine angenehm anregende Wirkung verspürt hatte. Später sagte sie, dass sie Ritalin regelmäßig eingenommen hätte, bevor sie ein Tennismatch spielte. CIBA vermarktete die Substanz ab 1954 in der Schweiz als „Psychotonikum" und brachte sie 1956 auch auf den amerikanischen Markt. Dort wurde Ritalin zunächst als Substanz beworben, die die Stimmung einer depressiven Person normalisieren könne, ohne zu einer Übererregung zu führen.

Klinische Untersuchungen, die ab 1955 in mehreren Einrichtungen stattfanden, bestätigten diese Vorgaben. 1957 bescheinigte das Council on Drugs der Amerikanischen Ärztegesellschaft der Substanz, „als mildes Stimulans der Hirnrinde in der Behandlung verschiedener Depressionen nützlich zu sein." Diese Auffassung wurde zu Werbezwecken benutzt. CIBA pries im selben Jahr das Ritalin in seinen Werbebroschüren als „mildes, sanft wirksames Antidepressivum und Stimulans" an.

Generell wurde festgestellt, dass neurotische Patienten besser auf das Präparat ansprachen als solche, die unter psychotischen Symptomen litten, wenngleich man auch empfahl, die Wirksamkeit bei chronischen, regressiven und negativistischen Psychotikern zu untersuchen. 1966 wurde in der 10. Auflage des Bleuler'schen Lehrbuchs für Psychiatrie Ritalin als Mittel gegen leichte Depression empfohlen, „wenn Anregung erwünscht ist". Noch 1970 untersuchte Karl Rickels in der Universität von Pennsylvania die Wirkung von Ritalin gegenüber Placebo an 42 leicht depressiven Patienten und fand eine signifikante Wirkung der Substanz. Er kam zum Schluss, dass Ritalin gut geeignet sei als Therapeutikum bei Patienten, die an leichten bis mittelschweren depressiven Verstimmungen litten und deren hauptsächliche Beschwerden Müdigkeit, Teilnahmslosigkeit und Appetitlosigkeit seien. Rickels meinte auch, dass die Substanz sich dafür eigne, durch Allgemeinmediziner verordnet zu werden.

Ritalin war vielleicht die erste Substanz, die ausdrücklich als Antidepressivum empfohlen wurde, und es war gleichzeitig jene Substanz, an der die Notwendigkeit der Unterscheidungen zwischen der Behandlung verschiedener Ausprägungen und Typen der Depression deutlich wurde. Ritalin galt als Heilmittel bei nicht-melancholischen Depressionen, die in der allgemeinärztlichen Praxis versorgt werden konnten, nicht aber bei der schweren Melancholie, die oftmals stationärer Behandlung bedarf.

Ritalin bezeugt weiters, dass die Amphetamine in der Psychiatrie nicht nur als Antidepressiva eine Rolle spielten und spielen, sondern ein breiteres Behandlungsspektrum abdecken. Bereits 1937 hatte der Kinderarzt Charles Bradley im Rahmen seines neurologischen Studiums jenen weiteren Effekt des Amphetamins beobachtet, der bis heute dieser Stoffgruppe ihren festen Platz in der psychiatrischen Pharmakotherapie garantiert. In einem Spital in Rhode Island hatte man einigen Kindern, die unter starken Schmerzen litten, Benzedrin verabreicht, um ihre Stimmung aufzuhellen. In diesem Therapieversuch ließ sich auch die unerwartete Beobachtung machen, dass das zentrale Stimulans zu einer Steigerung der Konzentration führte und eine beruhigende Wirkung auf überaktive Kinder hatte. Das Amphetamin, das auf Erwachsene stimulierend wirkte, hatte also offenbar auf Kinder eine beruhigende Wirkung. Charles Bradley beschrieb 1937 diesen paradox erscheinenden Wirkmechanismus unter dem Titel *The Behavior of Children receiving Benzedrine* im *American Journal of Psychiatry* und begründete damit die Behandlung des Aufmerksamkeitsdefizit-Hyperaktivitäts-Syndroms (ADHS) im Kindesalter in der bis heute gültigen – und nicht unumstrittenen – Form (siehe Seite 227 ff.).

Ab 1952 ergab sich für die Amphetamine als weiteres Behandlungsfeld die Therapie der „post-traumatischen Angst". Dieser Behandlungstrend basierte auf therapeutischen Experimenten, die bereits seit 1946 im Bellevue Hospital in New York betrieben worden waren. Dort wurde den Patienten Methamphetamin mit der Zielsetzung verabreicht, bislang unzugängliches, traumatisches Material aus der Verdrängung zu befreien und therapeutisch verarbeitbar zu machen. Trotz der guten Reputation, die die Amphetaminderivate in der Psychiatrie genossen, wurden sie mehr und mehr zu soziokulturellen Problemsubstanzen, und schließlich wurden sie der internationalen Kontrolle unterstellt.

Die psychoaktiven Wirkungen, deren sich die Psychiatrie in kurativer Absicht bediente, machten die Substanzen auch außerhalb des medizinischen Anwendungsbereichs zu begehrten Konsumgütern. Menschen nutzten sie als „soziale Drogen" mit verschiedenen Zielsetzungen. Sie wollten ein Stimmungshoch erleben, wollten gesprächiger werden und sich kommunikativer erleben, oder sie wollten ihre Konzentration und Leistungsfähigkeit steigern. In letztem Sinn war ihre Einnahme eine Selbstmanagement- und Durchhaltestrategie, die etwa Kleinunternehmer, Taxifahrer, Lastwagenfahrer, Prostituierte und Fließbandautoren in aller Welt verfolgten. Amphetamine schienen sich als Substanzen zu eignen, die eingenommen werden konnten, um sich „besser als gut" zu fühlen. Die Folklore der Amphetamine versprach all das. Diesen populären positiven Erwartungen standen allerdings negative Erfahrungen entgegen. Außermedizinisch und unkontrolliert gebraucht, waren die Amphetamine keineswegs harmlose Substanzen. Wie früher dem Kokain konnten ihnen die Konsumenten in abhängiger Weise verfallen, sie konnten zur Übererregtheit, Schlaflosigkeit, Auszehrung und Erschöpfung führen, das Herz-Kreislauf-System schädigen, Bluthochdruck, Herzrasen, Unruhe und Angstzustände, Schlaf- und Appetitlosigkeit sowie Harnverhaltung auslösen. Bei Dauerkonsum in hoher Dosierung konnte man Nervenschädigungen, Osteoporose, Zahnschmelzverlust wegen Kalziummangels und schwere Konzentrationsstörungen als Folgeerkrankungen beobachten. Auch direkt substanzbedingte Geisteskrankheiten konnten ausgelöst werden.

Schließlich konnte man wahre Epidemien des Gebrauchs beobachten, die die Sozialmedizin und das öffentliche Gesundheitswesen alarmierten. In Schweden und in Japan war in den 50er Jahren eine besondere Zunahme des außermedizinischen Gebrauchs zu beobachten. Diese Länder drängten darauf, dass die Amphetamine unter internationale Kontrolle gebracht wurden. Die Weltgesundheitsbehörde beobachtete die Entwicklung ab 1952. Zunächst äußerte diese Behörde ihre Besorgnis, dass Amphetamine von Opiatabhängigen gebraucht würden, um Versorgungsengpässe zu überbrücken, 1956 widmete sie dem Amphetaminproblem in Japan breiten Raum. 1964 definierte die WHO schließlich die Abhängigkeit vom Amphetamintyp als eigenständige Form der Drogenabhängigkeit. In die Bewertung durch die WHO ging auch ein, dass die Experten, die dieser Behörde zur Verfügung standen, meinten, dass die Amphetamine nur geringe Wirkung hätten, wohl aber ein hohes Risikopotential.

Das Speed-Problem

Auch in den USA stieg zu dieser Zeit die Zahl der Missbrauchs-fälle von Amphetaminen rapide an. 1959 gab es erste Berichte in den USA über Konsumenten, die sich den Inhalt des Benzedrine-Asthma-Inhalators injizierten. Um weiteren Missbrauch zu verhin-dern, wurden die Inhalatoren, mit denen das möglich war, verboten. Fünf Jahre später wurde auch der erst 1960 auf den Markt gebrachte Methamphetamin-Inhalator vom Markt genommen. Zur gleichen Zeit wurden erste Fälle von illegal produziertem Amphetamin bekannt. 1970 wurde in Amerika Handel, Besitz und Herstellung von Amphetamin ohne Genehmigung strafbar. Für den medizini-schen Gebrauch blieb die Substanz aber verschreibungsfähig. Auch in Deutschland war Amphetamin bis in die späten 1970er Jahre per Rezept vom Arzt zu bekommen. Seit 1981 allerdings wird Amphetamin im erneuerten deutschen Betäubungsmittelgesetz (BtMG) in Anlage III als verkehrsfähiges und verschreibungsfähiges Betäubungsmittel aufgeführt. Damit sind Handel, Besitz und Herstellung der Substanz nur mit Genehmigung erlaubt. Mediziner dürfen es weiter an Pati-enten verschreiben. Unter internationale Kontrolle gebracht wurden die Amphetamine durch die Konvention über psychotrope Stoffe, die 1971 in Wien beschlossen wurde.

All das konnte allerdings nicht verhindern, dass der außermedizi-nische Gebrauch weiter zunahm. Die Amphetamine wurden zu Leit-drogen der Jugendkulturen, die sich seit den späten 60er Jahren in kontinuierlicher Folge entwickelten und spielten in bohemistischen Gruppierungen wie der New Yorker Factory des Pop-Art-Künstlers Andy Warhol eine große Rolle. Sie sind die Substanzen, die neben den Hanfdrogen die Veränderungen, denen die populärkulturellen Gruppierungen unterliegen, überdauern und in allen diesen sozialen Verbänden regelmäßig konsumiert werden. Dadurch ist die illegale Produktion und Verteilung der Stoffe zu einem gigantischen Ge-schäft geworden. In der Drogenszene ist Amphetamin (Speed, Pep) immer noch weit verbreitet, verliert aber an Bedeutung gegenüber dem Amphetaminderivat Methylamphetamin (Crystal Meth). Dies gilt vor allem für Regionen wie die USA, Asien und Osteuropa. In der illegalen Marktsituation haben die Amphetamine auch die Bedeutung, dass ihre chemische Struktur die Basis für die Entwicklung einer Unzahl von sogenannten Designerdrogen bildet.

Die Kontinuität des medizinischen Gebrauchs

Die Experten der Weltgesundheitsbehörde sprachen also den Amphetaminen keine therapeutische Bedeutung zu. Diese Einschätzung entsprach eigentlich nicht der Realität, bedenkt man den psychiatrischen Einsatz der Stoffe in jener Zeit. Heute werden Amphetamine zwar weniger eingesetzt, sind aber dennoch in einigen Ländern weiterhin Bestandteil medizinischer Behandlung. Als Antidepressiva werden sie heute nur noch sehr selten eingesetzt. Andererseits ist durchaus auch die Auffassung zu beobachten, dass bei sogenannten therapieresistenten Depressionen ein Therapieversuch mit Amphetaminen sinnvoll sein kann.

1999 wurde in Zürich veröffentlicht, dass eine retrospektive Untersuchung von 65 depressiven Patienten, die an der Psychiatrischen Universitätsklinik Amphetamin oder Ritalin erhalten hatten, ergab, dass 38 davon deutliche Besserungen zeigten. Besonders Energie, Stimmung und Antrieb wurden positiv beeinflusst.[46] Und Brigitte Woggon schrieb 2005 (und klinkte sich damit in die Tradition der Schweizer Psychiatrie nach Bleuler ein): „Bei lang anhaltenden bzw. chronischen Depressionen (über zwei Jahre) steht häufig nicht die depressive Verstimmung, sondern die Antriebsminderung im Mittelpunkt der Symptomatik. [...] Hat die Anwendung aktivierender Antidepressiva auch in Hochdosierung unter Plasmaspiegelkontrollen keinen Erfolg, so ist die Kombination mit Psychostimulanzien in vielen Fällen sehr hilfreich. Stimulanzien wirken gegen vermindertes Bewusstsein. Sie können Orientierungs- und Gedächtnisstörungen bessern, sofern diese Folgen einer verminderten Vigilanz sind. Sie wirken gegen Konzentrationsstörungen, Störungen von Auffassung und intellektuellen Funktionen, Denkverarmung, Energiemangel, Müdigkeit, Ermüdbarkeit, Verlangsamung, vermehrten Schlaf, Zunahme von Appetit und Gewicht und können die Libido verbessern."[47]

In den USA ist Amphetamin weiterhin in medizinischem Gebrauch. Eine Dosierung von bis zu 60 Milligramm täglich unter ärztlicher Aufsicht gilt als sicher und soll nicht zur Abhängigkeit führen. Traditionell gilt es als das Standardmedikament gegen das Aufmerksamkeitsdefizit-Hyperaktivität-Syndrom (ADHS) und gegen Narkolepsie. Die Behandlung des ADHS mittels Amphetaminen gewinnt in den letzten Jahrzehnten zunehmend an Bedeutung. Das Arzneimittel, das in dieser Indikation verschrieben wird, ist zumeist das vorhin bereits als Antidepressivum beschriebene Methylphenidat (Ritalin, Medikinet).

Die 50er Jahre – das „Zeitalter der Angst"

Die 50er Jahre waren gleichzeitig die Epoche des Wiederaufbaus und der Entwicklung diffuser und tiefer existenzieller Ängste. Die Schrecken des Krieges waren noch nicht vergessen und schon gar nicht überwunden. Die Erfahrung der Fähigkeiten – und der Bereitschaft – des Menschen zur Ausübung von vernichtender Gewalt hatten eine große Verunsicherung zurückgelassen. Diffuse Ängste vor Vernichtungswaffen und vor dem Kalten Krieg fungierten im Hintergrund der nach außen zur Schau getragenen Aufbruchsstimmung und dem politisch verfügten Optimismus dieser Epoche. In der Kunst und der Populärkultur allerdings war die Furcht allgegenwärtig. Bereits 1947 hatte der britische Dichter W. H. Auden den Schlüsselbegriff gefunden, als er sein Poem *Das Zeitalter der Angst* veröffentlichte, das mit dem Pulitzer-Preis ausgezeichnet wurde. Er traf mit diesem Werk, in dem er die westliche Kultur während des Zweiten Weltkriegs analysierte, den Nerv einer kulturellen Bewegung, indem er sie gleichzeitig diagnostizierte, benannte und zu interpretieren versuchte. Der Text fand möglicherweise gar nicht viele Leser, aber der Begriff selbst und die durch ihn kommunizierte Botschaft wurden dadurch verbreitet, dass sie Leonard Bernstein einer seiner Symphonien zugrunde legte und Jerome Robbins sie zu einem Ballett umgestaltete.

Der Existentialismus Sartre'scher Prägung, der als „Modephilosophie" dieser Periode gilt, schrieb der Angst eine bestimmende Funktion im menschlichen Bewusstsein zu. Das Theater des Absurden, das ebenfalls auf innovative Weise die angsterregende, absurde Situation des Menschen zur Darstellung brachte, eroberte die Bühnen. In besonders bemerkenswerter Weise spiegelte der Film der 50er und frühen 60er Jahre die diffusen Ängste angesichts der Massenvernichtungswaffen und des Kalten Krieges wider. Diese Thematik wurde in verschiedenen Genres aktualisiert, im Autorenkino ebenso wie im Horror- und im Science-Fiction-Film. Bedeutsame künstlerische Filme, die sich der Darstellung dieser Ängste widmeten, stammten von Akria Kurosawa, Alain Resnais, René Clément, Michelangelo Antonioni und Federico Fellini. Der Film *Ein Leben in Furcht*, den 1955 Akira Kurosawa auf die Leinwand brachte, ist bis heute ein Höhepunkt der Darstellung der Angst vor atomarer Vernichtung. Im Horror und Science Fiction-Kino spiegeln Aliens und Mutationen der Menschen diese Ängste wider. Bedeutsam ist ein Film wie *Die Invasion der Körperfresser* (1956), in dem immer mehr brave US-Bürger sich plötzlich in emotionslose, gleichgeschaltete Wesen verwandeln; Interpreten lesen diese Story als Gleichnis der diffusen Angst vor einer schleichenden Unterwanderung durch den Kommunismus. Auch im Science-Fiction-Film wurde die Atomfurcht ebenso wie die Angst vor enthemmter Wissenschaft, die zu monströsen Mutationen führt, thematisiert. In derartigen Filmproduktionen werden durch atomare oder wissenschaftliche Beeinflussung aus friedlichen Geschöpfen fürchterliche Kreaturen, wie in *Formicula* (1954), *Godzilla* (1954) oder *Tarantula* (1955). In diesem Sinn ist auch die äußerst reichhaltige Produktion von Filmen zu verstehen, die sich in die Traditionen des Vampirmotivs und der Frankenstein-Mythologie einklinkten.

Angst war also „zeitgeistig", und es war kein Wunder, dass die Menschen sich auf traditionelle Weise der Mittel bedienten, die dafür bekannt waren, Ängste und Spannungen reduzieren zu können. Der Alkohol- und Tabakkonsum zeigte in dieser Zeit in vielen Ländern steigende Tendenz, und man begann, nach neuen Stoffen zu suchen, die die alten Genuss- und Rauschmittel ablösen konnten. Angst war auch ein häufiges Thema in der psychiatrischen und psychotherapeutischen Sprechstunde. Angstkrankheiten, neurotische Angst, etc. wurden bald zu häufig gestellten Diagnosen. Zustandsbilder, die damals als „ängstlich" bezeichnet wurden, würde man heute in großem Umfang dem Spektrum depressiver Erkrankungen zurechnen.

In dieser gesellschaftlichen Grundsituation entwickelte sich die Suche nach Arzneimitteln, die geeignet schienen, ängstliche Verstimmungen – und damit im heutigen Verständnis depressive Zustandsbilder – zu behandeln.

Tranquilizer und Benzodiazepine

Meprobamat

Nachdem die Barbiturate in Misskredit geraten und strengen Verschreibungsregeln unterworfen worden waren, suchten Psychiater und die Arzneimittelindustrie gemeinsam nach Stoffen, die vergleichbar einsetzbar waren, etwa als dämpfende, angstlösende Mittel gegen Depressionen, zugleich aber ein geringeres Risiko hinsichtlich Abhängigkeit und Überdosierung darstellten. Die erste Substanz, die 1951 aus diesem Forschungsinteresse heraus entstanden war, war das Meprobamat, das ab 1955 von der Arzneimittelfirma Wallace Laboratories als Miltown vermarktet wurde und später von Wyeth, das die Lizenz erworben hatte, unter dem Namen Equanil auf den Markt gebracht wurde. Wallace Labs. vermarktete die Substanz unter dem neuen Wirkungsbegriff Tranquilizer. 1956 versprach der Werbetext für Miltown, dass die Substanz gegen Angst, Spannung und geistigen Stress wirksam sei.

Meprobamat war der erste Kassenschlager unter den psychiatrischen Arzneimitteln. Es wurde von Patienten gerne eingenommen und von klinischen Forschern günstig beurteilt. Leo Hollister, einer der bedeutendsten Pharmakologen dieser Epoche, forschte über die Wirkung der Substanz sowohl in einer Placebo-kontrollierten Studie wie auch in einer offenen, unkontrollierten Studie an 191 Patienten, die langfristig in einem psychiatrischen Krankenhaus aufgenommen worden waren. Er konnte herausfinden, dass in der offenen Studie je 74 Prozent der Patienten, die an einer Gemütserkrankung oder einer Angststörung litten, und 40 Prozent der Patienten, bei denen eine leichte Verlaufsform einer Schizophrenie diagnostiziert worden war, deutliche Verbesserung ihres Zustandes unter Meprobamat erkennen ließen. Er kam zum Schluss: „Die Ergebnisse der Behandlung von Patienten mit Angststörungen oder affektiven Erkrankungen waren sehr zufriedenstellend. Bei diesen Patienten scheint Meprobamat das Mittel der Wahl zu sein."[48]

Edward Shorter meint, dass Meprobamat nicht so sehr ein „wahres" Antidepressivum sei, sondern vielmehr gegen Nervosität wirke, in dem weiten Raum zwischen antipsychotischen Substanzen und Aspirin. Er zitiert, um diese Auffassung zu belegen, Frank Ayd, den leitenden Psychiater des großen privaten psychiatrischen Hospitals Taylor Manor in Ellicott City, Maryland. Ayd, der über große Erfahrung in der klinischen Erprobung von psychiatrischen Arzneimitteln verfügte, sagte in einem Interview: „Es gibt Leute, die sind nicht psychotisch, fühlen sich aber elend und sind bereit, viel Geld dafür auszugeben und einige Unannehmlichkeiten auf sich zu nehmen, um Ruhe zu finden. Sie wussten, dass sie nicht in Institutionen enden würden, obwohl sie oft Angst davor hatten, aber sie wussten, dass ihr Zustand sich auf ihr Eheleben auswirkte, auf ihr Sozialleben und auf ihre Arbeitsfähigkeit."[49] Jeder wusste, dass man in solchen leichten Fällen keine Barbiturate geben konnte, und daraus ergab sich die Anwendung des Meprobamat.

In dieser Anwendung hatte die Substanz großen Erfolg – auch in ökonomischer Hinsicht. Bereits einige Monate, nachdem es auf den Markt gebracht worden war, überstieg die Nachfrage nach Meprobamat die aller anderen bekannten Arzneimittel, die jemals in den USA vermarktet worden waren. Als 1965 die neue Generation der Tranquilizer, die Benzodiazepine, den Markt eroberten, hatte die Erzeugerfirma von Miltown 14 Milliarden Tabletten verkauft, was ungefähr 500 Millionen Verschreibungen für ungefähr 100 Millionen Patienten bedeutet. Wie im Falle der Amphetamine scheiterte der psychiatrische Einsatz des Meprobamat daran, dass der Substanz hohes Suchtpotential zugeschrieben wurde, und dass sich außermedizinischer Gebrauch ausbreitete. Besondere Besorgnis erregte der Trend, Alkohol- mit Meprobamatkonsum zu koppeln, um neue Rauschzustände zu erreichen. Darüber hinaus hielt sich das Gerücht, dass Meprobamat die Testung der Atemluft auf Alkohol fälschte.

Man nahm an, dass Meprobamat gemeinsam mit Alkohol konsumiert wurde, um den Alkoholspiegel zu senken.

Aus psychiatrischer Sicht berichtete Frederick Lemere 1956 über die Möglichkeit der Gewöhnung an Meprobamat, die eine Bereitschaft zur Selbstmedikation und zur Dosiserhöhung einleite und letztlich in einen chronischen Vergiftungszustand münden könne: „Bei manchen Patienten tritt zweifellos psychische Gewöhnung an die Droge ein. Manche fühlen sich derart entspannt, wenn sie die Droge zu sich nehmen, dass daraus ein gesteigertes, übertriebenes Wohlbefinden resultiert. Manche empfinden selbst gesteigerte Fröhlichkeit oder Euphorie. In den meisten Fällen ist das harmlos, aber bei einigen Patienten führt der Zustand zu Überdosierungen. [...] Ich selbst hatte 13 Fälle von über 600 Patienten, denen ich Meprobamat verschrieben hatte, bei denen man diese Behandlung abbrechen musste, weil sie in exzessiver Weise Selbstmedikation betrieben. [...] Persönlich habe ich einige Patienten gesehen, die unter dem Einfluss von 6 oder mehr Tabletten pro Tag alle Anzeichen einer Vergiftung boten. Die Symptome schlossen Euphorie, Sprechstörungen und allgemeinen Verlust der Koordination ein."[50]

Aus derartigen Beobachtungen wurde geschlossen, dass das Meprobamat ähnliche Auswirkungen haben könnte wie die Barbiturate, und dass ab einem gewissen Dosisniveau die Gewöhnung an die Substanz in Abhängigkeit umschlage. Das Komitee der Drogenexperten der Weltgesundheitsbehörde in Genf griff diese Befürchtungen auf und befasste sich ebenfalls bereits 1956 in ihrer 7. Sitzung mit dem Problem der Gewöhnung an Tranquilizer, wobei dem Meprobamat ein besonderer Rang zugeordnet wurde. Die Argumentation, die damals entwickelt wurde, ist deshalb interessant, weil sie den Argumentationsraum eröffnete und die Inhalte vorgab, die bis heute die Angst vor arzneimittelbedingter Sucht ebenso steuert wie die damit verbundene Suche nach „idealen" psychoaktiven Substanzen. Besonders bemerkenswert ist die Bedeutung, die Einzelfällen zuerkannt wurde, im Fall einer Substanz, die von über 100 Millionen Menschen gebraucht wurde. Edward Shorter stellt in diesem Kontext die Frage: „Wie viele Fälle von Sucht braucht es, dass von einer bemerkenswerten Anzahl gesprochen werden kann, bei einer Droge, die von über 100 Millionen Patienten gebraucht wurde?"[51]

Shorter zeichnet dann nach, dass die drogenpolitische Kampagne für eine Beschränkung des Gebrauchs von Tranquilizern und verschärfte Kontrolle dieses Gebrauches, die in den späten 60er Jahren ablief und sich in besonderer Weise gegen Meprobamat richtete, letztlich Ausdruck eines radikal konservativen politischen Willens war und dazu diente, die Macht der Food and Drug Administration (FDA), der US-amerikanischen Behörde für Lebensmittel- und Arzneimittelsicherheit, zu festigen. Das Verfahren, in dem Meprobamat zu einer gefährlichen Droge erklärt wurde, sei eine Farce gewesen, in der wissenschaftliche und therapeutische Evidenz einem hybriden Kontrollziel zum Opfer gefallen seien. Shorters Meinung nach war Meprobamat eines der besten Arzneimittel, die der Psychiatrie jemals zur Verfügung gestanden waren. Er zitiert in diesem Kontext Thomas Ban, den Gründer des Programms für Psychopharmakologie an der McGill Universität in Montréal: „Es ist eine sehr gute Droge, gut vergleichbar mit den Benzodiazepinen. Ich selbst habe es bis in die 80er Jahre hinein angewendet. Für die ambulante Psychiatrie war das das Beste, das jemals geschah. Es ist eine sehr, sehr bedeutende Droge."[52]

Minor Tranquilizer 2 – Benzodiazepine

Zugleich mit dem Niedergang der Popularität des Meprobamat ging der Aufstieg der nächsten Substanzgruppe mit vorwiegend dämpfender Wirkung einher, die auch in der Behandlung der Depression Anwendung fand: den Benzodiazepinen. Als erstes Benzodiazepin wurde Librium von der Firma Hoffmann-La Roche 1959 entwickelt. Es wurde rasch zu einem Verkaufsschlager. Bereits 1964 wurde doppelt so viel Librium verkauft wie Meprobamat; bis 1966 war das Arzneimittel an mehr als 15 Millionen amerikanische Staatsbürger abgegeben worden, die mehr als 6 Milliarden Einzeldosen geschluckt hatten. Bereits während dieses Höhenflugs wurde die Substanz jedoch von einem chemischen engen Verwandten abgelöst und überrundet. 1963 brachte Hoffmann-La Roche mit Valium die psychoaktive Substanz auf den Markt, die zur meistverkauften psychiatrischen Droge und zum Synonym für die Behandlung „nervöser Zustandsbilder" wurde. 1964 wurden 4 Millionen Verschreibungen für Valium ausgestellt, 1972 über 50 Millionen. 1974 berichtete die *New York Times*, dass Valium die meistverschriebene Droge in den USA, vielleicht aber auch auf der ganzen Welt sei. 1971 betrug der Gesamtumsatz von Hoffmann-La Roche in den USA 280 Millionen Dollar, der von Librium und Valium allein 200 Millionen Dollar.

Die Benzodiazepine galten zunächst als Wunderdrogen. Insbesondere wurde von ihnen auch behauptet, dass ihr Gebrauch keine Sucht auslöse. Sie haben ein breites Wirkungsspektrum, sie wirken schlafanstoßend, muskelentspannend, krampflösend, vor allem aber „anxiolytisch" (angstlösend) und konnten daher für viele Einsatzbereiche empfohlen werden. Sie wurden zur Behandlung von ängstlichen, aber nicht depressiven Patienten, von psychosomatischen Beschwerden, für alle Arten von neurotischen und psychotischen Entwicklungen und von Persönlichkeitsstörungen empfohlen. Als Antidepressiva wurden Benzodiazepine seit den mittleren 60er Jahren eingesetzt. Paul Feldman, der Forschungsdirektor des berühmten Topeka State Hospitals, sagte 1966 im Rahmen eines Hearings, das die FDA zu Librium und Valium veranstaltete, aus, dass Valium besondere Wirksamkeit gegen bestimmte Symptome habe, die man leichten Depressionen zuordne, insbesondere gegen Desinteresse an der Umgebung, Behandlungsverweigerung, etc.

In den klinischen Untersuchungen der Benzodiazepine wurden, ebenso wie in Anwendungsbeobachtungen, antidepressive Eigenschaften beobachtet. Auch an dieser Stoffgruppe wurde beschrieben, dass sie sich vor allem für die Behandlung neurotischer, reaktiver, ängstlich betonter – kurz zusammengefasst: nicht-melancholischer – Verläufe der Depression eignen, nicht aber für die Behandlung der Melancholie. Derartige Wirkungsdarstellungen begannen in den 60er Jahren und wurden bis in die 90er Jahre veröffentlicht. In Bleulers Lehrbuch der Psychiatrie, in der Auflage aus 1966, wird Librium als dem Imipramin überlegenes Mittel zur ambulanten Behandlung Depressiver bezeichnet, wenn „Entspannung und Beruhigung" gesucht wird; allerdings auch mit dem Vermerk, dass es bei schweren Depressionen nicht wirksam sei. Noch 1995 wurde eine niederländische Literaturübersicht erstellt, in der die Autoren zum Schluss gelangten, dass die klassischen Benzodiazepine bei leichten Depression wirksam, für die Behandlung der melancholischen Depression aber neueren Antidepressiva unterlegen seien. Nichtsdestotrotz arbeitete noch in dieser Zeit die Pharmaindustrie an der Entwicklung weiterer Benzodiazepin-Derivate, die auch für diesen Anwendungsbereich geeignet sein sollten.[53]

Die Benzodiazepine gehörten demnach in ihrer Blüteperiode durchaus zum Arsenal der Arzneimittel, die psychiatrisch gegen bestimmte Formen der Depression eingesetzt wurden. Weltweit wurde allerdings Valium vor allem von praktischen Ärzten, Ärzten für Allgemeinmedizin, Hausärzten und Frauenärzten als Antidepressivum eingesetzt. Als Begründung dieses Verhaltens wurde meist darauf hingewiesen, dass die Benzodiazepine von den Patienten lieber eingenommen würden als Antidepressiva, weil sie eine angenehme Wirkung ausüben, die außerdem rasch eintritt und bei entsprechender Dosierung kaum von merklichen Nebenwirkungen beeinträchtigt wird.

1996 wurden von der WHO Richtlinien zum rationalen Einsatz der Substanzen erlassen. In einer umfassenden Übersicht über die Anwendung der Benzodiazepine bei Angststörungen haben Uhlenhuth, Balter, Ban und Yang 1998 noch einmal den therapeutischen Stellenwert der Stoffe bestimmt.[54] Dementsprechend arbeitete noch in dieser Zeit die Pharmaindustrie an der Entwicklung weiterer Benzodiazepin-Derivate, die auch für diesen Anwendungsbereich geeignet sein sollten.

Der Niedergang der Benzodiazepine

Besonderer therapeutischer Stellenwert wurde der Kombination von Benzodiazepinen mit einem neuen Typ von Arzneimitteln zugeordnet, die spezifischer auf die Behandlung depressiver Zustandsbilder aller Ausprägungen ausgerichtet waren: den trizyklischen Antidepressiva und den MAO-Hemmern, mit denen wir uns später noch ausführlich beschäftigen werden. Derartige Therapieempfehlungen sind auch heute noch gültig, wie einem Überblicksartikel von Arun

V. Ravindran und Lakshmi N. Ravindran aus dem Jahr 2009 zu entnehmen ist. In ihm werden die alten Argumente auf ein neues Niveau
gebracht. Zum einen wird erneut festgestellt, dass die Substanzen bei
milden Ausprägungen der Depression wirksam sein können und
nicht für die Behandlung schwerer, „melancholischer" Zustandsbilder geeignet sind, zum anderen wird ihr Wert für kombinierte
Behandlungen bestimmter Formen der Depression hervorgehoben:
„Wenn man sie als Unterstützung zur Antidepressivabehandlung bei
Depressionen mit komorbider Angst einsetzt, könne Benzodiazepine einige Vorzüge aufweisen. Sie können das Auftreten von einer
Verstärkung von Agitiertheit und Angst, die in der Frühphase der
Behandlung mit Antidepressiva eintreten kann, abschwächen und
dadurch die Bereitschaft zur Einnahme erhöhen und sie können
auch eine raschere Abschwächung sowohl der depressiven als auch
der ängstlichen Symptome erreichen als Antidepressiva allein." Dieser
Aufsatz von Ravindran und Ravindran ist ein Referenztext für die
populäre Online-Fortbildungs-Website *Psychiatric Times.* Insofern
kommt ihm einige Bedeutung zu.[55]

Die Epoche der klassischen Antidepressiva

Wir haben schon am Anfang dieses Kapitels darauf hingewiesen,
dass in der Entwicklung der modernen psychiatrischen Heilmittel
der Zufall eine ungewöhnlich große Rolle spielt. Die Historie der
Entwicklung der Psychopharmaka ist eine Geschichte ungeplan-
ter, zufälliger Entdeckungen. Zum ersten Mal trat diese Macht des
Zufalls in der Psychopharmakologie in Erscheinung, als 1943 der
Schweizer Pharmakologe Albert Hofmann in den Laboratorien der
Firma Sandoz, wo er über das Mutterkorn forschte, um Arzneimittel
für die Geburtshilfe zu entwickeln, die psychoaktiven Eigenschaften
des LSD 25 entdeckte.
    Später wurde in der Entdeckung der spezifischen antipsychoti-
schen und antidepressiven Arzneimittel diese Zufälligkeit zur Regel.
Zunächst machte der französische Chemiker Paul Charpentier,
der 1950/51 mit der Entwicklung neuer Beruhigungsmittel befasst
war, an seinen Versuchstieren die Beobachtung, dass die Substanz

Chlorpromazin, die er gerade erforschte, mehr versprach als nur Beruhigung. Daraufhin wurde die Substanz von der Erzeugerfirma Rhone-Poulenc zur klinischen Testung an Psychiater weitergegeben. Pierre Deniker und Jean Delay, den wir bereits früher kennen gelernt haben, verabreichten die Testsubstanz ihren Patienten im Spital Ste. Anne in Paris und fanden heraus, dass sie sowohl bei Fällen, die an einem Zustandsbild litten, das damals als manisch-depressives Krankheitsgeschehen bezeichnet wurde (was wir heute als bipolares Krankheitsgeschehen klassifizieren), als auch an schizophrenen Patienten bemerkenswerte Veränderungen bewirkte. Bei den manisch-depressiven Patienten war besonders ein positiver Einfluss auf erregte und wahnhaft verstimmte Zustände zu beobachten. Mit dieser Substanz schien dementsprechend ein Durchbruch gelungen. Auch Patienten, die an schweren „melancholischen" Verstimmungen litten, schienen nun einer ambulanten medikamentösen Behandlung zugänglich.

Nachdem diese ersten Ergebnisse bekannt geworden waren, wurde die Lizenz für die Vermarktung der Substanz von der amerikanischen Firma Smith, Kline und French erworben. Sie wurde in Europa unter dem Namen Largactil und in Amerika unter dem Namen Thorazin auf den Markt gebracht. Bereits 1955, also nur vier Jahre nach der Entdeckung durch Charpentier, wurden unzählige Patienten, die an verschiedenen Geistes- und Gemütskrankheiten litten, mit diesen Mitteln behandelt.

Trizyklische Antidepressiva

Die neuen antipsychotischen Arzneimittel wurden also rasch ein Marktfaktor und versprachen, zu einem wahrhaft guten Geschäft zu werden. Naturgemäß wurde dadurch ein Wettbewerb zwischen den großen Arzneimittelproduzenten eröffnet. Innerhalb dieses Wettbewerbs kam es zur ebenfalls zufälligen Entdeckung der nächsten Stoffgruppe, der ersten Generation der modernen Antidepressiva. Die Schweizer Firma Geigy (heute nach Zusammenschluss mit Sandoz als Novartis bekannt) ließ in den 50er Jahren eine dem Chlorpromazin verwandte Substanz an schizophrenen Patienten untersuchen.

Angeregt wurden diese Untersuchungen von Roland Kuhn, der seit 1939 im Psychiatrischen Krankenhaus Münsterlingen im Kanton Thurgau an der Südseite des Konstanzer Sees arbeitete, nachdem er in Bern und Paris Medizin studiert und 1937 den Doktorgrad erworben hatte. Kuhn war Psychiater, Daseinsanalytiker und Rorschach-Spezialist und hatte eng mit dem berühmten Schweizer Psychiater Ludwig Binswanger zusammengearbeitet, der ein neuartiges Schizophreniekonzept entwickelt hatte. Von 1960 bis 1980 fungierte er als der Leiter der Anstalt in Münsterlingen.

Er interessierte sich für die neuen Erkenntnisse über die pharmakologische Behandlung der Psychosen und suchte nach neuen Stoffen, die spezifisch zur Behandlung schizophrener Symptome eingesetzt werden konnten. Geigy übergab ihm daraufhin Proben der Testsubstanz G22355. Diese Substanz, die später Imipramin genannt wurde, wies in ihrer chemischen Formel große Ähnlichkeiten mit dem bekannten und bereits weltweit in der Behandlung von Psychosen eingesetzten Chlorpromazin auf. Bei diesen therapeutischen Experimenten ließ sich zunächst ein paradoxer Effekt beobachten: Die Patienten wurden noch unruhiger und die psychotischen Symptome verstärkten sich. Allerdings ließ sich auch bei manchen dieser Versuchspatienten eine eindeutige Aufhellung ihrer Stimmungslage beobachten. Bei Patienten, die depressive Symptome aufwiesen, verbesserten sich diese oder sie verschwanden gänzlich. Kuhn ließ sich von den eher negativen Auswirkungen des Mittels bei Schizophrenen nicht entmutigen, sondern ging der Frage noch, ob diese Beobachtung einer definitiven Wirkung der Substanz entsprach, und ob man diese Wirkung auf die Gestimmtheit auch therapeutisch nutzbar machen konnte. Er gab mit dieser Intention die Testsubstanz zunächst an 40 schwer depressive Patienten ab und erzielte einen merklichen Erfolg. Innerhalb von drei Wochen hellte sich bei fast allen Patienten die Depression auf, wobei die besten Erfolge bei Patienten zu beobachten waren, die an einer „vitalen" (endogenen) Depression litten. Diese erste Beobachtung datiert aus 1956. 1957 berichtete Kuhn dann über seine Beobachtungen auf dem 2. Internationalen Kongress für Medizin in Zürich. Die Ergebnisse wurden auch in der *Schweizerischen Medizinischen Wochenschrift* veröffentlicht. Kuhn beschrieb die positiven Effekte der Imipramin-Behandlung in seinem abschlie-ßenden Bericht folgendermaßen: „Der Effekt ist besonders auffällig bei Patienten mit tiefer Depression. Darunter verstehen wir eine generelle Verlangsamung des Denkens und Handelns, begleitet von Müdigkeit, Schweregefühl, Belastungsgefühlen und einer melan-cholischen oder selbst auch verzweifelten Stimmung, wobei all diese Symptome am Morgen besonders stark auftreten und die Tendenz aufweisen, sich im Verlauf des Nachmittags und Abends zu verbes-sern. Schon von der äußeren Erscheinung allein kann man ableiten, dass sich der Gefühlszustand unter Imipramin-Hydrochlorid verbes-sert. Die Patienten stehen am Morgen aus eigenem Impuls heraus auf, sie sprechen lauter und schneller, ihr Gesichtsausdruck wird lebhaf-ter. Sie beginnen selbsttätig mit Aktivitäten, suchen wieder Kontakt zu anderen Leuten, beginnen sich zu unterhalten, beteiligen sich an Spielen, werden fröhlicher und sind wieder imstande zu lachen. [...] Sie beschäftigen sich nicht mehr mit vorgestellter oder realer Schuld aus der Vergangenheit, sondern planen ihre Zukunft. [...] Selbst-mordtendenzen reduzieren sich, können unter Kontrolle gehalten werden oder verschwinden völlig. [...] Wo Schlafstörungen die De-pression begleiteten kann wieder geschlafen werden, wobei der Schlaf als natürlich und erfrischend erlebt wird und nicht ermüdend und forciert, wie es beim Gebrauch von Schlafmitteln häufig auftritt."

Diese Darstellung erregte naturgemäß international großes Inter-esse. Heinz Lehmann, der klinische Direktor des Douglas Hospitals in Montréal, war so beeindruckt, dass er den Therapieversuch in seiner Einrichtung wiederholte. Er machte vergleichbare Beobach-tungen wie Kuhn und hatte auch vergleichbar gute Erfolge wie sein Schweizer Kollege. Lehmann und sein Team veröffentlichten ihre Erkenntnisse 1958 in der Zeitschrift der Kanadischen Gesellschaft für Medizin. Ebenfalls 1958 veröffentlichte Kuhn seine Beobachtungen im *American Journal of Psychiatry*. Zu diesem Zeitpunkt verfügte er über umfassende Erfahrung mit dem therapeutischen Einsatz des Imipramin. 1958 hatte er bereits mehr als 500 Patienten behandelt, die an der einen oder anderen Form depressiver Erkrankungen litten, vor allem aber an jenem Zustandsbild, das wir heute „Major Depres-sion" bezeichnen, und das am ehesten jener Form der depressiven

Erkrankung entspricht, die früher als Melancholie oder als endogene Depression bezeichnet wurde. In diesen Fällen sei oftmals völlige Heilung oder zumindest einschneidende Verbesserung der sozialen Funktion zu erzielen. Seine Darstellung war sehr differenziert. Er beschrieb, dass die Anwendung der Substanz sicher sei und keine nennenswerten beeinträchtigenden Nebenwirkungen auslöse. Die Wirkung trete meistens innerhalb von zwei bis drei Tagen auf, bisweilen könne man aber auch einen verzögerten Wirkungseintritt beobachten, der in seltenen Fällen auch mehrere Wochen betragen könne. Die Wirkung sei am ausgeprägtesten bei Patienten mit endogener Depression, die die übliche Symptomkonstellation von geistiger und motorischer Hemmung, Schweregefühl, Müdigkeit, Hoffnungslosigkeit, Schuldgefühlen und Verzweiflung aufweisen und an einem morgendlichen Pessimum (einer schweren depressiven Stimmung, die sich im Laufe des Tages bessert) leiden.

Da die Beobachtung gemacht werden konnte, dass Patienten, die gleichzeitig an einer Störung der Hirnfunktion oder an einer Schizophrenie leiden, problematisch auf die Substanz reagierten, indem sich entweder die psychotischen Symptome verstärkten oder vorübergehende Erregungszustände auftraten, wies Kuhn darauf hin, wie wichtig die genaue Diagnose des Zustandsbildes sei, und dass die Zuweisung zur medikamentösen Behandlung erst nach einer exakten Erhebung des Typs und der Ursache der Depression erfolgen solle.[56]

Ab 1960 wurde die Testsubstanz Imipramin unter dem Namen Tofranil vermarktet. Fünf Jahre später lagen weltweit bereits über 5000 Publikationen vor, die Kuhns Beobachtungen überwiegend bekräftigten. Einige Jahre später wurde eine dem Imipramin sowohl hinsichtlich der chemischen Struktur als auch der Wirkung verwandte Substanz in die Depressionsbehandlung eingeführt, das Amitryptilin, das unter den Firmennamen Triptyzol oder Elavin vermarktet wurde.

Monoamino-Oxydase-Hemmer

Gleichzeitig mit der Forschung an Imipramin wurde auch die Forschung an einem anderen Arzneimittel betrieben, an dem man einen psychoaktiven Nebeneffekt beobachtet hatte. 1951 hatte die Schweizer Firma Hoffmann-La Roche die Substanz Iproniazid für die Behandlung der Tuberkulose eingeführt. Bei der Anwendung der Substanz beobachtete man, dass manche der Patienten erregbar, reizbar und verwirrt wurden, während andere sich positiv angeregt fühlten und berichteten, dass sich ihre Stimmung verbessert habe, seit sie das Arzneimittel einnahmen. Im National Institute of Health in Bethesda in Washington haben sich gleichzeitig bei Tierexperimenten ähnliche Ergebnisse beobachten lassen.

Nathan Kline, ein Psychiater in New York, griff diese Beobachtungen auf und begann 1956 die Substanz off label – also für eine andere Indikation als in der Zulassung vorgesehen – an depressive Patienten abzugeben. Andere Psychiater folgten diesem Beispiel und es heißt, dass man 1957, als Geigy sich gerade daran machte, Tofranil auf den Markt zu bringen, bereits viele Patienten mit dem alternativen Präparat Iproniazid behandelte, bevor es 1958 als Arzneimittel für den psychiatrischen Gebrauch zugelassen worden war. Vermarktet wurde Iproniazid sogar etwas früher als Imipramin.

1958 veröffentlichte der amerikanische Psychiater Theodore R. Robie im *American Journal of Psychiatry* die Erfahrungen, die er mit dem antidepressiven Einsatz der Substanz gemacht hatte, die unter dem Markennamen Marsilid von Hoffmann-La Roche vermarktet wurde. Er meinte, dass die sorgfältig überwachte Abgabe der Substanz an melancholische Patienten die Notwendigkeit der Anwendung des Elektroschocks maßgeblich reduziere, wobei allerdings bei schwer Selbstmord gefährdeten Fällen die Kombination von Elektroschock und dem Arzneimittel zu empfehlen sei, da das Medikament eine gewisse Anlaufzeit benötige. Robie empfahl große Vorsicht im Umgang mit der Substanz, da die „machtvollen chemischen Kräfte", die sie entfessle, schwere Komplikationen bewirken könne, wenn der befasste ärztliche Psychiater nicht ständig auf der Hut sei und eine entsprechende Dosisanpassung durchführe und die Nebenwirkungen durch andere Arzneimittel reguliere. Auf einen, seiner Meinung nach, günstigen und bedeutenden Nebeneffekt wies Robie allerdings auch hin: Psychotherapeutische Betreuung werde erleichtert, da die Patienten spontaner reagierten, sich besser fühlten und besser kommunizierten.

Alfred Gallinek vertrat 1959 eine gegenläufige Auffassung hinsichtlich des Anwendungsbereichs des Arzneimittels. Seiner Meinung nach war Marsilid die einzige Substanz mit eindeutiger antidepressiver Wirkung und wirke am besten bei neurotischen Depressionen, die durch Somatisierung und Hemmung gekennzeichnet seien. Deshalb sah er auch keinen Zusammenhang mit der Elektroschockbehandlung, die für diese Klientel ohnehin üblicherweise nicht geeignet schien. Die Wirkung der Substanz schien ihm darauf zu beruhen, dass sie das körperliche Wohlbefinden verstärke und die Lebensenergie anfache. Auch Gallinek beobachtete schwere giftige Nebenerscheinungen: 15 von 32 Patienten litten unter schweren Komplikationen, wobei fast die Hälfte der Betroffenen einen Leberschaden erlitt.

Marsilid wurde in Fachkreisen allgemein als zwar einigermaßen wirksame, aber doch höchst gefährliche Substanz eingeschätzt. Bleuler vertrat die Auffassung, dass die Iproniazid-Behandlung unter allen verfügbaren Behandlungsmethoden das größte Risiko für die Patienten mit sich bringe. Sie sei auch gefährlicher als die Elektroschockbehandlung. Das Anwendungsgebiet des Iproniazid sei die Melancholie, bei der Stupor, Inaktivität und Apathie vorherrschten, man solle die Methode jedoch „auf verzweifelte, gegen andere Behandlungen resistente Formen" beschränken. Auf jeden Fall sei zu empfehlen, dass die Einstellung in der Klinik durchgeführt werde, um allfällige schwere Komplikationen rasch erkennen und behandeln zu können. Zu diesen Komplikationen zählte Bleuler: Gelbsucht bei lebensgefährlicher Leberschädigung, Nervenentzündungen, Reflexsteigerung, Gangunsicherheit und andere Störungen seitens des zentralen Nervensystems, Kollapsneigung beim Aufrichten, Ödeme, Erregungszustände, Psychosen (exogener Reaktionstyp). Bleuler wies darauf hin, dass es noch nicht möglich sei, eine ungefährliche, bereits wirksame Dosis der Substanz festzusetzen.

1961 wurde Marsilid in den USA verboten und durch Nachfolgesubstanzen ersetzt, denen eine geringere Lebergiftigkeit bescheinigt wurde. In Europa blieb es auf dem Markt und wird bis heute in Frankreich hergestellt. Auch die Nachfolgerstoffe aus dieser Gruppe gelten weitgehend als problematische Arzneimittel. Dies vor allem auch deshalb, weil sich neben der akuten Giftwirkung der Substanzen und ihrer Unverträglichkeit mit vielen anderen Arzneimitteln auch noch diätetische Probleme ergaben. Patienten, die mit Iproniazin behandelt wurden, zeigten Unverträglichkeitsreaktionen, wenn sie bestimmte Nahrungsmittel wie Sauerkraut, Schimmelkäse oder Rotwein zu sich nahmen.

Interessant ist, dass Iproniazid und seine Verwandten die erste Stoffgruppe waren, die nach ihrer Wirkung auf den Hirnstoffwechsel klassifiziert wurden, nämlich als Monoamino-Oxydase- (MAO-) Hemmer. Robie hatte geschrieben, dass ein Hauptfaktor der Wirkung der Substanz hinsichtlich der Steigerung psychischer Energie wohl darauf beruhe, dass „die Inaktivierung des im Gehirn gespeicherten, mächtigen Hormons Serotonin durch die Hemmung der Aminooxydase behindert wird", obwohl auch andere, gleichermaßen kraftvolle, chemische Interaktionen ablaufen dürften.[57]

Damit wurde der Wechselwirkung Rechnung getragen, die zwischen den Fortschritten in der Neurowissenschaft und der Entwicklung von Psychopharmaka besteht. Seit den späten 40er Jahren wurden in der Neurowissenschaft maßgebliche Erkenntnisse über die Biologie der Reizübertragung im Nervensystem gewonnen. Diese Erkenntnisse wieder waren nicht möglich, ohne dass Substanzen entwickelt wurden, die die Mechanismen, denen die funktionalen Schaltkreise im Nervensystem unterliegen, verdeutlichten. Die Wirkungen dieser Substanzen, die zunächst Forschungszwecken dienten, konnten dann auf die Möglichkeit überprüft werden, bei krankhaften Zuständen des Nervensystems entgleiste Steuermechanismen wieder unter Kontrolle zu bringen und dadurch eine korrigierende, „heilsame" Wirkung zu entfalten.

In der klinischen Psychiatrie wurden in den 60er Jahren Arbeitshypothesen aufgestellt, die davon ausgingen, dass für die normale Funktion des Gehirns Stoffwechselprozesse wesentlich sind, die örtlich begrenzt an bestimmte Hirnstrukturen gebunden sind und zeitlich eng befristet ablaufen. Diese Hypothesen ordneten bestimmten Kerngebieten im Gehirn bestimmte Wirkstoffe zu. Es wurde die Annahme entwickelt, dass bestimmte Hirnsysteme Stoffe anreichern, abbauen oder weitergeben, die für die Funktion einzelner Kerne wichtig sind. Diese Hypothesen schlossen Überlegungen ein, die besagen, dass bestimmten Stoffwechselprozessen im Zusammenhang mit bestimmten Hirnstrukturen auch Bedeutung für das psychische Leben zukommt. Von Anfang an wurde die Einschränkung gemacht, dass diese Zusammenhänge nur für den Grad des Wachseins und der Aufmerksamkeit und für psychische Spannung, Stimmungen und Triebe gelten. Zusammenhänge mit komplexen Funktionen wie Denkabläufen, sozialen Haltungen, etc. wurden nicht angenommen.

Diese Überlegungen, im Einklang mit Beobachtungen über die Wirksamkeit bestimmter Arzneimittel und den Ergebnissen der neuroendokrinologischen Forschung, richteten die Aufmerksamkeit von Anfang an auf die Funktion der Neurotransmitter, der Botenstoffe im Nervensystem.

Pharmakologische und psychopharmakologische Forschung in der Folge des klinischen Einsatzes der trizyklischen Antidepressiva

Die zufällige Entdeckung der antidepressiven Wirksamkeit von so verschiedenen Substanzen wie Largactil, Tofranil und Iproniazid weckte das Interesse für die pharmakologischen Mechanismen, die dieser therapeutischen Bedeutung zugrunde liegen. Die Zufälle, die den Fortschritt der Behandlung ermöglicht hatten, erhielten entscheidende Bedeutung für Fortschritte in der Neurowissenschaft.

Depression und Botenstoffe im Gehirn

Als die neuen Anwendungen der Substanzen realisiert wurden, wusste man über die Wirkmechanismen nur sehr wenig. Die Beobachtung von regelmäßigen Seiteneffekten des Chlorpromazin führte zur Erkenntnis, dass die Substanz im Organismus einen Effekt ausüben müsse, der dem vergleichbar sei, auf dem der Morbus Parkinson beruht. Das Verständnis für diese Prozesse wurde durch die Forschung von Arvid Carlsson, dem Nobelpreisträger von 2000, ermöglicht. Carlsson entdeckte de facto die Bedeutung der Neurotransmitter als Botenstoffe im Gehirn, die der Übertragung von Reizen dienen. Zu diesen Stoffen zählen das Noradrenalin, das Azetylcholin, das Dopamin, das Serotonin, die Gamma-Aminobuttersäure und andere. Carlsson konzentrierte sich in seiner Forschung zunächst auf das Dopamin. Im Rahmen dieser wissenschaftlichen Arbeit wurde die Ursache der Parkinsonschen Krankheit aufgedeckt. Es wurde deutlich, dass diese schwere neurologische Erkrankung auf einem Mangel an Dopamin beruhte. Aus dieser Erkenntnis ergab sich die Schlussfolgerung, dass das Largactil, dessen wichtigste unerwünschte Wirkung am Patienten die Entwicklung eines Parkinson-Syndroms war, zu einer Verarmung an Dopamin führe, und daraus wieder, dass das Dopamin als Botenstoff eine wichtige Rolle für das normale Geistes- und Gemütsleben habe, und dass eine Störung dieses Systems ursächlich mit der Entstehung von Geistes- und Gemütserkrankungen zusammenhänge.

Psychopharmaka –
Manipulatoren des Transmitterstoffwechsels

Die Aufklärung der pharmakologischen Wirkung des Iproniazid bekräftigte diese Annahme. Die Forschung ergab, dass Iproniazid ein bestimmtes Enzym im Gehirnstoffwechsel hemmt, die Monoamino-Oxydase. Dieses Enzym hat die Funktion, die Botenstoffe Dopamin, Serotonin und Noradrenalin, die aus den Nervenendigungen im Prozess der Neurotransmission ausgeschüttet werden, zu zerstören. Diese Zerstörung ist für den Kommunikationsablauf im Gehirn wichtig. Sie beendet eine Reizübertragung und schafft Platz für eine neue Kommunikation. Die Inaktivierung der Monoamino-Oxdase durch Iproniazid verlängert die Dauer der Wirkung eines Signals und erhöht die Menge von Dopamin, Serotonin und Noradrenalin in den Nervenendigungen, wodurch der Neurotransmission mehr von diesen Stoffen zur Verfügung stehen. Auf diese Weise wird die Signalübertragung im Gehirn weitgehend umstrukturiert.

Hinsichtlich der Bedeutung dieser pharmako-physiologischen Erkenntnisse für das Verständnis der Depression ergibt sich simplifiziert die Schlussfolgerung: Niedrige Spiegel von Dopamin, Serotonin und Noradrenalin bewirken Depression, erhöht man die Spiegel wird die Depression beseitigt. Diese Erhöhung der Konzentration kann auf verschiedene Weise bewirkt werden. Eine Möglichkeit ist die Blockade eines Enzymes, das die Zerstörung der Botenstoffe bewirkt, eine andere die Blockade der Wiederaufnahme der Botenstoffe in die Nervenendigungen, von denen sie ausgeschüttet wurden. Auf ersterem Mechanismus beruht die Wirkung der Monoamino-Oxydase- (MAO-)Hemmer. Die trizyklischen Antidepressiva hingegen beugen der Inaktivierung der Botenstoffe vor, die unter normalen Umständen den Transport in die Nervenendigungen, die die Ausschüttung bewirkt haben, einschließt. Dieser Prozess wird als „Wiederaufnahme" bezeichnet. Die Wiederaufnahme entspricht ebenfalls einer Beendigung des chemischen Signals, wobei allerdings der Vorteil gegenüber der enzymatischen Zerstörung darin besteht, dass der wiederaufgenommene Botenstoff weiter für die Signalübertragung zur Verfügung steht. Wird die Wiederaufnahme blockiert, kommt es, nicht anders als im Prozess der Hemmung des Abbaus, ebenfalls zu einer Zunahme der verfügbaren Neurotransmitter. Den Mechanismus, der diesem Geschehen zugrunde liegt, erkannte ein weiterer Nobelpreisträger, Julius Axelrod. Er fand für das Noradrenalin heraus, dass der Wiederaufnahmeprozess, der die Aktion beendet, von einem Eiweißkörper kontrolliert wird, der Noradrenalin-Transporter genannt wird. Dieser Eiweißkörper befindet sich an der Oberfläche der Nervenendigungen, die den Botenstoff ausschütten, und steht bereit, das Noradrenalin abzufangen und es wieder in die Nervenendigung zu transportieren. Die Wirkungsweise des Imipramin besteht darin, dass es gegen die Funktion des Transporters in Aktion tritt, die Wiederaufnahme verhindert und damit dazu führt, dass die Wirkungszeit des Botenstoffs verlängert wird. Zwischen der Wirkungsweise der verschiedenen, antidepressiv wirksamen Substanzen besteht also insofern eine Gemeinsamkeit, als sie auf verschiedenen Wegen die Aktion des Noradrenalin, aber auch anderer Botenstoffe verlängern und damit zu einer Veränderung der chemischen Balance des Gehirns führen.

Die Depression: eine „Transmitterkrankheit"?

Die Erkenntnisse über die Wirkungsweise der Arzneimittel führten zu erhöhtem Interesse an den biologischen Bedingungen psychiatrischer Krankheiten und dadurch zu der zunehmenden Dominanz der biologischen Psychiatrie. Das zentrale Interesse galt Spekulationen über die Ursachen der Depression. Da in der ersten Periode dieser Forschung die Auffassung bestand, dass das Noradrenalin die wichtigste Substanz in dieser Beziehung sei, wurde aus den Arzneimitteleffekten eine als „Noradrenalin-Hypothese der Depression" in die Medizingeschichte eingegangene Schlussfolgerung abgeleitet: Depressive Zustandsbilder basieren auf einem Mangel an Noradrenalin im Gehirn.

Das Noradrenalin und seine Funktion wurden 1946 von dem schwedischen Biologen Ulf von Euler entdeckt, der für diese Entdeckung mit dem Nobelpreis ausgezeichnet wurde. Noradrenalin ist darin beteiligt, den Organismus in „high alert" zu versetzen. Es wird zusammen mit Adrenalin als Hormon von der Nebenniere ausgeschüttet. Als Neurotransmitter ist Noradrenalin von Bedeutung für Aufmerksamkeit, Emotionen, Schlafen, Träumen, Lernen und für das Gedächtnis.

Da aber andererseits Erkenntnisse darüber vorlagen, dass die bekannten psychoaktiven und antidepressiv wirksamen Stoffe nicht nur die Noradrenalin-Ausschüttung beeinflussen, sondern auch die Ausschüttung anderer Neurotransmitter, wandte sich die Forschung auch diesen Stoffen zu. Man wusste, dass die MAO-Hemmer und die trizyklischen Antidepressiva, aber auch das Amphetamin die Ausschüttung und Wiederaufnahme von Serotonin beeinflussten. Auch von Serotonin war bekannt, dass es Einfluss auf die Stimmung ausüben konnte. Der Botenstoff war erstmals von Vittorio Erspamer in den 1930er Jahren entdeckt worden. Im Blutserum entdeckte es 1948 Irvine Page, der dem Stoff den Namen gab. Ein anderer Forscher in Pages Laboratorium konnte darstellen, dass es sich bei Serotonin um einen Aminkörper handelte, also um ein Molekül, das einer Gruppe von chemischen Stoffen zugehört, zu denen auch die Neurotransmitter gehören. Und dann erkannten schließlich die Funktion des

Serotonin als Neurotransmitter John Welsh (1954 in Mollusken) und Betty Twarog (1952 in Wirbeltieren).

Serotonin ist ein hemmender Neurotransmitter, der Stimmung und Emotion beeinflusst. Vergleichbar der Noradrenalin-Hypothese der Depression schloss man, dass zu wenig Serotonin zu Depressionen führe, darüber hinaus aber auch bei Problemen mit der Affektkontrolle, zwanghaftem Verhalten und Selbstmordtendenzen eine Rolle spiele.

Ein Mangel an Serotonin führt auch zu einem erhöhten Verlangen nach süßen Speisen und zu Schlafstörungen. In medizinischer Hinsicht hat man auch Beziehungen zu Migräne, funktionellen Darmstörungen und Fibromyalgie hergestellt. Dass Serotonin auch eine Bedeutung für die Wahrnehmung und die Erfahrung hat, ergab sich aus den Erfahrungen mit Drogen wie LSD, Meskalin und Ecstasy, denen gemeinsam ist, dass sie Serotoninrezeptoren besetzen und so die Signalübertragung in Wahrnehmungssystemen blockieren.

Der Kampf gegen die Depression mittels chemischer Manipulation des Serotoninstoffwechsels

Arvid Carlsson ging als Erster wissenschaftlich der Vermutung nach, dass Serotonin eine wesentliche Funktion für depressive Stimmung haben könnte, und begann an der Entwicklung von Arzneimitteln zu arbeiten, die die Wiederaufnahme von Serotonin blockieren. Seine Forschung in diesem Aufgabenbereich setzte bereits in den späten 50er Jahren ein. Mittel, die diese Blockade ausübten, waren bekannt und als Antihistaminika im Handel. Die erste Vermutung, dass die Erhöhung des Serotoninspiegels eine antidepressive Wirkung ausübt, geht auf den britischen Wissenschafter Alex Coppen und seine Forschungsgruppe zurück, die 1963 berichteten, dass die antidepressive Wirksamkeit eines MAO-Hemmers dadurch verbessert werden könne, dass man die Substanz mit der Wirkung von Tryptophan, einem Vorläuferstoff des Serotonin, koppelt. Carlsson griff die klinischen Beobachtungen über verschiedenartige Wirkungsweisen der trizyklischen Antidepressiva auf und versuchte, diese Wirkungsunterschiede auf substanzspezifische Beeinflussung der Transmittersysteme zu untersuchen. Dabei ergab sich tatsächlich ein Unterschied hinsichtlich der Fähigkeit, den Abbau von Noradrenalin bzw. von Serotonin stärker zu behindern. Stärker dämpfende Mittel reduzierten den Noradrenalinabbau, mehr anregende Mittel den Serotoninabbau. Carlsson legte mit diesen Erkenntnissen den Grundstein für die „Serotonin-Hypothese" der Depression. Nun stellte sich die Aufgabe, Antidepressiva zu entwickeln, die entweder zur Anreicherung von Noradrenalin und Serotonin führten oder selektiv eine Erhöhung der Serotoninkonzentration bewirkten.

Der Beginn der Vermarktung der Serotonin-Hypothese

1969 wurde auf der Basis der Carlsson'schen Erkenntnisse in Schweden der erste selektive Serotonin-Wiederaufnahmehemmer (SSRI) entwickelt. 1971 bereits wurde für ihn unter dem Namen „Zimelidine" ein Patentverfahren in Schweden, Belgien und Großbritannien eingeleitet. Das erste Patent wurde dann im März 1972 zuerkannt. 1981 wurde die Substanz in Schweden und in anderen europäischen Ländern zugelassen und unter dem Markennamen „Zelmid" von der Arzneimittelfirma Astra vermarktet. Sie wurde in der Produktbeschreibung als der „neue spezifische Serotonin-Wiederaufnahmehemmer für die Behandlung der Depression" beschrieben. Es wurden Belege vorgebracht, die zeigten, dass die Substanz ebenso wirksam sei wie die trizyklischen Antidepressiva, aber wesentlich weniger Nebenwirkungen auslöse. Das günstigere Wirkungsprofil wurde an der „spezifischen", vorgegeben isolierten Wirkung im serotonergen System festgemacht. Spezifische Serotonin-Wiederaufnahme-Hemmer gelten als „saubere Drogen", weil sie eine eingegrenztere Wirkung innerhalb des Hirnstoffwechsels ausüben als die älteren „schmutzigen" Substanzen, die in viele Systeme eingreifen.

Die Arzneimittelfirma kaufte das Patent für Zelmid für die Vermarktung in den USA. Die Zulassungsuntersuchung erbrachte zunächst gute Erfolge. In der Zwischenzeit hatte man allerdings in Schweden erste Erkenntnisse über schwerwiegende Nebeneffekte der Substanz gesammelt, die 1983 der amerikanischen Zulassungsbehörde zugänglich gemacht wurden. Da man in Schweden tatsächlich beobachtet hatte, dass unter Zelmid in den leichtesten Fällen „grippeähnliche Zustände" auftraten, dass aber auch schwere neurologische Krankheitsbilder auftreten konnten und Leberschäden entstanden, nahm Astra die Substanz im September 1983 in Europa vom Markt. Dadurch wurde auch die amerikanische Zulassung verhindert. Man muss sagen, dass Carlsson derartige Beobachtungen bereits in der präklinischen Testung der Substanz beobachtet und die Erzeugerfirma darauf aufmerksam gemacht hatte. Seine Befürchtungen wurden aber nicht ernst genommen. Laut Edward Shorter blieb Carlsson aber überzeugt davon, dass die Substanz nicht vom Markt hätte genommen werden sollen, weil sie außerordentlich wirksam und das Verhältnis von gravierenden Komplikationen und erwartbarem Nutzen eindeutig auf der Seite des Nutzens war: „Der klinische, der therapeutische Effekt war durchschlagend, man sollte eine Relation zu den Selbstmorden, die verhindert worden wären und den anderen Fällen, die nicht tödlich verliefen, sondern behandelbar waren, herstellen."

Die Probleme mit Zelmid führten nicht dazu, dass die Suche nach Substanzen, die das serotonerge System beeinflussen, eingestellt wurde. Ganz im Gegenteil wurden in Europa und den USA in den 8oer und 9oer Jahren viele neue SSRI entwickelt und auf den Markt gebracht. Manche davon, zum Beispiel das Fluvoxamine (Floxyfral), das bereits in den frühen 70er Jahren in den Labors von Philips-Duphar entwickelt worden war, gehören bis heute zum gebräuchlichen Arzneimittelschatz.

Die 8oer Jahre – Die Geburtsperiode der melancholischen Ära

Der Durchbruch zum massenhaften Einsatz der SSRI in der Psychiatrie gelang der Firma Lilly 1988 mit der Vermarktung des Fluoxetin (Prozac, Fluctine). Diese Substanz wurde rasch zum größten Verkaufsschlager der Psychopharmakologie. Es ist kein Wunder, dass in rascher Folge verwandte Substanzen auf den Markt gebracht wurden: Citalopram (1989), Zoloft (1992) und Sertralin (1993).

Diese Entwicklung war zunächst einigermaßen überraschend, hatte doch mancher dieser Stoffe bereits eine problematische und wechselvolle Geschichte hinter sich, bevor es zur Vermarktung kam. Citalopram war bereits 1971 synthetisiert und 1977 patentiert worden, Fluoxetin wurde 1973 synthetisiert und in Deutschland bereits 1975 patentiert. Die amerikanische Patentierung erfolgte 1982, also acht Jahre bevor die Substanz in den USA als SSRI für die Psychiatrie vermarktet wurde. Die lange Vorlaufzeit der Zulassung des Fluoxetin hatte ihre Gründe. Zum einen wurden in Testanwendungen ernstzunehmende Nebenwirkungen beobachtet, zum andern wurde der antidepressive Effekt bestritten. In den ersten klinischen Versuchen, die in den frühen 70er Jahren abliefen, wurde beobachtet, dass die Patienten unruhig wurden und psychotische Symptome sich verschlechterten. Bei schweren, hospitalisierten depressiven Patienten wurden keine Erfolge beobachtet. Die Ergebnisse der frühen Studien sind außerdem schwer zu interpretieren, weil die Testpatienten oft zusätzlich mit Benzodiazepinen behandelt wurden. Die Nebenwirkungen, die beobachtet wurden, umfassten Ängstlichkeit, Nervosität, Schlaflosigkeit, Ermüdbarkeit, Zittern und Störungen des Magen-Darm-Trakts. Therapieversuche gegen Übergewicht, Schmerzen und Dystonie schlugen ebenfalls fehl. All dies führte dazu, dass Lilly seine Pläne, das Mittel auf den Markt zu bringen, fast fallen lassen wollte. Carlsson erinnerte sich im Interview, das er 2007 mit David Healy und Edward Shorter führte, dass anlässlich einer Konferenz in England der Vertreter von Lilly Alec Koppen auf seine Frage, warum man nicht Prozac gegen Depression versuche, geantwortet habe, dass Lilly nicht daran denke, diesen Versuch zu machen. Als dennoch versucht wurde, Prozac in Deutschland als Antidepressivum auf den Markt zu bringen, war die deutsche Zulassungsbehörde noch dagegen. Im Mai 1984 äußerte sie: „Bei der Bewertung des Nutzens und der Risiken glauben wir, dass dieses Präparat für die Behandlung der Depression völlig ungeeignet ist."[58] Dennoch wollte die Herstellerfirma Lilly nicht ganz ihre Konkurrenz zu Merck aufgeben, das gerade Zelmin auf den Markt bringen wollte. Bei der Suche nach geeigneten Patienten fand man schließlich, dass die Substanz sich für die Behandlung leichter Depressionen als geeignet erwies.

Diese Erkenntnis legte den Grundstein für neue exzessive Werbemethoden und Werbestrategien der Pharmaindustrie. Die Folge davon waren wiederum einschneidende Veränderungen in der Interpretation der medikamentösen Behandlung der Depression, die nicht ohne Folgen für die Psychiatrie als Wissenschaft und Praxis blieb.

Die Diagnostik der verschiedenartigen depressiven Zustandsbilder und eine trennscharfe Klassifizierung nach deutlich erfass- und beschreibbaren Kriterien ist ein Problem, das die Entwicklung der Psychiatrie begleitet. Schon als die ersten modernen Antidepressiva entwickelt wurden, verlangten psychiatrische Forscher nach einem Umdenken in der Diagnostik. Gerald L. Klerman forderte 1973, externe, das heißt von der Symptomatologie unabhängige Kriterien als Grundlage der Klassifikation zu nutzen, wobei er unter diesen Kriterien unter anderen die folgenden verstand:

- genetisch familiäre Faktoren
- biochemische und physiologische Parameter
- Reaktionen auf die Behandlung

Die Art und Weise, wie die Wirkungsweise der neuen Antidepressiva beschrieben wurde und wie die psychiatrische Krankheit Depression zur Stoffwechselkrankheit uminterpretiert wurde, kann als Umsetzung dieser Vorstellung verstanden werden. Die biologische Psychiatrie tendiert dazu, Erkenntnisse der neurophysiologischen und pharmakologischen Forschung zur „Ursachenforschung" bezüglich der Geistes- und Gemütskrankheiten umzufunktionieren. Seit den 50er Jahren lässt sich beobachten, dass vereinfachende Schlüsse gezogen werden, dass gewisse Imbalancen im Gehirnstoffwechsel und in den Mustern der Neurotransmitter und ihrer Bindungsstätten direkt psychische Störungen bewirken. Ebenso ist es geläufig, die Behandlung im Sinne der Verordnung von psychoaktiven Arzneimitteln von diesen Ursachenzuschreibungen abzuleiten. Die „Serotonin-Hypothese der Depression", die in den 80er Jahren formuliert worden ist und nach der die Erkrankung als Ausdruck eines Serotonindefizits zu verstehen ist, war damals das letzte Glied in einer Kette von biologistischen

Erklärungsversuchen. Die neurobiologische Erklärung der Depression, die die Erkrankung als Ausdruck einer Imbalance im Transmitterstoffwechsel versteht, baute auf drei Annahmen bezüglich der Bedeutung des Serotonin-Stoffwechsels auf. In der allerersten Serotonin-Hypothese, der heute nur noch historisches Interesse zukommt, wurde noch angenommen, dass die Major Depression auf einer gesteigerten Serotonin-Aktivität beruhe. Dann folgten die Annahmen, dass der Depression entweder direkt ein Defizit der serotonergen Aktivität zugrunde läge oder dass dieses Defizit ein wichtiger Wegbereiter einer besonderen Anfälligkeit für depressive Erkrankungen sei.

Diese Annahmen lagen einerseits der Entwicklung der SSRI zugrunde, andererseits schienen sie durch die Wirksamkeit der Arzneimittel dieses Typs bestätigt. Die Serotonin-Hypothesen wurden lange Zeit sowohl vonseiten der Industrie als auch vonseiten der akademischen Ärzteschaft als Gewissheiten hingestellt, die auf scheinbar unwiderlegbaren Erkenntnissen der neurowissenschaftlichen und klinischen Forschung beruhen.

Dass aus der Formel „Die Depression ist eine Erkrankung des serotonergen Systems" sich der Schluss ergab: „Daher wirken Arzneimittel, die in diesem System ihre Wirksamkeit entfalten", entsprach der Tradition. Neu war aber, dass sich eine Bereitschaft abzeichnete, in einem entscheidenden und paradoxen Zirkelschluss alles zur Depression zu erklären, das auf die Behandlung mit Substanzen mit serotonerger Wirkung ansprach, und man darauf aufbauend die Diagnostik veränderte, indem man neue Krankheiten schuf. Es werden seit dieser Zeit nicht mehr Arzneimittel zur Behandlung von Krankheiten entwickelt, sondern die Krankhaftigkeit eines Zustands daraus abgeleitet, dass das Arzneimittel bei ihm eine Veränderung bewirkt. Es ist möglich geworden, von „Störungen, die auf antidepressive Medikation ansprechen", zu reden.

Die Prozac-Ära

All das hatte zur Folge, dass das Anwendungsspektrum der Substanzen ungemein erweitert wurde. Es blieb nicht beschränkt auf die Behandlung klinischer Depressionen. Mit den Mitteln wurden bald

Patienten behandelt, die an den verschiedensten Störungen litten: an Zwangsstörungen, an Sozialphobien, an prämenstrueller Verstimmung, an Essstörungen, Sexualstörungen, Perversionen, körperdysmorphen Störungen und an generalisierten Angststörungen.

Die SSRI wurden so zu den größten Blockbustern unter den Antidepressiva. Prozac und die bald nachfolgenden SSRI brachten den Erzeugerfirmen ungeheure Gewinne. Von 1987 an erzielte allein Prozac / Fluctine bis zum Ablaufen des Patents regelmäßig die stärksten Umsatzzuwächse. Erst 2001 entstand ein Wettbewerb mit billigeren Generika, woraufhin der Umsatz einbrach. Der Erlös dieses einen, lange als paradigmatisch geltenden SSRI-Präparates, ging im Gesamtjahr 2001 um 23 Prozent und im vierten Quartal gar um 66 Prozent auf immerhin 1,9 Milliarden Dollar zurück. Wir beleuchten diese ökonomische Seite des Depressionsthemas ausführlich im Kapitel über die Pharmaindustrie.

Die Serotonin-Hypothese heute

Seit etwa 2010 werden von vielen wesentlichen Autoren alle Serotonin-Hypothesen der Depression für tot erklärt. Führende Neurowissenschafter und Medizinhistoriker sprechen sich dagegen aus, dass man komplexe Erkenntnisse der Grundlagenforschung über die komplizierten und komplexen Verhältnisse des Hirnstoffwechsels in vereinfachender und simplifizierender Weise auf die psychiatrische Klinik überträgt und damit versucht, die psychiatrische Krankheitslehre und Behandlungspraxis auf eine pseudowissenschaftliche Basis zu stellen. Dieses Umdenken zeichnete sich bereits vor ungefähr 20 Jahren ab. Michael Maes und Herbert Y. Meltzer schrieben 1995 in ihrem Beitrag zum Standardwerk *Psychopharmacology – 4th Generation of Progress*: „Obwohl seit 1987 vieles über serotonergische Dysfunktion in Major Depression in Erfahrung gebracht werden konnte, scheint es heute klar, dass es keine einfache Antwort auf die Frage gibt, ob eine Veränderung der Serotoninaktivität in direktem Bezug zur Entwicklung und dem Krankheitsbild einer Major Depression steht, oder ob sie lediglich einen Faktor für die Anfälligkeit dieser Krankheit gegenüber bedeutet."[59]

Seither haben sich viele namhafte Vertreter der Neurowissenschaft zu Wort gemeldet und erklärt, dass die Forschung, die von der Serotonin-Hypothese ausgelöst wurde, keine Ergebnisse erbrachte, die bestätigen, dass eine Abnormität des Serotonin-Stoffwechsels die Basis der Depression sei. In diesem Diskurs werden grundsätzliche Zweifel geäußert: Zum einen sei die Hypothese schon deshalb nicht zu überprüfen, weil man das Serotonin in menschlichen Zellen nicht bestimmen könne, zum andern sei es auch klar, dass die Vorstellung zu simpel sei; das Gehirn funktioniert nicht so einfach, es ist kein hydraulisches System. Selbst Peter Kramer, der Verfasser des Buches *Listening to Prozac*, das vielerorts als Propagandaschrift für einen breiten Einsatz der SSRI verstanden worden ist, distanzierte sich 2002 in einem klärenden Brief an die *New York Times* von der Serotonin-Hypothese.

Die SSRI verloren in diesem Prozess ihren Zauber. Man war sich zunehmend unklar darüber, wie sie eigentlich wirkten, erkannte die Grenzen ihrer Einsatzmöglichkeiten und hörte mehr und mehr über negative Auswirkungen des Gebrauchs. Man musste erkennen, dass sie, nicht viel anders als die älteren Antidepressiva, nur bei etwa 60 Prozent der Patienten, denen sie verordnet wurden, die erwünschte Wirkung entfalten konnten, und dies oft erst nach Kombination mit anderen Substanzen. Um das therapeutische Angebot zu erweitern, wurden Substanzen entwickelt, die nicht nur im serotonergen System wirksam werden, sondern auch im noradrenergenen, die sogenannten Serotonin-Norepinephrine-Wiederaufnahme-Hemmer (SNRI), Venlafaxin (Efectin), Milnacipran (Ixel), Duloxetin (Cymbalta). Diese Substanzen werden bei Depressionen empfohlen, die durch Antrieblosigkeit und Interesselosigkeit gekennzeichnet sind.

SSRI nehmen in der Palette der Therapieangebote nicht mehr den Sonderplatz ein, der ihnen früher eingeräumt wurde. Dass sie immer noch als Arzneimittel der ersten Wahl gelten, ist eher darauf zurückzuführen, dass ihnen nachgesagt wird, seltener unerwünschte Nebenwirkungen auszulösen, und dass bei ihrem Gebrauch kein Abhängigkeitsrisiko besteht.

Für die Pharmaindustrie wurden die Arzneimittel dieses Typs wohl auch zunehmend uninteressant, weil Patente ausliefen und sich die Industrie unangenehmen Fragen über ihre Vermarktungspraktiken stellen musste und in kostspielige Prozesse verwickelt wurde.

Post-Prozac-Fragmentierung

> „Was soll das alles bedeuten? Irgendwie funktionieren die
> Antidepressiva bei manchen Patienten. Wir verstehen das
> besser, wenn wir die anderen Auswirkungen, die diese
> Drogen aufs Gehirn ausüben, anschauen."[60]

Nach der Entzauberung der SSRI ist die Suche nach für die Depressionsbehandlung geeigneten Psychopharmaka in eine neue Phase getreten. Derzeit ist vor allem eine Neuinterpretation der therapeutischen Möglichkeiten, die in alten, teilweise verpönten Substanzen zu finden sind, zu beobachten.

Zum einen wird Forschung zu Substanzen betrieben, die auf das körpereigene Endorphinsystem wirken. Wir haben früher darauf hingewiesen, dass Opium als Heilmittel bei der Melancholie zum Einsatz kam. Da man heute ohnehin davon ausgeht, dass zwischen Depression und Sucht eine enge Beziehung besteht, ist es nicht verwunderlich, dass das System, das in unserem Organismus opiatähnliche Stoffe produziert, die unsere Schmerzwahrnehmung, unsere Affekte und unsere Stressantwort regulieren, hinsichtlich seiner Beteiligung an Erkrankungen des Gemüts und der Affekte beforscht wird. Man konnte finden, dass an einer der Bindungsstätten innerhalb des körpereigenen Endorphinsystems, die dieser Regulation zur Verfügung stehen – den kappa-Rezeptoren –, Prozesse ablaufen, die zum Verständnis der Depression beitragen können und die man auch zur Entwicklung neuer antidepressiver Substanzen nutzen kann. Die Industrie setzt derzeit auf diese Möglichkeit große Hoffnung.

Zum anderen wird eine weitere Substanz in letzter Zeit als Antidepressivum untersucht, das Ketamin. Dieses Arzneimittel wurde 1962 als Narkosestoff für die Human- und Veterinärmedizin entwickelt und wird seit 1966 in diesem Anwendungsbereich eingesetzt. Außerdem wird es bei behandlungsresistentem Asthma verschrieben.

Ketamin wirkt auch stark auf Bewusstseins- und Wahrnehmungsprozesse, es ist imstande, sogenannte „dissoziative Bewusstseinszustände" auszulösen. Wegen dieser Wirkungsqualität wurde es auch als „psychotherapeutische Droge" in psychotherapeutischen Experimenten angewendet. Außermedizinischer Gebrauch in kleinen Gruppen, die die Substanz als bewusstseinserweiterndes Rauschmittel verwenden, ist seit den 70er Jahren des 20. Jahrhunderts bekannt und wurde durch Stellungnahmen des Nobelträgers John Lilly gefördert, der die Droge auch in seinem Buch *Der Wissenschafter* propagierte. In den 80er und 90er Jahren verbreitete sich der Gebrauch als Rauschmittel in den Tanzszenen; Ketamin wurde zur „Partydroge" und medial skandalisiert.

Derzeit wird die Substanz auf ihre antidepressive Wirksamkeit hin überprüft. Zunächst wurden im Tierversuch Hinweise auf eine derartige Wirkung gefunden. Bei der Anwendung am Menschen stellte sich dann heraus, dass kleine Dosen Ketamin sehr rasch, innerhalb eines Tages, depressive Symptome innerhalb einer Major Depression oder einer bipolaren Depression zum Abklingen bringen, wobei der Effekt aber nur eine Woche anhält. Durch diesen raschen Wirkungseintritt verspricht die Substanz den anderen Antidepressiva überlegen zu sein, die ja vom Problem des verzögerten Wirkungseintritts betroffen sind. Auf der Basis neurowissenschaftlicher Forschung zum Ketamineffekt wurde auch eine neue Theorie der biologischen Ursachen der Depression entwickelt. Ketamin blockiert den NMDA-Rezeptor im Gehirn, einen Glutamat-Rezeptor, der in Prozesse wie Lernen und Gedächtnis involviert ist. Mit dieser Blockade wird sowohl der narkotische wie auch der antidepressive Effekt der Substanz in Zusammenhang gebracht.

In den USA laufen verschiedene Ketamin-Programme ab, darunter eine Placebo-kontrollierte Studie, die den antidepressiven Effekt aufklären soll. Die weiteren Zielsetzungen der Studie sind wissenschaftlicher und ökonomischer Natur. Man will ein theoretisches Verständnis der biologischen Vorgänge, die zu einer Depression führen, ableiten, will aber auch die Grundlage für die Entwicklung antidepressiver Substanzen schaffen, deren Wirkung rasch eintritt, die aber länger wirksam sind als Ketamin.

Die „Neurogenese-Depressions-Hypothese"

Die Entdeckung, dass sich Nervenzellen im Gehirn erwachsener Menschen erneuern können, hat zu einem neuen Forschungsfeld in den Neurowissenschaften geführt. Man hat die Beobachtung gemacht, dass in bestimmten Hirnarealen, vor allem aber im Hippokampus, einer Zone, die an Lernen, Gedächtnis und Konsolidierung neuer Erinnerungen beteiligt ist, lebenslang eine Neurogenese stattfindet. Es wurden Forschungsergebnisse veröffentlicht, wonach Sport, Kalorienreduktion, ein stimulierendes Umfeld, Gehirntraumata, Östrogen, Marihuana, Wachstumsfaktoren, Serotonin und Elektroschocktherapie die Produktion neuer Gehirnzellen stimulieren, während zunehmendes Alter, Serotonin- und Schlafmangel, Stress, Alkohol, Opiate und Methamphetamine das Neuwachstum ungünstig beeinflussen. Diese Erkenntnisse und die Spekulationen, die daraus abgeleitet wurden, haben auch Einfluss auf die Forschung zur Depression und zur Wirksamkeit von Antidepressiva genommen.

Aufgrund der Beobachtung, dass sowohl die Behandlung mit antidepressiven Medikamenten als auch eine Elektroschockbehandlung zu Neurogenese im Hippokampus führen, und dass im Tierversuch die Wirkung der Antidepressiva auf das Verhalten eng mit der Neurogenese-stimulierenden Wirkung gekoppelt ist, führte dazu, dass Fred Gage und seine Mitarbeiter am kalifornischen Salk Institute for Biological Studies eine „Neurogenese-Hypothese" der Depression formulierten, der zufolge der menschlichen Depression ein Abfall der Neurogenese im Hippokampus zugrunde liegen soll. Durch die Steigerung neu gebildeter Zellen – durch welche Maßnahmen auch immer – könne folglich eine langsame Verbesserung der Gefühlslage bewirkt werden. Diese Hypothese ist allerdings noch nicht bewiesen. In Experimenten anderer Forscher ließ sich der einfache Zusammenhang zwischen Neurogenese und depressionsähnlichem Verhalten nicht bestätigen. Es ist also unklar, ob es sich bei der Störung der Neurogenese um eine Ursache oder ein Symptom der Krankheit handelt.

Untersuchungen über die Auswirkung psychoaktiver Substanzen auf die Neurogenese liefern andererseits Hinweise darauf, dass Medikamente gegen Depressionen die Bildung neuer Gehirnzellen im

Hippokampus fördern. Da beobachtet wurde, dass Serotonin einen starken positiven Einfluss auf die Neubildung von Neuronen im Hippokampus hat, ergab sich die logische Konsequenz, Substanzen, die den Serotoninspiegel steigern, auf ihren Einfluss auf dieses System zu untersuchen, um eine neue Verständnisgrundlage für ihre antidepressive Wirksamkeit zu finden. Tatsächlich führten die untersuchten SSRI zu einem Anstieg der Neurogeneserate. Bei dieser Untersuchung bediente man sich früherer Erkenntnisse über den Zusammenhang der Wirkung der SSRI mit der Wirkung von Stresshormonen (Glucocorticoiden, Cortison). Es wurde untersucht, ob der SSRI Sertralin an den Glucocorticoid-Rezeptoren von Gehirnzellen zur Wirkung kommt. Die Wissenschaftler züchteten menschliche Vorläuferzellen des Hippokampus im Labor und fügten Sertralin hinzu. Zehn Tage später wiesen die Kulturen einen um 25 Prozent höher als erwarteten Zuwachs an neuen Neuronen auf. Als die Forscher vor dem Sertralin ein Medikament hinzufügten, das die Glucocorticoid-Rezeptoren blockierte, war die Anzahl der neuen Neuronen ungefähr so hoch wie es bei einem normalen Wachstum zu erwarten war. Daraus schließen die Wissenschaftler, dass das Antidepressivum tatsächlich seine Wirkung über diesen Rezeptor entfaltet. Andererseits konnte jedoch gezeigt werden, dass für eine effektive anxiolytische Therapie mit dem SSRI Fluoxetin (Prozac / Fluctine) adulte Neurogenese notwendig ist. Zusammenhänge zwischen Depression und Neurogenese sind zu beobachten, sie sind in ihrer Bedeutung aber noch weitgehend unklar und werden widersprüchlich diskutiert.

Obwohl die Rolle junger Neuronen für die normale Gehirnfunktion noch keineswegs geklärt ist, suchen pharmazeutische Firmen bereits nach Substanzen, welche sie ankurbeln sollen. Sie versprechen sich davon neue Medikamente für die Behandlung von Depressionen und Angstzuständen, Alzheimer und Parkinson, Schlaganfällen und eventuell auch von Essstörungen. Man hofft auf die Entwicklung von völlig neuartigen Antidepressiva, deren Wirkung auf einem neuartigen Mechanismus außerhalb des serotonergen Systems und aller anderen bekannten Neurotransmitter beruhen soll. Diese Substanzen sollten dementsprechend frei von unerwünschten Nebenwirkungen der SSRI sein.

Man sieht, dass noch viele wissenschaftliche Bemühungen eingesetzt werden müssen, um zu einer tragfähigen Theorie der Depression
und zu möglichst sicheren Medikamenten zu gelangen. Immerhin
hat die Forschung erkannt, dass es keine einfachen Lösungen gibt. Sie
bewegt sich in mehrere Richtungen und entspricht damit besser der
Komplexität des menschlichen Gehirns und seiner Funktionsweise.

Listening to Prozac – Kosmetische Psychiatrie und präventive Therapie

In der ersten Phase der Anwendung der SSRI wurden Überlegungen
angestellt, ob die Substanzen nicht auch Personen zur Verfügung
gestellt werden sollten, die zwar nicht eindeutig in das „Depressions-
Kontinuum" passen, die sich aber nichtsdestoweniger von der Wirkung der Substanzen eine diffuse Verbesserung ihres Lebens versprechen. Diese Personen fühlten sich nicht wirklich schlecht, aber sie
wollten sich „besser als gut" fühlen.

Der New Yorker Psychiater Peter Kramer hat in seinem Bestseller
Listening to Prozac (1993) dieses Problem anhand eines Falles aufge-
rollt. In seiner Argumentation hat er darauf hingewiesen, dass die
Gefahr bestehe, dass sich zwar die Psychiatrie in eine „kosmetische"
Richtung bewege, nichtsdestotrotz aber angeraten, diesen Wünschen
zu entsprechen. Er untermauerte diesen Standpunkt mit einer therapeutischen Überlegung: Obwohl es nicht Aufgabe der Psychiatrie sein
könne, bei gesunden Personen chemisches Glück zu verschreiben, sei
es möglich, dass diese Personen, die sich wohler fühlen wollen, sich
innerhalb eines Kontinuums zwischen Gesundheit und Krankheit an
einer kritischen Stelle befinden. Der Effekt, den die Substanz vermittelt, berichtet über den Zustand des Organismus. Eventuell kann
daher die Verordnung von Antidepressiva das Ausbrechen einer manifesten Depression verhindern. Derartige Überlegungen bereiteten
dem neuen Konzept der präventiven medikamentösen Behandlung
den Weg. Befürworter der medikamentösen Behandlung der Depression vertreten den Standpunkt, dass auch kurzfristige depressive
Verstimmungen präventiv über längere Zeit mit antidepressiven Arzneimitteln behandelt werden sollten.

Dieser Rat erscheint auf den ersten Blick plausibel. Warum sollte man nicht die Möglichkeit nutzen, Schlimmeres zu verhindern. Allerdings: Auf die psychiatrische Praxis und damit auf die Patienten wirkt sich die neue Aufgabe „präventive Behandlung" im Bereich emotioneller und affektiver Störungen möglicherweise in dem Sinn auch ungünstig aus, dass ein Weg vorgegeben wird. Um Arzneimittel in präventiver Absicht verschreiben zu können, muss die Diagnose „Depression" ausgesprochen werden. Bevor die Prognose der Krankheit durch die Verlaufsbeobachtung bewiesen werden kann, wird sie durch die diagnoseabhängige Behandlung bestätigt. Für den Psychiater liegt eine „Win-Win-Situation" vor. Kommt es zu keiner Verschlechterung der Symptomatik, kann man sagen, dass die präventive Behandlung genutzt hat. Tritt eine Verschlechterung des Zustands während der Behandlung ein, kann das als Beweis für ihre Berechtigung gesehen werden. Die Möglichkeit der spontanen Selbstheilung wird allerdings verschleiert. Dadurch werden Menschen, bei denen dieser günstige Verlauf vorliegt, unnötig stigmatisiert.

Die These von der „kosmetischen Psychiatrie" weist auf die anthropologische und kulturphilosophische Dimension der Depression und ihrer Behandlung hin und rückt sie in den Bereich uralter Sehnsüchte des Menschen, der Suche nach Glückserfahrungen und nach Selbstverwirklichung.

Chemische Glücks- und Lustsuche

Peter Kramer hat in seiner Begründung der Verschreibung von Psychopharmaka an Personen, die nicht krank sind, die sich aber „besser als nur gut" fühlen wollen, auf die Kontroverse zwischen „psychotropen Calvinisten oder Puritanern" und „psychotropen Hedonisten" hingewiesen. Rat und Behandlung Suchenden die Verordnung von Arzneimitteln, die die Stimmungslage anheben, zu verweigern, wenn sie nicht eindeutig als depressiv krank diagnostiziert werden können, imponierte ihm als Ausdruck einer puritanischen Haltung. Es erschien ihm auch als puritanisch, dass man Menschen verweigert, chemische Mittel zur individuellen Glückssuche einzusetzen. Die SSRI könnten relativ gefahrlos zur Verfügung gestellt werden, weil sie keine Drogen sind, die einen raschen Kick vermitteln und ein unstillbares Verlangen nach sich ziehen. Anders als Drogen wirken sie „prosozial", führen nicht zum Rückzug, sondern fördern die soziale Kommunikationsfähigkeit und Leistungsfähigkeit. Prozac verschaffe lediglich Menschen, die unter eingeschränkter Lustfähigkeit leiden, einen Zugang zur Freude, den normale Menschen ohnehin haben.

Das soziale und ökonomische Problem, das daraus resultieren kann, dass ein Arzt eine Substanz nicht zu einem Heilzweck, sondern für die Befriedigung persönlicher Bedürfnisse verschreibt, schien ihm nicht unlösbar. Die Finanzierung des Mittels sollte von der Sozialversicherung nur dann getragen werden, wenn es einem Heilzweck dient. Werde es zur Befriedigung des Wunsches sich „besser als gut" zu fühlen abgegeben, müsse der Konsument selbst die Kosten tragen.

Der französische Soziologe Alain Ehrenberg konnte dieser Auffassung einiges abgewinnen, indem er sie in den gesellschaftlichen Kontext rückte. Das Bedürfnis nach der Verschreibung von Medikamenten mit breitem Wirkungsspektrum sei als Reaktion auf das Anwachsen der normativen Anforderungen gut verständlich und entspreche der amerikanischen Logik des Nutzens und der Performance, die zunehmend auch in der europäischen Kultur um sich greife.[61]

In gewissem Sinn schrieb Kramer den SSRI eine Funktion zu, die Aldous Huxley in seiner Zukunftsvision *Schöne neue Welt* der fiktiven Substanz „Soma" zugeordnet hatte. „Soma" war in dieser utopischen Gesellschaft jedermann zugänglich. Ihre Einnahme war nicht einer privilegierten Gruppe vorbehalten, sondern die Droge galt als apolitische Institution, als Vermittler des gesetzlich verbrieften Anspruchs auf Freude und Freiheit, den die Bewohner der *Schönen neuen Welt* in Huxleys Roman hatten. „Soma" stand zur Verfügung, wenn man sich niedergedrückt oder verstimmt fühlte, aber auch wenn man „Urlaub von dunklen Gefühlen oder privaten Belastungen" nehmen wollte. „Soma" war frei von schädlichen Auswirkungen auf Leib und Seele und es war gleichzeitig Beruhigungsmittel und Anregungsmittel, es verschaffte sowohl ein kreatives Hochgefühl als auch jenes Glücksgefühl, das der Entladung von Angst und Spannung folgt. Kurz: Huxley versuchte, die Vision einer idealen Droge zu kreieren.

In der Zeit, in der Autoren wie Kramer und Ehrenberg ihre Gedanken ausbreiteten, war es noch möglich, die SSRI als Umsetzung der Fantasie von „Soma" zu sehen. Spätere Erkenntnisse über die Auswirkungen des Gebrauchs führten die Vorstellungen von „Prozac as a way of life" ad absurdum, wie wir später noch zeigen werden.

Psychotherapeutische Medikamente: Persönlichkeitswandel und Selbstverwirklichung

Die ersten beiden Patienten, die Kramer in *Listening to Prozac* vorstellt, stellten sich als Personen dar, die unter dem Einfluss der Substanz eine fundamentale Veränderung ihrer Persönlichkeit zu verspüren vermeinten. Die eine der beiden Frauen gab an, unter dem Einfluss der Substanz ihr „wahres Selbst" gefunden zu haben, die zweite meinte, dass sie überhaupt zu einer neuen Identität gefunden habe, die wesenhaft mit dem Substanzeffekt zusammenhänge, und nannte sich, um diese Empfindung zu unterstreichen, (halb scherzhaft) „Frau Prozac". Mit dieser Wirkungszuschreibung, aus der Kramer weitreichende Schlussfolgerungen ableitete, entstand das Image einer magischen Substanz, die als Katalysator einer Transformation der Persönlichkeit fungiert.

Nun ist der Mythos, dass psychoaktive Stoffe (Drogen) einen Persönlichkeitswandel einleiten können, nicht gerade neu und auch keineswegs an die modernen Antidepressiva gebunden. Er taucht im Kontext der Einnahme von verschiedensten Drogen auf und entspricht einem uralten Wunsch. Bei den modernen Psychopharmaka wird dieser Wirkung eine besondere Eigenart und Funktion zugeordnet, es wird von „psychotherapeutischen Arzneimitteln" gesprochen.

Der große Psychopharmakologe Leo Hollister schloss bereits 1975 seinen Aufsatz über die Beeinflussung emotionaler Störungen durch psychoaktive Arzneimittel, der in der Zeitschrift der Amerikanischen medizinischen Gesellschaft (*JAMA*) veröffentlicht wurde, mit folgender Reflexion über die „ideale psychotherapeutische Droge" ab:

Diese Droge würde

1. die pathogenetischen (krankheitsauslösenden und die Krankheit aufrecht erhaltenden) Mechanismen des Symptoms oder der Störung heilen oder abschwächen,
2. schnell wirksam werden,
3. bei den meisten oder bei allen Patienten, für die ihr Gebrauch indiziert ist, gute Effekte bewirken,
4. nicht zur Gewöhnung führen und kein Abhängigkeitspotential aufweisen,
5. keine Toleranz bewirken,
6. bei therapeutischer Dosierung minimale Giftigkeit aufweisen,
7. nur in geringem Ausmaß unerwünschte und sekundäre Nebeneffekte aufweisen,
8. bei einer Überdosis nicht tödlich wirken,
9. sowohl bei stationären wie auch bei ambulanten Patienten einsetzbar sein und
10. weder das Denken noch die Wahrnehmung, noch die Motorik ungünstig beeinflussen.

Hollister war sich bewusst, dass es zu der Zeit, als er diese Vorstellung veröffentlichte, keine Substanz gab, die allen diesen Merkmalen entsprach, vertrat aber, ähnlich wie Aldous Huxley, den Standpunkt, dass überraschend viele der verfügbaren Substanzen eine Mehrzahl dieser Wunschvorstellungen erfüllen. Dass noch viel auf verschiedenen Wegen geforscht werden müsse, um die ideale Droge zu entwickeln, erschien klar genug. Bereits damals war es Hollister auch klar, dass man „pharmakologischen Reduktionismus" vermeiden solle: „Es war zu unserem Segen und auch zu unserem Unglück, dass wir wirksame Arzneimittel für emotionale Störungen hatten, bevor wir noch über eine Wissenschaft über Verhaltenspathologie verfügten. Unsere Hoffnung darauf, dass wir bestmögliche psychotherapeutische Drogen entwickeln, ist daher gebunden daran, dass wir die Ursachen von Gemütsstörungen besser verstehen lernen."[62]

„Psychotherapeutische Drogen"?

Leo Hollister und nach ihm viele andere Autoren gebrauchen den Ausdruck „psychotherapeutische Drogen". Was kann man darunter verstehen? Soll in einer endgültigen biologisch-pharmakologischen Lösung des Problems der Beeinflussung des Seelenlebens das Arzneimittel die Psychotherapie ersetzen, sie unnötig machen? Am ehesten ist wohl dann die Wirkung einer Substanz als „psychotherapeutisch" zu verstehen, wenn ihre Effekte psychotherapeutischen Zielvorstellungen zu entsprechen scheinen.

Nun sind derartige Zielvorstellungen recht unscharf. Sigmund Freud hat einst eine bis heute gültige Formel gefunden: Der Patient solle einen Zuwachs an Arbeits-, Liebes- und Lustfähigkeit erfahren. Freud legte dabei Wert darauf, dass diese Kriterien immer in Bezug auf die individuellen Entwicklungsfähigkeiten und auf die Bedürfnisse des einzelnen Erkrankten definiert werden müssen. Freud dazu: „Wir haben es entschieden abgelehnt, den Patienten, der sich Hilfe suchend in unsere Hand begibt, zu unserem Leibgut zu machen, sein Schicksal für ihn zu formen, ihm unsere Ideale aufzudrängen und ihn im Hochmut des Schöpfers zu unserem Ebenbild, an dem wir Wohlgefallen haben sollen, zu gestalten. Ich halte an dieser Ablehnung auch heute noch fest. Wir können es nicht vermeiden, auch Patienten anzunehmen, die so haltlos und existenzunfähig sind, dass man bei ihnen die ärztliche Beeinflussung mit der erzieherischen vereinigen muss [...] aber dies soll jedes Mal mit großer Schonung geschehen, und der Kranke soll nicht zur Ähnlichkeit mit uns, sondern zur Befreiung und Vollendung seines eigenen Wesens erzogen werden [...]."[63]

Freud hat damit ein Ziel und das Mittel zu seiner Erreichung vorgegeben, das zu den Vorstellungen einer „non-direktiven" Psychotherapie führte. Andere, vor allem verhaltenstherapeutisch orientierte Psychotherapeuten sehen das anders. Sie gehen sehr wohl davon aus, dass sie besser wissen, was gut für den Patienten und für seine Umwelt ist. Kognitive Methoden, vor allem aber „psychoedukative" Methoden gehen, wie schon der Name verrät, in eine andere, stärker direktive Richtung.

Der gemeinsame Nenner aller therapeutischen Zielvorstellungen ist aber sicherlich, dass sich eine Veränderung in eine erwünschte Richtung ergeben soll, ein Persönlichkeitswandel eintreten soll, der entweder „innengerichtet" auf Einsicht und / oder Verarbeitung aufbaut oder durch ein äußeres Mittel eingeleitet wird: durch eine direkte Vorgabe innerhalb des zwischenmenschlichen Kontakts, durch eine intensive Erfahrung oder durch eine physische Manipulation, einen Schock oder eine Droge.

Drogeneffekt und rascher Persönlichkeitswandel

Dass eine Drogenerfahrung einschneidend zu einem vorübergehenden oder auch dauerhaften Persönlichkeitswandel bzw. zu einer einschneidenden Veränderung der Wahrnehmung der eigenen Person führen kann, ist ein Motiv, das in vielen Bereichen unserer Kultur in Erscheinung tritt: in der Religion, in wissenschaftlichen Experimenten, in der Volksheilkunde und in abergläubischen Systemen über Liebes- und Zaubertränke, in der Psychiatrie und Psychotherapie, in der Literatur und in populären Medien.

Religionsgeschichtlich kennen wir diese Vorstellungen aus dem Hexenwesen und der Interpretation, die dieses Phänomen gefunden hat. Ganz normale Frauen verwandelten sich in dieser Folklore unter dem Einfluss der „Hexensalben", das heißt unter dem Einfluss von Drogen, die aus Nachtschattengewächsen (Tollkirsche, Bilsenkraut, Engelstrompete) gewonnen werden, zu Teufelsanbeterinnen, die ihren exzessiven Gelüsten nachgingen, Verführerinnen wurden, ihre Nächsten verhexen, etc. Goethes Faust möchte ein derartiges Elixier finden. In der Hexenküche wird ihm ein Gebräu verabreicht, das einen Persönlichkeitswandel bewirken soll: Er „wird Helena in jedem Weibe sehen" und er beteiligt sich an der Reise zum Blocksberg, das heißt, er partizipiert am „Trip" der Hexen.

In der Literatur und im Film ist der drogeninduzierte Persönlichkeitswandel ein Sujet innerhalb des fantastischen Genres und des Horrorgenres. Die kulturelle Ikone geht zurück auf die Romantik, auf R. L. Stevensons *Der seltsame Fall des Dr. Jekyll und Mr. Hyde*, der bis in unsere Tage immer wieder filmische Neugestaltung erfährt.

Naturgemäß reflektiert jedoch die populäre Kultur auch Entwicklungen in Wissenschaft und Medizin, und so treten zu dem Grundmuster des Wissenschaftlers, der bewusst oder unbewusst derartige Drogen erfindet, selbst konsumiert und weitergibt, stets neue Varianten hinzu. In dem japanischen Horrorfilm *Organ* geht es um eine Droge, unter deren Einfluss Menschen autokannibalistische Akte in Szene setzen, sich verstümmeln und ihre Körperteile als Mahlzeit zubereiten.

Tonika

Seit dem Ende des 19. Jahrhunderts, jener Periode, in der naturwissenschaftliches Denken die Herrschaft antrat, etablierte sich eine Vorstellung, die im aktuellen Diskurs heute positiv als „Enhancement", negativ als „Doping" beschrieben wird. Es wurden Zubereitungen von Arzneimitteln produziert, die nicht verschreibungspflichtig waren und an jedermann abgegeben werden konnten. Sie waren „Tonika" – das heißt Produkte, die zwischen Genussmittel und Medikament angesiedelt sind, als Anregungs- und Kräftigungsmittel gelten und Effekte ausüben sollen, die jeder Mensch, ob gesund oder krank, als wohltätig und nützlich erkennt.

Als Substanz, die die Vorstellungen und Erwartungen an ein „ideales Tonikum" zu erfüllen schien, galten im Fin de Siècle bestimmte kokainhaltige Zubereitungen. In einer Untersuchung zu der kulturellen Bedeutung des Kokaweins, der von 1889 bis 1920 in Frankreich von dem Apotheker Angelo Mariani und später von seinem Sohn hergestellt wurde, ließ sich erkennen, dass an / von ihm viele Wirkungen beobachtet bzw. erwartet wurden, die dem Katalog entsprechen, den Hollister als Bedingung für ein ideales psychotherapeutisches Heilmittel entwickelt hat. Die Wirkungen, die dem Kokawein zugeschrieben und von ihm erwartet wurden, umfassen:

- Leistungssteigerung
- Erhöhung der militärischen Schlagkraft, wodurch die Substanz im Kriegsfall einzusetzen war
- Verbesserung der Stimmung (Euphorisierung)

- Förderung der Kreativität
- Anregung erotischer Gefühle und erotischen Verhaltens
- Steigerung der sexuellen Potenz (sowohl funktionell als auch generativ)
- Verlängerung der Lebenserwartung
- allgemeine Heilkraft

Außerdem sollte die Droge für beide Geschlechter und für alle Generationen in gleicher Weise geeignet sein. Besondere Beachtung wurde der Fähigkeit des Produkts geschenkt, sportliche Leistungen zu ermöglichen und zu verbessern. Es wurde deshalb eine spezielle, höher dosierte Zubereitung für Radfahrer produziert.[64]

Bemerkenswert ist, dass in dieser Frühzeit der Produktion psychoaktiver Stoffe dieses Wirkungsspektrum für alle Lebensbereiche zur Verfügung stehen sollte und nicht an Krankheit gebunden war. Obwohl der heilsame Wirkungscharakter hervorgehoben wurde und zahllose medizinische Expertisen die Wirkung der Substanz bei den verschiedensten Erkrankungen beschrieben, war der Kokawein ein „Tonikum" und galt vorrangig als „Lebensstildroge".

Die Entwicklung des neuen Verständnisses von Sucht und Drogenkontrolle und wohl auch von der Psychiatrie als Lehre und Praxis brachte es mit sich, dass die Möglichkeit, sich mittels eines frei zugänglichen Tonikums „besser als gut" zu fühlen, verlorenging. Die tolerierte Einnahme bewusstseinsverändernder und leistungssteigernder Substanzen wird an ärztliche Verschreibung und damit an Krankheit gebunden, Psychiatrie und Psychotherapie gelten seit dem Erblühen der naturwissenschaftlichen Psychiatrie als Vermittler eines durch Arzneimittel eingeleiteten Prozesses. Es kommen zu diesem Zweck Arzneimittel zum Einsatz, deren Wirksamkeit im Sinne eines „heilsamen Wandels" der Persönlichkeit, des Empfindens, der Wahrnehmung und der Affektlage beschrieben wird. Die Symptombekämpfung und ihr Erfolg wird an der Persönlichkeit und am Verhalten sichtbar und auch daran gemessen.

Antidepressiva und Persönlichkeitswandel

Den Reigen der Substanzen, an denen erkannt wurde, dass sie einen derartigen Wandel bei depressiven „melancholischen" Patienten bewirken konnten, eröffnete das Opium. Opium ist von unschätzbarem Wert in den Anfangsstadien der Melancholie: „Es lindert die psychische Hyperästhesie und erweist sich von besonderem Wert bei Zwangsgedanken und Präkordialangst" (Krafft-Ebing 1879). Dann kam Kokain. Berühmt-berüchtigt sind die persönlichen Äußerungen von Sigmund Freud in seinen *Brautbriefen*: „Wehe, Prinzeßchen, wenn ich komme. Ich küsse Dich ganz rot und füttere Dich ganz dick, und wenn Du unartig bist, wirst Du sehen, wer stärker ist, ein kleines, sanftes Mädchen, das nicht ißt, oder ein großer, wilder Mann, der Cocain im Leib hat. In meiner letzten schweren Verstimmung habe ich wieder Coca genommen und mich mit einer Kleinigkeit wunderbar auf die Höhe gehoben. Ich bin eben beschäftigt, für das Loblied auf dieses Zaubermittel Literatur zu sammeln."[65] Ähnliches, meinte Freud wohl, würden auch seine Patienten empfinden, denen er die Substanz als Mittel gegen ihre Depression verschrieb.

Ähnliches wurde später von den Amphetaminen behauptet. 1936 beschrieb als Erster Eric Guttmann eine bemerkenswerte Persönlichkeitsveränderung an depressiven Patienten, denen er Benzedrin gab. „Das erste psychische Symptom, das uns überraschte, war die Geschwätzigkeit unserer Versuchspersonen. Fast jeder zeigte eine gesteigerte Tendenz zum Reden, am auffälligsten war der Effekt aber bei den depressiven Patienten. Diese überwanden ihre Hemmungen und viele von ihnen sprachen zum ersten Mal seit ihrer Aufnahme spontan mit anderen Personen. [...] Am allerinteressantesten aber war die Stimmungsveränderung, die fast jeder Patient zeigte. In keinem Fall wurde Angst erregt oder kam es zu einer Vertiefung der Depression. Die Veränderung lief generell in eine euphorische Richtung ab."[66]

Studien über den Einsatz der Amphetamine gegen Depression fanden damals in mehreren Zentren in den USA und in England statt. Alle kamen zum Ergebnis, dass die Substanz eine wirksame Waffe im Kampf gegen leichte und „neurotische" Depressionen sei, während ihre Anwendung bei psychotischen Depressionen, der „Melancholie", weniger Wirksamkeit zeige. In diesem wissenschaftlichen und therapeutischen Kreis führte auch der Wiener Psychiater und Psychoanalytiker Paul Schilder, der 1929 Wien verlassen hatte und die Leitung des Bellevue Hospitals in New York übernommen hatte, Studien durch, in denen er ebenfalls entsprechende Veränderungsprozesse beobachten konnte, die ihn zu weiter reichenden therapeutischen und theoretischen Schlussfolgerungen veranlassten. Schilder, ein aus vielen klinisch-psychoanalytischen Veröffentlichungen bekannter unorthodoxer Autor, der stets bestrebt war, Brücken zwischen Psychoanalyse und klinischer Psychiatrie zu erbauen, hat zuerst in seiner 1925 erschienenen *Psychiatrie auf Psychoanalytischer Grundlage* aufgrund der Beobachtungen, die an Alkoholkranken, Kokainisten und Personen, die mit Mescalin experimentiert hatten, gewonnen worden waren, den Standpunkt vertreten, dass hinsichtlich der Wirkung auf Persönlichkeit und Libidostruktur jede „psychische Giftwirkung" spezifisch sein müsse. Er ortete es in dieser frühen Schrift als große Aufgabe der Zukunft, festzustellen, welche Systeme auf welche Weise von den einzelnen Giften betroffen sind. Man müsse vermuten, dass die psychischen Systeme nicht anders in differenzierter Weise von den einzelnen Giften beeinflusst werden, als etwa Lage- und Stellreflexe, von denen eine derartige Auswirkung aus Tierversuchen wohlbekannt war. Schilder stellte Beziehungen zwischen dem System Tiefschlaf und der Erinnerungsfähigkeit her, wobei er darauf verwies, dass gerade das System Tiefschlaf durch Schlafmittel in besonderer Weise angegriffen werde und zwar wahrscheinlich durch verschiedene Schlafmittel in verschiedener Art und Weise. Es müsse also die Wirkung der Schlafmittel unter diesem Gesichtspunkte untersucht werden. Ebenso bestünden zwischen der Wirkung des Alkohols und des Paraldehyds Parallelen, die „irgendwie zu jenen seelischen Schichten" führten, welche an den epileptischen Dämmerzustand gekoppelt sind. All das schien ihm zum Zeitpunkt, an dem das Buch erschien, vorläufig als nur programmatisch. Er erhoffte sich jedoch von der Möglichkeit einer „Pharmakopsychoanalyse" bedeutende Erkenntnisse.

Als wichtiger Beitrag zu dieser neuen Disziplin wurde dann 1937 in der *Internationalen Zeitschrift für Psychoanalyse* Schilders

Aufsatz *Zur Psychoanalyse der Benzhedrinwirkung* veröffentlicht. Darin beschrieb er eine erste Umsetzung des theoretischen Entwurfs der „Pharmakopsychoanalyse" anhand seiner Erfahrungen mit dem Einsatz des Amphetamins in der psychoanalytisch-psychotherapeutischen Behandlung. Diese Publikation ist verschollen, wird nie zitiert, kann aber getrost als Pionierleistung bezeichnet werden. Schilder beschrieb darin die Auswirkungen der Substanz auf das Befinden seiner Patienten und versuchte zu bestimmen, welchen Stellenwert und welche Bedeutung der Substanzeffekt für den therapeutischen Prozess und den Verlauf der Krankheit hatte. Er beobachtete, dass Benzedrin die Mitmenschen einander näher bringe, aber nicht auf genitaler Stufe: „Es hilft in der Überwindung der gesellschaftlichen Isolierung, welche auf masochistischen Einstellungen beruht. Es setzt einen Mechanismus verstärkter Eigenliebe in Bewegung. Es fördert Objektbeziehungen nichtgenitalen Charakters und vermehrt das narzisstische Wohlgefallen am eigenen Körper und an der eigenen Energie. Der Patient kann nunmehr von sich selbst und von anderen geliebt werden".

Schilder nutzte diese praktische Erfahrung für sein Konzept einer „Pharmakopsychoanalyse" als einer neuen Form der kombinierten Behandlung: „Arzneimittel mit psychischem Effekt ändern bekanntlich die libidinöse Struktur in tiefgehender Weise. Pharmakopsychoanalyse versucht, die Veränderungen festzustellen, welche in der Libido- und Ich-Struktur unter dem Einfluss von Giften stattfinden."

Hinsichtlich des Amphetamins kam er dabei zu folgender Bewertung: „Wenn man so die pharmakologische Wirkung des Benzhedrins vom psychoanalytischen Gesichtspunkt aus versteht, wird man wahrscheinlich in der Lage sein, Benzhedrin in der Behandlung von Neurosen zu benützen. Es wird sicherlich nicht Neurosen heilen, aber es mag vom symptomatischen Gesichtspunkt aus von Nutzen sein und wird auch wichtiges Material im Verlauf der Analyse zum Vorschein bringen können."[67]

Als „psychotherapeutische Drogen" im engeren Sinn waren dann ab den 50er Jahren halluzinogene Substanzen (LSD, Mescalin, Psilocybin) im Gebrauch. Auch ihnen wurde nachgesagt, dass sie zu einem merkbaren Persönlichkeitswandel führen konnten. Diese Eigenschaft wurde einerseits in der Fachliteratur umfassend beschrieben, darüber hinaus wurde sie aber auch über die populären Medien verbreitet. Bekannte Persönlichkeiten aus der Filmwelt, wie zum Beispiel ganz besonders der bekannte Schauspieler Gary Grant, berichteten über die Bereicherung, die sie durch die Wirkung der LSD-Psychotherapie auf ihre Persönlichkeit erfuhren.

Eine Falldarstellung soll illustrieren, welche verändernde Macht der Droge in der Ära der LSD-Therapie zuerkannt wurde. Charles Savage, James Terrill und Donald D. Jackson stellten 1960 das Ergebnis der LSD-Therapie eines Mannes vor, der an einer schweren Zwangsstörung litt. Kurz zusammengefasst berichteten sie über einen erstaunlichen Persönlichkeitswandel, den eine einzige Sitzung bewirkt hatte: „Von diesem Tag an war er ein veränderter Mann. Vorher war er ein Arbeitstier, das jeder herumschieben konnte. Nun behauptete er sich selbst und entwickelte eine positive Attitude. Er fühlte sich selbstsicher und behaglich. Er ließ sich nicht mehr ausnützen. Es fiel ihm ein, dass es ihm besser gehen würde, wenn er allein arbeiten würde. Während der nächsten LSD-Sitzung (150 Mikrogramm) war er in der Lage, die Arbeit der ersten Sitzung fortzuführen. […] Erstmals äußerte er Verlangen nach einem Mädchen. In den folgenden Monaten entwickelten sich erstaunliche Veränderungen. Er entwickelte einen Sinn für Humor; er wurde erfolgreich, er traf sich mit Frauen, er machte Pläne, seinen Job zu verlassen und sein eigenes Geschäft zu eröffnen und setzte dies auch in die Tat um. Er genoss die Gegenwart von Frauen und erfuhr intensive sexuelle Gefühle. In der Therapie äußerte er, dass er sich verheiraten wolle und Kinder haben wolle. Er entwickelte eine freundschaftliche Beziehung zu einem Mann, mit dem er die vorher tabuierten Themen Sex und Frauen diskutierte. Nach den LSD-Erfahrungen begann er intensive Träume zu haben, die manchmal lustvoll waren und oft farbig waren, was er früher nie erlebt hatte."

Die Autoren beschlossen diese Falldarstellung mit der Bemerkung: „In siebzehn (nunmehr 19 Jahren) als praktizierende Psychotherapeuten haben wir niemals eine derartige Veränderung bei einer Person gesehen, die einen verhärteten Zwangscharakter entwickelt hatte. Die Veränderung erwies sich als anhaltend. Sie hat sich ausgeglichen, aber es ist seit unserem ersten Zusammentreffen mit LSD zu keinem Rückfall gekommen."

LSD-Therapeuten meinten also, dass diese Art der Behandlung einen dramatisch überdauernden Persönlichkeitswandel bewirken könne. LSD-gestützte Therapie wurde kurzfristig auch als Methode zur Behandlung der Depression empfohlen. In den USA wurde der routinemäßige therapeutische Einsatz des LSD 1966 verboten, andere Länder folgten dem Beispiel. Seither darf die Substanz nur mehr in sehr begrenztem Ausmaß und unter experimentellen Bedingungen Anwendung finden. In den 90er Jahren des 20. Jahrhunderts ist ein erwachtes Interesse am therapeutischen Einsatz zu beobachten: Als neues Klientel gelten Personen, die an unheilbaren Krebserkrankungen leiden, eine Patientengruppe, die an einer besonderen Form der Depression leidet.

Für unsere Thematik ist es wichtig, dass LSD 25 im serotonergen System wirksam wird. Es imitiert am Serotoninrezeptor das Serotonin und verdrängt es von seiner Bindungsstätte.

In der breiteren Therapieszene trat eine neue Substanz das Erbe des LSD an: das MMDA. Im außertherapeutischen Bereich gewann später ein Verwandter dieses Stoffes, das MDMA oder Ecstasy, große Bedeutung in der Rave-Kultur der späten 80er Jahre.

Entaktogene – Generation Ectasy

MDMA, das unter dem Namen Ecstasy Geschichte machte, gehört pharmakologisch zur Gruppe der Phenethylamine und ist ein Derivat des Amphetamin (3,4-Methylendioxy-N-Methylamphetamin). Die Substanz wurde zunächst in Psychotherapien eingesetzt, vor allem bei Gruppenmeetings. Man nutzte dabei Effekte der Substanz, die „entaktogen" und „empathogen" genannt wurden. „Entaktogen" bedeutet, dass man mit seinem inneren Selbst in Kontakt tritt („the touch within"). „Empathogen" wurde ein Effekt bezeichnet, der die zwischenmenschliche Kommunikation betraf. Es wurde angegeben, dass in einer Gruppe, deren Teilnehmer gemeinsam die Droge zu sich genommen hatten, eine Verbindung auftrat, die darauf zurückgeführt wurde, dass die Droge es ermögliche, sich mit den Gefühlen anderer zu identifizieren. Demgemäß wurde der Droge eine Fülle positiver Effekte zugeschrieben: Sie verstärke die Bindung zwischen Personen, sei anregend, vermittle ein Gefühl von Liebe und von Frieden mit den Menschen und dem Universum, Freude, ein Gefühl, das Universum und seine Sinneserlebnisse in ihrer wahren Essenz zu verstehen. Demgemäß wurde der Substanz zunächst außerordentliche psychotherapeutische Wirksamkeit zugeschrieben. Ein Psychiater nannte sie „Penicillin für die Seele".

Es ist interessant, dass spätere Beschreibungen der Veränderungen, die durch den Einsatz der Serotonin-Wiederaufnahme-Hemmer bewirkt werden, sehr ähnliche Prozesse abbilden und in manchem die Bedeutung des Drogeneffekts für den psychotherapeutischen Prozess ganz ähnlich erfassen, wie es Schilder im Kontext des Einsatzes der Amphetamine beschrieben und prognostiziert hat. Und dies sowohl im professionell – therapeutischen Handlungs- und Erfahrungsraum – als auch im außermedizinischen Gebrauch von Substanzen, die die Wiederaufnahme von Serotonin hemmen, als „Partydrogen". Spontaner und tiefgreifender Persönlichkeitswandel unter Prozac als Prototyp der SSRI und der Einbau der Substanz in die Identität der Gebraucher waren der Inhalt, der vielleicht am ehesten hohe Erwartungen an den Gebrauch der Substanz hervorrief und zur Ausbreitung des Konsums beitrug.

SSRI und Persönlichkeitswandel – Der professionelle Raum

Wunderbare Wandlungen scheinen bei den Fällen auf, die Peter Kramer in *Listening to Prozac* veröffentlicht hat. Kramer verwendet explizit den Begriff „Persönlichkeitswandel", um die besondere Bedeutung des Prozac-Effects zu beschreiben: „Ich glaube, dass die Geschichte von Tess eine unbeschriebene Ursache der enormen Popularität von Prozac beinhaltet: seine Fähigkeit eine Persönlichkeit zu verändern". Er zeigte dann auch an diesem Fall den Prozess eines „therapeutischen Wandels der Persönlichkeit" auf: „Da war eine Patientin, deren übliche Weise zu funktionieren, sich dramatisch veränderte. Ihre sozialen Fähigkeiten besserten sich. Sie war kein

Mauerblümchen mehr, sondern ein sozialer Schmetterling. Während sie sich vorher auf ihre Verpflichtungen anderen gegenüber konzentriert hatte, war sie nun lebhaft und suchte Vergnügen. Früher hatte sie sich nach Männern gesehnt, jetzt traf sie sich mit ihnen, hatte Spaß mit ihnen und wog ihre Schwächen und Vorzüge gegeneinander ab. Nunmehr selbstsicher geworden hatte sie es nicht mehr nötig, die Schwächen der Männer zu romantisieren oder ihnen gegenüber nachsichtig zu sein."[68]

Bestätigt schien die Intensität der Verwandlung auch dadurch, dass „Tess" das Empfinden entwickelt hatte, unter dem Einfluss des Arzneimittels zu ihrem wahren Selbst gelangt zu sein. Als versucht wurde, es abzusetzen, traten bald wieder Probleme auf, die an den Zustand gemahnten, in dem Tess sich befunden hatte, bevor sie auf Prozac eingestellt worden war. Sie rief Kramer an und klagte darüber, „nicht mehr sie selbst" zu sein. Auf die Frage, was sie darunter verstehe, gab sie an, dass sie sich bereits nicht mehr als sie selbst fühle, wenn Andeutungen von Empfindungen aus dem „Leben vor Prozac" wieder auftauchten: schwaches Selbstvertrauen, Verletzlichkeit. Kramer interpretiert, dass Tess dazu gelangt sei, diese Aspekte ihres früheren Lebens, ihrer früheren Normalität als „krankhaft" zu interpretieren und zu medikalisieren.

Am zweiten Fall, den Kramer behandelt hat, wurde es noch deutlicher, wie sehr Prozac die Persönlichkeit und Identität von Patientinnen beeinflussen kann. Diese Frau zeigte ebenfalls beachtliche Veränderungen ihres Lebensstils und ihrer Einstellung und reagierte auf diese Erkenntnis auf eine wohl teils ironische Weise; sie sagte Kramer, als er ihr einmal zufällig begegnete: „Wissen sie nicht, dass ich meinen Namen geändert habe? Ich heiße jetzt Frau Prozac."[69]

2003 beschrieb Samuel Barondes, wie er durch die Beobachtung der Veränderung, die Prozac bei einer seiner Patientinnen bewirkte, seine ursprünglich reservierte Haltung gegenüber dieser Substanz aufgab und zur Überzeugung gelangte, dass diese Substanz in therapeutischer Hinsicht äußerst wertvoll sein könne. Eine seiner Patientinnen, die an einer dysthymen Störung litt und die schon Erfahrung mit verschiedenen Methoden therapeutischer Interventionen – kognitive Therapie, Behandlung mit trizyklischen Antidepressiva – durchlebt hatte und die stets nur eine vorübergehende Besserung in einzelnen Bereichen ihrer Erkrankung beobachten konnte, hatte vehement gefordert, dass er ihr das Arzneimittel verschreiben solle. Sie begründete ihr Verlangen damit, dass sie von den neuen Arzneimitteln aus der populären Presse erfahren habe und dass sie aufgrund der damals üblichen Darstellung der Depression als Auswirkung einer chemischen Imbalance des Gehirns Ängste um ihr Gehirn entwickelt habe und nunmehr eben die Substanz einnehmen wolle, der nachgesagt werde, dass sie imstande sei, diese Störung auszugleichen. Er hatte zunächst gezögert, sie darauf aufmerksam gemacht, dass ihre Symptomatik es nicht erlaube, die Substanz zu verordnen und dass sie eventuell einem Placeboeffekt unterliegen würde, wenn er ihrem Verlangen nachgeben würde. Da sie sich nicht von ihm überzeugen ließ und ihn weiter bedrängte, gab er schließlich nach. Besserungen, die nach einiger Zeit beobachtbar waren, überzeugten ihn immer noch nicht vollständig, dass es wirklich die Substanz war, die die Verbesserung des Zustands bewirkte. Wirklich überzeugt wurde er dadurch, dass die Patientin Material in die Behandlung einbrachte, das sie bis dahin unterdrückt hatte, das aber für sie stets ungeheuer belastend gewesen war. Sie litt seit ihrem 14. Lebensjahr unter der Vorstellung, dass ihre Nase deformiert sei. Diese Vorstellung war für sie so schrecklich gewesen, dass sie sie niemandem mitteilen konnte – weder Freunden oder Bekannten noch dem Psychotherapeuten oder Barondes, der ihre medikamentöse Behandlung betreute. Unter der Einwirkung des Arzneimittels verlor die Vorstellung soweit an Bedeutung, dass die Patientin darüber reden und sich auf diese Weise Erleichterung verschaffen konnte. Allerdings musste sie über Jahre hinweg Prozac nehmen. Jeder Versuch, die Substanz abzusetzen, führte sofort zum Wiederauftreten der Zwangsvorstellung. Die Behandlung trug dementsprechend zur Erkenntnis bei, dass die Patientin nicht vorrangig an einer Depression litt, sondern vielmehr die Depression eine Reaktion auf eine zwanghaft-obsessionelle Störung war. Barondes neigte zur Meinung, dass die Wirkung von Prozac in diesem Fall darauf zurückzuführen war, dass die Serotonin-Wiederaufnahme-Hemmer geeignet seien, Zwangsgedanken unter Kontrolle zu bringen. Tatsächlich werden sie ja auch in diesem Indikationsbereich empfohlen.

Andererseits weist die frühe Auffassung von Schilder, dass der Einsatz von Amphetamin dazu beitragen könne, neues Material in die Behandlung einzubringen, darauf hin, dass in diesem Zusammenhang nicht ein spezifischer Effekt auf den Serotonin-Kreislauf als Ursache der Veränderung in der Erfahrung und Ausdrucksbereitschaft der Patientin angenommen werden sollte. Berichte über drogeninduzierte Veränderung der Erfahrung der Persönlichkeit gibt es nicht erst seit der Epoche der SSRI. Die Erfahrung scheint auch nicht an eine spezifische Substanzgruppe und daher an eine isolierte Wirkung im Gehirnstoffwechsel gebunden zu sein. Der berühmte Jazzmusiker Art Pepper z. B. beschrieb in seiner Autobiographie *Straight Life,* wie die erste Dosis Heroin zu einem nahezu magischen Wandel der Erfahrung seiner Persönlichkeit geführt hatte; er habe sich erstmals in sich geborgen gefühlt, habe sich akzeptieren können, habe innere Ruhe gefunden – und erkannt, dass er von dieser Wirkung zeit seines Lebens abhängig sein werde. Offenkundig können Substanzen mit verschiedenartigem Wirkmechanismus sehr ähnliche Effekte bewirken.

Im Fall von Barondes scheint der Effekt weitgehend davon bedingt, dass Prozac den emotionellen Respons grundsätzlich einschränkt und davon eben auch die Zwangsvorstellung von der deformierten Nase betroffen war. Insgesamt empfand die Patientin den Substanzeffekt alles andere als angenehm. Sie litt darunter, dass sie allgemein weniger leidenschaftlich empfinden und argumentieren konnte und dass ihre sexuelle Empfindungsfähigkeit wesentlich eingeschränkt war. Dennoch konnte sie nie völlig aufhören, die Substanz zu sich zu nehmen, weil dann sofort die Zwangsvorstellung wieder quälend ins Bewusstsein trat. Sie war deshalb zwar einerseits zufrieden mit der Behandlung, äußerte aber dennoch die Hoffnung, dass es einmal etwas Besseres als Prozac für sie geben werde.

Die dunkle Seite chemisch bedingten Persönlichkeitswandels

In der populären Mythologie wird den psychoaktiven Substanzen nicht nur heilsame und förderliche Wirkung zuerkannt, sie werden auch negativ dämonisiert – verteufelt. Wir haben es vorhin schon gesagt: Drogen werden als Teufelszeug dargestellt, sie bringen die dunklen, dämonischen Aspekte des Seelenlebens ans Tageslicht, sie werden für Verbrechen benutzt, für Vergewaltigungen, sie befähigen zum Mord und sie treiben in Wahnsinn und Selbstmord.

Die Fähigkeit, aggressives Verhalten zu verstärken und Mitleid und Gewissen auszuschalten, wird vielen psychoaktiven Stoffen zugeschrieben: „das Über-Ich ist alkohollöslich" lautete ein running gag über die Wirkung der Lieblingsdroge unseres kulturellen Raums. Den meisten Drogen, die im Freizeitbereich und illegal konsumiert werden, wird nachgesagt, dass sie die Bereitschaft zum aggressiven und kriminellen Handeln fördern. Das Konsumverbot wird unter anderem auch an diesen Eigenschaften festgemacht. Kampagnen, die das Verbot anpeilen, bedienen sich dieser Vorwürfe: Haschisch war die Droge der Assassinen und beflügelte diese Mördersekte bei ihren mörderischen Raubzügen, später wurde in den USA das Marihuana-Verbot mit Propagandafilmen wie *Reefer Madness* und *Marihuana, Weed with Roots in Hell* begründet, in denen Jugendliche durch den Drogeneffekt auf die schiefe Bahn geraten, morden und Selbstmord begehen. Kokain galt als Droge, die in besonderer Weise fähig ist, Aggressionen gegen andere und die eigene Person zu stimulieren, das gleiche wurde gegen Angel Dust und Ketamin geltend gemacht. Dem Heroin wurde in den Kampagnen, die in den USA zu seinem Verbot führten, nachgesagt, dass es „den Herdentrieb zerstört und zivilisierte Menschen zu unmoralischen Wilden umwandelt". So wie es im Fantasiebereich die überwiegend „gute" utopische Droge „Soma" gibt, gibt es auch die Fantasie von den bösen Drogen, die, wie in der berühmten Erzählung *Dr. Jekyll und Mr. Hyde*, den Menschen in eine gefährliche Kreatur verwandeln. Die chemisch induzierte Verwandlung zum Monstrum ist ein gebräuchliches Genre des Horrorfilms.

Die SSRI sind von dieser Bereitschaft, psychoaktive Stoffe zu dämonisieren, nicht verschont geblieben. Ein heiß umkämpftes Thema ist heute, ob diese Arzneimittel neben den erwünschten positiven Auswirkungen auf die Persönlichkeit auch eine Schattenseite haben und imstande sind, das Bewusstsein und die Persönlichkeit bestimmter Gebraucher negativ zu beeinflussen und Aggressionshandlungen, Selbstmordgedanken und Selbstmorde zu stimulieren. Im Kapitel über die pharmazeutische Industrie berichten wir genauer über diese Problematik und ihre Auswirkungen auf den Status der Pharmaindustrie. Hier sei nur gesagt, dass, ähnlich wie hinsichtlich des chemisch erzeugten „positiven" Persönlichkeitswandels, auch die negativen Zuschreibungen den Substanzen wahrscheinlich zu viel Gewicht zumessen. Die Substanz allein kann den Menschen nie in die eine oder die andere Richtung verändern, sie gibt dem Denken kein Thema vor. Sie kann wohl auch nicht Gedanken bestimmter Inhalte suggerieren – weder konstruktive noch destruktive. Die destruktiven Tendenzen sind Inhalt der Krankheit Depression.

Lars von Trier hat in seinen beiden Streifen zur affektiven Krankheit die beiden Muster, denen die Aggression in der Depression folgt, beispielhaft darzustellen versucht. In *Melancholia* dominiert die stille Zerstörungssucht der Melancholie, in *Antichrist* die schrille Zerstörungswut eines bipolaren Geschehens. Keine Behandlungsform kann eine Garantie dafür geben, dass sie den Selbstmord des Patienten verhindern wird, weder die Pharmakotherapie noch die Psychotherapie. Dass das Problem gerade im Kontext der Behandlung mit SSRIs so stark und emotionsgeladen diskutiert wird, hängt wohl mit den Heilsversprechen zusammen, mit denen die Substanzen beworben worden sind und die sich letztlich als illusionär erwiesen haben, und ist ein Respons auf die unvertretbaren Verleugnungs- und Verbergungsstrategien der Pharmaindustrie. Hätte sich die Industrie ehrlicher verhalten, würden keine Bücher über *Nebenwirkung Tod* erscheinen und würden sich nicht Geschädigte zu Sammelklagen gegen die Industrie zusammenschließen und damit dem Thema von eventuell durch die SSRI induzierten Selbstmorden hohe Präsenz verschaffen.

> „When I was a child I had a fever
> my hands felt just like
> Two balloons
> Now I've got that feeling once again
> I can't explain
> You would not understand
> This is not how I am
> I… have become comfortably numb"
>
> Pink Floyd: The Wall

Die SSRI sind keine Wundermittel und sind in der Anwendung nicht so sicher, wie von ihnen behauptet worden ist. In ihrer Fähigkeit, unerwartete und unerwünschte Effekte zu bewirken, unterscheiden sie sich wahrscheinlich nicht wesentlich von ihren Vorläufern. Als Arzneimittel weisen sie Wirkungen auf, die nicht genau vorhersehbar sind. Sie können dämpfend oder stimulierend wirken, sie haben starke Auswirkungen auf den affektiven Respons. David Healy bezeichnet sie als „Schmerzmittel für die Seele"; sie stumpfen ab, sie erwecken das Gefühl, dass alles egal ist; in den USA werden sie als „so what-drugs" bezeichnet. Der erwünschte Zustand, „comfortably numb" zu sein, vielen Anforderungen von außen und innen gegenüber abgesichert zu sein, kann eben auch eine Schattenseite aufweisen. Es ist durchaus vorstellbar, dass durch den dämpfenden Einfluss auf das Gefühlsleben auch die Schutzfunktion der Affekte und damit die Widerstandskraft gegen Selbstmordtendenzen und nach außen gerichtete Aggressionen geschwächt werden. In den letzten Jahren sind Beobachtungen ver-öffentlicht worden, dass bei bestimmten Personen der langfristige, hochdosierte Gebrauch von SSRI zu einer Apathie führen kann, die eventuell auch „apathische Aggressionshandlungen" bewirkt.

Die Vorgaben von Hollister bestimmen bis heute die Suche nach the-rapeutisch einsatzbaren, wirksamen psychoaktiven Substanzen. Und wohl nicht nur diese. Die von Hollister entworfene Utopie beschreibt eine Droge, die auch außerhalb des therapeutischen Kontexts ihre Anwendung finden könnte und wohl auch würde, einen idealen „Mind Enhancer", eine Substanz, die ein risikoarmes „Gehirndo-ping" erlauben würde.

Auch die Werbung für die jeweils entwickelten Psychopharmaka benutzt den Katalog von Hollister und versucht regelmäßig darzustel-len, dass die neue Substanz der Vorstellung einer „idealen psychothe-rapeutischen Droge" weitgehend erfüllt. Der Schwerpunkt liegt da-bei aufgrund der aktuellen Einstellung, dass Abhängigkeit und Sucht auf jeden Fall vermieden werden müssen, darauf, zu behaupten, dass die neuen Psychopharmaka nicht zu Gewöhnung und Abhängigkeit führen. Um dies zu behaupten, werden dann neue Beschreibungen der Auswirkungen konstruiert, die Abhängigkeitsphänomene werden neutral, „politisch korrekt" beschrieben. Auf diese Weise wird etwa aus dem „Entzugssyndrom" ein „Absetzsyndrom"; auch wird die Beobachtung von Absetzproblemen dadurch verschleiert, dass von vornherein die Behandlung für einen langen Zeitraum vorgegeben wird.

10 Abhängigkeit und Sucht

Wir haben gesehen, dass einer der Hauptgründe dafür, dass in der Depressionsbehandlung früher geläufige Arzneimittel heute nicht mehr eingesetzt bzw. nur restriktiv verschrieben werden, darin zu finden ist, dass ihnen ein hohes Abhängigkeitspotential zugeschrieben wird. Alle Stoffe, die wir im geschichtlichen Rückblick vorgestellt haben, fielen der Angst vor ihrem „Suchtpotential" zum Opfer: das Opium, das Kokain, die Barbiturate, das Meprobamat, die Benzodiazepine.

Nachdem die trizyklischen Antidepressiva einige Zeit lang eingesetzt worden waren, wurde auch ihnen die Fähigkeit zugeschrieben, eine Abhängigkeit zu produzieren. Interessanterweise ist das Wissen über dieses Phänomen rasch in den Hintergrund gedrängt worden.

Von den modernen Antidepressiva, den SSRI und den SNRI, wird behauptet, dass sie keine Sucht erzeugen. Dieser Standpunkt wird von höchst offiziellen Stellen vertreten. So meinte das britische Komitee für Arzneimittelsicherheit 2004, nachdem die Lage überprüft worden war, dass keine Evidenz dafür bestünde, dass die SSRI und mit ihnen verwandte Arzneimittel ein signifikantes Suchtpotential aufweisen oder zu einem Abhängigkeitssyndrom führen, das den international gültigen Kriterien entsprechen würde. Die Pharmaindustrie hatte hohes Interesse an der Behauptung, dass die Substanzen nicht suchterzeugend wären. In den USA wurde auf der Rückseite der Verpackung von Prozac die Aufforderung an die Konsumenten gerichtet: Beunruhige dich nicht, wenn du das Medikament lange einnimmst – Prozac erzeugt keine Sucht.

Eingedenk der auf klinischen und epidemiologischen Beobachtungen beruhenden Annahme, dass alle Substanzen, die eine angenehme Wirkung ausüben, bei dazu bereiten Personen abhängige Tendenzen fördern und eventuell einen Suchtmechanismus in Gang setzen, erstaunt diese Behauptung. Kann man wirklich davon sprechen, dass die modernen Antidepressiva kein Suchtpotential haben, obwohl sie von bestimmten Personen gerne und über lange Zeit, eventuell in hoher Dosierung eingenommen werden?

Zum einen führen die SSRI nicht zu einem Abhängigkeitssyndrom wie Alkohol, Kokain oder Opiate. Das ist ganz einfach daraus zu erklären, dass sie keine „Rauschdrogen" sind, keinen „Kick" vermitteln. Ganz offensichtlich führen die SSRI aber auch nur in seltenen Fällen zu einem vergleichbaren Abhängigkeitszustand wie Tabak oder Tranquilizer. In dem Zusammenhang wird gern behauptet, dass sie im Gegensatz zu diesen Stoffen keine Toleranz erzeugen. Das heißt, dass man im Allgemeinen nicht immer höhere Dosen von der Substanz zu sich nehmen muss, um den gewohnten und erwünschten Effekt zu verspüren. In bestimmten Fällen wurde jedoch Dosissteigerung beobachtet; dieses Phänomen wird in der Fachliteratur jedoch nicht als Toleranzentwicklung bezeichnet, sondern man spricht von einem „poop-out"-Phänomen.

Andererseits spricht die Erfahrung dafür, dass bis zu zwei Drittel der Personen, die die Substanzen absetzen, in einem Zeitraum von zwei Wochen bis zu zwei Monaten nach dem Absetzen unangenehme Sensationen verspüren. Daher kommt es auch vor, dass manche Personen, die die Substanzen einige Monate lang genommen haben und dann Absetzprobleme haben, sich selbst als abhängig oder süchtig empfinden. Für diese Fälle hat sich jedoch die Konvention entwickelt, nicht von Entzugsbeschwerden sondern von einem Absetzsyndrom zu sprechen. Diese Sprachregelung geht auf ein Symposium zurück, das 1996 unter der Schirmherrschaft der Pharmafirma Eli Lilly veranstaltet worden war.

Die Grundlage dieser Bezeichnung ist das Verständnis, dass die Depression als Krankheit des Gehirns wie jede andere körperliche Krankheit behandelt werden kann und soll, und dass Menschen, die an depressiven Verstimmungen leiden, ein SSRI in der gleichen Weise brauchen wie ein Zuckerkranker sein Insulin oder ein Mensch, der an einer Unterfunktion der Schilddrüse leidet, ein Schilddrüsenhormon. Diese Gleichsetzung bahnt den Weg für die Behauptung, dass die SSRI besonders gut verträglich sind, kaum Nebenwirkungen haben und vor allem nicht eine Abhängigkeit hervorrufen wie andere Psychopharmaka. Natürlich wird empfohlen, sie kontinuierlich einzunehmen, aber eben weil der Organismus sie benötigt. Auch Insulin oder ein Schilddrüsenhormon soll man ja nicht absetzen, weil sonst die Zuckerkrankheit oder die Schilddrüsenerkrankung wieder entgleist. Man spricht aber trotzdem nicht von „Insulinabhängigkeit" oder „Thyroxinabhängigkeit". Die Notwendigkeit des andauernden Gebrauchs der Antidepressiva kann gut damit begründet werden, dass man die Depression als Dysregulation des Gehirns und die SSRIs als Substanzen bezeichnet, die den Gehirnstoffwechsel auf eine vergleichbare Weise „normalisieren" wie das Insulin den Zuckerstoffwechsel. Daher ist es möglich, die unerfreulichen Zustände, die beim Absetzen von SSRI auftreten, „Absetzerscheinungen" zu nennen und den negativ besetzten Begriff „Entzugserscheinungen" zu vermeiden. Diesen Begriff reserviert man für die Absetzerscheinungen, die nach dem Gebrauch von Benzodiazepinen oder Opiaten auftreten. Im Tierversuch gibt es außerdem eine Unterscheidung, die die differente Bezeichnung begründet: Tiere, denen man freien Zugang zu psychoaktiven Substanzen gibt, suchen die SSRI nicht in vergleichsweise aktiver Weise wie Opiate oder Benzodiazepine und gebrauchen sie nicht in steigender Dosis.

Und in der Tat: Bis jetzt sind keine Fälle von SSRI-Gebrauchern bekannt, bei denen die üblichen sozialen Charakteristika einer Drogensucht bestehen. Sie werden nicht kriminell und leben kein auffällig desolates Leben. SSRI-Konsumenten haben es andererseits nicht notwendig, ihre Substanzen auf krummen Wegen zu bekommen. Daher ist das Leben in einer sozialen Normalität kein relevanter Indikator dafür, dass die Konsumenten nicht von den Wirkungen der Substanzen abhängig werden. Es gibt Experten, die den Standpunkt vertreten, dass die Abhängigkeit von SSRI verbreiteter ist und schwerwiegendere Folgen nach sich zieht als die Abhängigkeit von Benzodiazepinen, die allgemein als großes Problem gilt. Viele Menschen kommen nur unter großen Schwierigkeiten von den Substanzen los.

Auch die Weltgesundheitsbehörde vertritt den Standpunkt, dass die Bezeichnung „Absetzsyndrom" eine Art Etikettenschwindel ist, der darauf abzielt, das Problem der Abhängigkeit von SSRIs zu verschleiern. Die Behörde entwickelte diese Auffassung aufgrund ihr zur Verfügung gestellter Daten. 2002 hatte sie einen Bericht erstellt, wonach sich unter den 30 Produkten, die jemals wegen eines sehr hohen Abhängigkeitspotentials an die Überwachungsstelle in Uppsala gemeldet worden waren, drei SSRIs befanden: Fluoxetin, Paroxetin und Sertralin.

Das SSRI / SNRI-Absetzsyndrom

Ein SSRI-Absetzsyndrom (engl. SSRI discontinuation syndrome), das auch für die SNRI gilt, tritt während oder nach dem Absetzen bzw. bei Dosisverringerung von Antidepressiva auf. Auch das Verabsäumen einer Dosis kann das Syndrom auslösen. Die Diagnose kann dann gestellt werden, wenn zwei oder mehr der folgenden Symptome innerhalb der ersten Woche nach dem Absetzen oder der Dosisverringerung der Substanz auftreten, nachdem diese mindestens ein Monat lang eingenommen worden ist: Verwirrtheit, Benommenheit, Schwindel oder Schwindelgefühl, schockartige Sensationen oder Taubheitsgefühle, Angst, Durchfall, Müdigkeit, Gangstörungen, Kopfschmerzen, Schlaflosigkeit, Reizbarkeit, Übelkeit oder Erbrechen, Zittern und Sehstörungen. Diese Symptome müssen merkliche klinische Auswirkungen haben, die sich im sozialen Umfeld bemerkbar machen und das normale berufliche oder soziale Funktionsniveau beeinträchtigen. Sie dürfen nicht auf eine andere medizinische oder psychiatrische Ursache bzw. auf andere Medikamente oder Drogenkonsum zurückgeführt werden und dürfen nicht den Symptomen entsprechen, gegen die die Behandlung mit SSRI begonnen worden ist, und sie müssen abklingen, wenn man das gleiche Arzneimittel oder eines, das pharmakologisch vergleichbar ist, verabreicht.

Das Auftreten des Syndroms kann meistens durch Ausschleichen der Substanz verhindert werden. Es ist daher auf jeden Fall zu empfehlen, eine Behandlung mit Antidepressiva nicht abrupt zu beenden, sondern über einen Zeitraum von mehreren Wochen bis Monaten auszuschleichen. Es wurden jedoch auch Fälle beobachtet, in denen die Symptome auch innerhalb der langsamen Dosisreduktion auftraten.

Bei den meisten Patienten sind diese Symptome nur leicht bis mittel, sie können bei einigen Patienten jedoch auch stark ausgeprägt sein. Oft klingen die Symptome nach einigen Wochen ab, sie können jedoch bei einigen Patienten auch zwei bis drei Monate oder länger anhalten. Wenn nach Dosisverringerung oder Absetzen stark beeinträchtigende Absetzerscheinungen auftreten, kann eine langsamere Dosisreduktion bzw. ein langsameres Ausschleichen angezeigt sein.

Die Erfahrung spricht dafür, dass die Erscheinungen nicht bei allen SSRI bzw. SNRI, die heute verfügbar sind, in gleicher Weise erwartet werden können. Viel spricht dafür, dass sie nach Behandlung mit Paroxetin (Seroxat) oder Venlafaxine (Efexor) häufiger auftreten. Paroxetin hat keine aktiven Metaboliten und eine relativ kurze Plasmahalbwertszeit von etwa 24 Stunden. Es wird vermutet, dass dies der Grund für häufigere Absetzerscheinungen – im Vergleich zu anderen SSRIs – ist.

Sexuelle Dysfunktionen

Als besondere Form der Störungen, die durch das Absetzen der Antidepressiva ausgelöst werden, wird eine anhaltende Störung verschiedener sexueller Funktionen beschrieben: Anorgasmie, erektile Dysfunktion, vor allem aber reduziertes Begehren und reduzierte Erregbarkeit. In den frühen Zulassungsstudien wurde dieser Effekt nicht gefunden, aber spätere Beobachtungen sprachen dafür, dass zwischen 17 und 47 Prozent der Patienten, die die Substanzen erhalten hatten, unter der einen oder anderen Störung litten. Auch die populären Autoren, die über ihre eigenen Erfahrungen mit den SSRI berichtet haben, beschrieben diesen unerwünschten Nebeneffekt und schrieben ihm große Bedeutung zu. Bei manchen Patienten kann diese Störung auch noch längere Zeit nach dem Absetzen der Substanz anhalten.

Von einer Post-SSRI-bedingten sexuellen Dysfunktion kann gesprochen werden, wenn eines oder mehrere der folgenden Symptome, die das Geschlechtsleben und die sexuelle Funktion betreffen, aufrecht bleiben oder erst nach dem Absetzen der Substanz auftritt:

- Abgeschwächte oder fehlende Libido
- Impotenz oder reduzierte vaginale Feuchtigkeit
- Schwierigkeiten zu erigieren, die Erektion aufrecht zu erhalten oder in Erregung zu geraten
- Eine anhaltende genitale Erregungsstörung bei erotischer Lustlosigkeit
- Gedämpfte, verzögerte oder fehlende orgasmische Erfahrung (Anorgasmie)
- Ausbleibende oder reduzierte Lusterfahrung während des Orgasmus (ejakulatorische Anhedonie)
- Vorzeitiger Samenerguss
- Abgeschwächte Empfindlichkeit des Penis und der Klitoris
- Genitale Anästhesie
- Kein oder abgeschwächter Respons auf sexuelle Stimulation
- Reduziertes Samenvolumen
- Priapismus (anhaltender Erektionszustand des Penis oder der Klitoris)

Prinzipiell ist bei der Beurteilung des Zustands zu berücksichtigen, dass sexuelle Störungen ein zentrales Symptom depressiver Zustandsbilder sind und dementsprechend in jedem Fall bestimmt werden muss, ob die Medikamenteneffekte tatsächlich eine bestimmende Rolle spielen.

Besondere Problembereiche der Behandlung mit Antidepressiva

Antidepressiva in Schwangerschaft und Stillzeit

Die Schwangerschaft stellt eine der vielen Krisensituationen dar, die eine Depression auslösen können. Die Frauen, die in diese Situation geraten, stehen dann vor der weiteren schweren Aufgabe, sich für eine Behandlung zu entscheiden, die mit erheblichen Risiken verbunden ist. Bei einer entsprechenden Ausprägung der Depression kann aber andererseits auf eine medikamentöse Behandlung nicht verzichtet werden, da deren Risiken doch durch ihren unbestreitbaren Nutzen aufgewogen wird. Vorsicht und sorgfältige Überwachung sollte für die Anwendung aller Antidepressiva in der Schwangerschaft als eiserne Regel gelten.

Auswirkungen auf das Kind kann die antidepressive Behandlung der Mutter während der Schwangerschaft deshalb haben, weil die Medikamente über die Plazenta in den Foetus gelangen. Auch die Stillperiode ist in dieser Hinsicht noch problematisch, weil die Arzneimittel auch in die Milch kommen. 2006 veröffentlichte die FDA einen Bericht über die Risiken der SSRI-Behandlung während der Schwangerschaft und in der Stillperiode. Der Bericht enthielt auch eine Aufforderung an stillende Mütter, die mit SSRIs behandelt werden, diese Behandlung mit ihren Ärzten zu diskutieren. Was die Auswirkungen auf das Kind betrifft, muss man zwischen der Fähigkeit der Substanzen, die Entwicklung zu beeinträchtigen und zu Missbildungen zu führen (Teratogenität), und den Folgen der Abhängigkeit, die durch die kontinuierliche Versorgung des Foetus über die Plazenta ausgelöst wird (Absetz- oder Entzugserscheinungen), unterscheiden.

Fehlbildungen beim Embryo

Es gibt Hinweise auf Teratogenität des irreversiblen MAO-Hemmers Tranylcypromin (Iatrosom) auf der Basis von wenigen dokumentierten Schwangerschaften, wenngleich die Zahlen für eine Risikobewertung nicht ausreichen. Es wird daher von der Therapie sowohl mit dem reversiblen MAO-Hemmer Moclobemid als auch mit dem nicht-reversiblen MAO-Hemmer Tranylcypromin in der Schwangerschaft abgeraten. Deutsche Experten empfehlen trizyklische Antidepressiva wie Amitriptylin (Saroten u. a.) als Mittel der Wahl zur Behandlung von Depressionen in Schwangerschaft und Stillzeit. Länger gebräuchliche Trizyklika scheinen nicht teratogen zu sein.

Die ursprüngliche Behauptung, dass die SSRI weder zu Fehlgeburten noch zu angeborenen Missbildungen führen, ist heute nicht mehr aufrechtzuerhalten. In den letzten Jahren häuften sich die Berichte über verschiedene Formen von Geburtsschäden, wobei nicht allen SSRI ein gleiches Risikopotential zugeordnet wird. Besondere Aufmerksamkeit erregte eine 2006 veröffentlichte Studie, in der beobachtet wurde, dass die Einnahme von SSRI (Fluoxetin, Paroxetin

[Seroxat u. a.] oder Sertralin [Gladem u. a.]) in der zweiten Hälfte der Schwangerschaft im Vergleich zur Nichtanwendung von SSRI mit einem sechsfach erhöhten Risiko für Lungenhochdruck einhergeht Die Studie war sehr sorgfältig durchgeführt worden und konnte sich auf die große Fallzahl von 1200 Neugeborenen berufen, die in 97 Einrichtungen in vier großen amerikanischen und kanadischen Stadtgebieten erfasst worden waren.

Als besonders bedenkliche Substanz gilt in dieser Hinsicht das Paroxetin (Seroxat). Aus dem FDA erging für dieses Präparat ein besonderer Warnhinweis vor erhöhten Missbildungsraten im Sinne von angeborenen Herzfehlern, Unterleibsfehlentwicklungen und anhaltender pulmonaler Hypertonie. Neue Untersuchungen haben auch Verzögerungen der sprachlichen Entwicklung feststellen können.

Allerdings besteht das Missbildungsrisiko offenkundig nicht nur für Paroxetin. Auch andere SSRI sind bekannt dafür geworden, dass ihr Gebrauch in der Schwangerschaft zu Missbildungen des Kindes geführt hat: So haben zum Beispiel Eltern von Kindern mit Geburtsschäden, die von Müttern geboren wurden, die mit Zoloft (Sertralin) behandelt worden waren, Klagen gegen die Erzeugerfirma Pfizer eingebracht. Derzeit stehen in den USA 250 derartige Klagen an. Das erste Verfahren soll am 12. September 2014 eröffnet werden.

Das Gleiche gilt für Fluoxetin (Prozac, u. a.). Auch dieser Substanz wird nachgesagt, dass sie zu angeborenen Lungendefekten, Bauchdefekten und persistierender pulmonaler Hypertonie des Neugeborenen sowie auch zu Skelettmissbildungen, Missbildungen an Wirbelsäule und Gehirn, im Schädelbereich und im Gesichtsbereich führen kann.

Die Klagen, die gegen die Pharmaindustrie eingebracht werden, berufen sich darauf, dass die Herstellerfirmen ihre Informationspflicht vernachlässigt und die Veröffentlichung über schädliche Auswirkungen des Gebrauches unterdrückt haben.

Alles in allem spricht das bisherige Wissen dafür, dass SSRI in der Schwangerschaft nur wenn unumgänglich notwendig, unter größter Vorsicht und in der geringsten möglichen Dosis angewendet werden sollen. Schwangere Depressive sollten die Behandlung mit ihren Ärzten diskutieren und eventuell den Einsatz älterer Antidepressiva fordern. Ein abruptes Absetzen der Substanzen während der Schwangerschaft ist aber zu vermeiden, da es eine physiologische Belastung der Mutter und des Kindes mit sich bringt.

Absetzsyndrom des Neugeborenen

Es ist schon lange bekannt, dass es unter der Behandlung mit trizyklischen Antidepressiva nach der Geburt bei Neugeborenen zu Absetz- bzw. Anpassungsphänomenen wie erhöhter Reizbarkeit, Zittrigkeit, Erregbarkeit und Krampfbereitschaft kommen kann, die auch als Entzugssyndrom beschrieben werden. In einer neueren Studie wurde eine höhere Rate an Anpassungssymptomen unter der Behandlung mit Trizyklika, insbesondere Clomipramin, im Vergleich zu SSRI gefunden. Allerdings wurde bereits in einer Studie aus dem Jahr 2003 über 93 Fälle berichtet, in denen es unter SSRI-Behandlung der Mutter zu einem Entzugssyndrom während der Geburt oder zu Krampfanfällen gekommen war.

Auch bei diesem Problem wird nicht allen SSRI das gleiche Risiko zugeordnet und auch in diesem Zusammenhang gilt wieder das Paroxetin (Seroxat) als besonders problematisch. Von ihm wird behauptet, dass bei Neugeborenen von Müttern, die mit ihm während der Schwangerschaft behandelt worden sind, bereits innerhalb von 24 Stunden nach der Geburt Atemnot, Zyanose, Apnoe, Krampfanfälle, instabile Körpertemperatur, Schwierigkeiten beim Trinken, Erbrechen, Hypoglykämie, muskulärer Hypertonus oder Hypotonus, Hyperreflexie, Tremor, ängstliches / nervöses Zittern, Reizbarkeit, Lethargie, Schläfrigkeit, Schlafstörungen und ständiges Schreien auftreten können.

Allerdings gilt auch in dieser Hinsicht, dass kein SSRI frei von diesem Risiko ist. Als Beispiel wollen wir den Text der Arzneimittelinformation (www.apotheken-umschau.de) bezüglich des SSRI Citalopram wiedergeben, das lange Zeit als besonders sicher galt. Heute, nachdem die Erzeugerfirmen vorsichtig geworden sind und umfassend informieren, ist zum Thema Schwangerschaft und Stillperiode Folgendes zu lesen:

„Fragen Sie vor der Einnahme von allen Arzneimitteln Ihren Arzt oder Apotheker um Rat. Die Erfahrungen mit der Anwendung von

Citalopram während der Schwangerschaft sind begrenzt. Nehmen Sie ‚Citalopram AL 10 mg Filmtabletten' nicht ein, wenn Sie schwanger sind oder eine Schwangerschaft planen, es sei denn, Ihr Arzt hält die Behandlung für zwingend geboten.

Beenden Sie die Behandlung mit ‚Citalopram AL 10 mg Filmtabletten' nicht abrupt. Bitte stellen Sie sicher, dass Ihre Hebamme und / oder Ihr Arzt / Ihre Ärztin darüber informiert sind, dass Sie mit ‚Citalopram AL 10 mg Filmtabletten' behandelt werden.

Wenn Sie ‚Citalopram AL 10 mg Filmtabletten' in den letzten drei Schwangerschaftsmonaten einnehmen, kann es sein, dass Ihr Kind nach der Geburt bestimmte Symptome zeigt. Diese Symptome setzen normalerweise innerhalb von 24 Stunden nach der Entbindung ein. Zu diesen Symptomen zählen Schwierigkeiten mit dem Schlaf oder der Fütterung, Probleme mit der Atmung, bläuliche Verfärbung der Haut oder Überwärmung bzw. Unterkühlung, Erbrechen, vermehrtes Schreien, steife oder schlaffe Muskulatur, Teilnahmslosigkeit, Zittern, Zuckungen oder Krampfanfälle. Wenn Sie bei Ihrem Kind nach der Geburt derartige Symptome bemerken, wenden Sie sich bitte unverzüglich an Ihre Hebamme und / oder Ihren Arzt, der Sie entsprechend beraten kann.

Arzneimittel wie ‚Citalopram AL 10 mg Filmtabletten' können, wenn sie während der Schwangerschaft, insbesondere in den letzten drei Monaten der Schwangerschaft, eingenommen werden, zu einer ernsthaften Gesundheitsbeeinträchtigung des Neugeborenen führen, die primäre oder persistierende pulmonale Hypertonie des Neugeborenen (PPHN) genannt wird und die sich darin zeigt, dass das Neugeborene schneller atmet und eine Blaufärbung der Haut aufweist. Diese Symptome beginnen normalerweise während der ersten 24 Stunden nach der Geburt. Bitte informieren Sie in einem solchen Fall sofort Ihre Hebamme und / oder Ihren Arzt.

Stillzeit

‚Citalopram AL 10 mg Filmtabletten' tritt in geringen Mengen in die Muttermilch über. Die Gefahr von Wirkungen auf den Säugling kann nicht ausgeschlossen werden. Wenn Sie ‚Citalopram AL 10 mg Filmtabletten' einnehmen, halten Sie bitte vor dem Stillen Rücksprache mit Ihrem Arzt."

Anwendung antidepressiv wirksamer Medikamente
bei Kindern und Jugendlichen

Die Behandlung von Kindern und Jugendlichen mit Psychopharmaka gewinnt zunehmend an Bedeutung, wobei die Behandlung des ADHS (Aufmerksamkeitsdefizit- / Hyperaktivitätssyndrom) mittels Amphetaminen eine zentrale Rolle spielt. Das Arzneimittel, das in dieser Indikation verschrieben wird, ist zumeist das vorhin bereits als Antidepressivum beschriebene Methylphenidat (Ritalin, Medikinet). 1994 wurde von Shire Labs in den USA ein neues Präparat, Adderal, mit bis zu 30 Milligramm Amphetamin pro Tablette als Arzneimittel für diesen Indikationsbereich auf den Markt gebracht. Carl Elliott beschreibt, dass in den USA von 1990 bis 1995 die jährliche Produktion von Ritalin sich verfünffachte. 1970 hatte man noch angenommen, dass in den USA 150.000 Kinder mit Stimulanzien behandelt wurden, 1995 nahmen bereits 2,6 Millionen Amerikaner allein Ritalin. Diese Entwicklung machte auch vor Kleinkindern nicht Halt: Auch unter den Zwei- bis Vierjährigen hat sich der Gebrauch psychoaktiver Substanzen in den frühen 90er Jahren verdreifacht. Eine Studie ergab, dass 2002 10 Prozent der Schulkinder in einem Bezirk von North Carolina als ADHS-krank erfasst und 7 Prozent medikamentös behandelt wurden. Da in anderen Ländern zunächst keine vergleichbare Zunahme der Stimulanzienverschreibung eintrat, erzeugten und verbrauchten die USA in den 90er Jahren 90 Prozent des Weltbedarfs an legal konsumiertem Ritalin. In dieser Situation gab dann noch die Vereinigung Amerikanischer Kinderärzte 2010 eine Empfehlung ab, Kinder und Jugendliche von 4 bis 18 Jahren früher und intensiver medikamentös wie psychotherapeutisch zu behandeln. Hausärzte und Kinderärzte sollten bei allen Schulproblemen oder Verhaltensauffälligkeiten auf ADHS untersuchen.

Schließlich erfasste diese Entwicklung doch auch andere Länder. In den vergangenen 20 Jahren sind auch in Deutschland die Verordnungen für Methylphenidat (Ritalin) um mehr als das Hundertfache in die Höhe geschnellt. Wurden 1990 weniger als 500.000 Tagesdosen des Psychopharmakons verschrieben, betrug die Verordnung im Jahr 2000 schon 13,5 Millionen Einheiten, um 2010 auf 55 Millionen

Tagesdosen zu steigen. Am 29. 1. 2013 titelte die *Süddeutsche Zeitung*: „Wir haben längst amerikanische Verhältnisse, immer mehr Eltern entscheiden sich, ihren hyperaktiven Kindern Ritalin zu geben." Dabei wird die Diagnose ADHS zunehmend häufiger gestellt. Den nüchternen statistischen Zahlen lässt sich entnehmen, dass die Ritalin-Verordnungen in Deutschland ansteigen und dass anzunehmen ist, dass im Laufe der Kindheit und Jugend schätzungsweise zehn Prozent aller Jungen und 3,5 Prozent aller Mädchen mindestens einmal das Medikament erhalten dürften. Auch in Österreich sind vergleichbare Verhältnisse zu beobachten.

Die Entwicklung ist von einigem Interesse für die Epidemiologie und für die Behandlung der Depression im Kindes- und Jugendalter. Die antidepressive Wirksamkeit der Amphetamine könnte durchaus auch eine Bedeutung für die Wirkung der Substanzen gegen das ADHS haben; zumindest ist nicht auszuschließen, dass mit der Diagnose ADHS die Diagnose Depression verschleiert wird, andererseits aber die Verstimmung mitbehandelt wird. Dafür spricht auch, dass beim Absetzen der Substanz bei Kindern Depressionen auftreten. Die Behandlung der Depression ist sozusagen eine „erwünschte Nebenwirkung" der ADHS-Therapie.

Diese Funktion der Amphetamine ist auch vor dem Hintergrund zu berücksichtigen, dass in vielen Ländern restriktive Bestimmungen gegenüber der Anwendung von Antidepressiva bei Kindern und Jugendlichen bestehen. Ein Grund dafür ist, dass 2004 die FDA die Produktionsfirmen der SSRI verpflichtet hat, auf der Verpackung einen Warnhinweis anzubringen, dass Kinder und Jugendliche unter SSRI-Behandlung eventuell einem erhöhten Risiko für Selbstmordgedanken und Selbstmordversuche ausgesetzt sind. 2007 wurde diese Warnung auf die Altersgruppe der jungen Erwachsenen bis zu 24 Jahren erweitert. Es gibt Beobachtungen darüber, dass Fluoxetin bei jungen Menschen dieser Altersgruppen zu suizidalem oder feindseligem Verhalten führen kann. Die Indikation Zwangsstörung musste aufgrund der Nebenwirkungen zurückgenommen werden und wird heute als „bedenklich" eingestuft.

Insgesamt ist der Informationsstand bezüglich dieser Frage nicht gut. Insbesondere gibt es nur begrenzte Langzeitdaten zur

Unbedenklichkeit der Anwendung bei jungen Menschen hinsichtlich Wachstum und psychischer Entwicklung. Gesicherte Beobachtungen unerwünschter Nebeneffekte schließen Appetitstörungen, Gewichtszuname, Schlafstörungen und in manchen Fällen Entwicklungshemmung ein. So wurde bei zwei Prozent oder mehr der Kinder, die Sertralin erhielten, Nebeneffekte beschrieben, die beim Erwachsenen kaum bekannt waren: Fieber, Überaktivität, Bettnässen, aggressive Reaktionen, Sinusitis, Nasenbluten und andere Blutungserscheinungen.

In letzter Zeit wurden Hinweise darauf veröffentlicht, dass bevorzugt bei Jugendlichen, die über längere Zeit SSRI einnehmen, ein „amotivationales Syndrom" zu beobachten ist, das auf Veränderungen der Serotonin-Aktivität im Stirnhirn zurückgeführt wird. Es setzt sich aus Apathie, Interessen- und Lustlosigkeit zusammen und ist manchmal von Enthemmung begleitet. Ein Zusammenhang mit aggressiven Durchbrüchen wird nicht ausgeschlossen. Das Syndrom wird als dosisabhängig und reversibel beschrieben.

Auf der Website von Pfizer, auf der Zoloft (Sertralin) dargestellt wird, findet sich derzeit der folgende Warnhinweis: „Selbstmordneigung und Behandlung mit Antidepressiva. Antidepressiv wirksame Arzneimittel können unter Umständen Selbstmordgedanken oder suizidale Handlungen bei Kindern, Teenagern und jungen Erwachsenen intensivieren. Diese Gefahr besteht vor allem in den ersten Monaten der Behandlung. Depressionen und gewisse andere ernsthafte Geisteskrankheiten sind wichtige Ursachen von selbstmordbezogenen Gedanken und Handlungen. Patienten aller Altersgruppen, die mit einer Therapie mit Antidepressiva beginnen, sollten ausreichend überwacht werden. Insbesondere hinsichtlich einer Verschlechterung der klinischen Erscheinungen, der Selbstmordneigung und des Auftretens unüblicher Verhaltensweisen. Jeder, der Zoloft oder ein anderes Antidepressivum bei einem Kind, einem Adoleszenten oder einem jungen Erwachsenen in Erwägung zieht, muss dieses Risiko mit dem klinischen Bedarf abwägen. Mit der Ausnahme der Anwendung bei Zwangsstörungen ist Zoloft nicht für den Gebrauch bei Patienten der Kinderheilkunde zugelassen."

Behandlungsregeln

Allgemein wird empfohlen, Kinder und Jugendliche mit leichten depressiven Symptomen auf keinen Fall mit Medikamenten zu behandeln. Auch bei mittelschweren und schweren Depressionen sollten zuerst andere Methoden versucht werden. Wenn psychologische Behandlung nicht verfügbar ist, aufgrund der Schwere der Symptome nicht anwendbar ist oder fehlgeschlagen hat, können bei Adoleszenten und jungen Erwachsenen Antidepressiva eingesetzt werden. Auch in diesen Fällen sollte die medikamentöse Behandlung nicht ohne psychologische Betreuung erfolgen. Kombinierte Behandlungen erhöhen die Sicherheit der Behandlung und die Erfolgschance. Es ist dementsprechend notwendig, einen Behandlungsplan zu erstellen, in den auch die Eltern der erkrankten Kinder eingebunden sind. Die Kinder und Jugendlichen müssen beobachtet und unerwartete Veränderungen sofort mit dem behandelnden Arzt besprochen werden. Dies gilt insbesondere für die ersten vier Wochen der Behandlung. Wünschenswert ist es aber, dass der Antidepressiva-Gebrauch von Adoleszenten stets von Eltern oder einem anderen Erwachsenen, der die Verantwortung übernimmt, überwacht wird.

Verschiedene Zulassungsbedingungen im internationalen Überblick

International wird empfohlen, Paroxetin bei Kindern und Jugendlichen in der Regel nicht anzuwenden, da in kontrollierten klinischen Studien kein angemessener Wirksamkeitsnachweis bei der Behandlung von Depressionen bei Patienten dieses Alters erbracht wurde. Außerdem wurde in diesen Studien ein erhöhtes Risiko von suizidalem und feindseligem Verhalten festgestellt. In Deutschland ist der Einsatz der modernen Antidepressiva bei Depressionen im Kindes- und Jugendalter nur als Off-Labelgebrauch möglich und daher unzureichend reguliert. Von den SSRI, die auf dem Markt sind, ist in Deutschland nur Fluvoxamin für Kinder ab acht Jahren und das nur bei Zwangsstörungen zugelassen. Auch in Österreich sind nur wenige Antidepressiva zur Behandlung depressiver Störungen im Kindes- und Jugendalter zugelassen: Fluoxetin bei mittelgradiger bis schwerer Depression und Sertralin bei Zwangsstörungen bei Kindern und Jugendlichen (ab sechs Jahren). Für Citalopram gibt es in Österreich keine Zulassung für Kinder und Jugendliche. Johanniskraut ist nur bei der Indikation leicht- bis mittelgradige Depression ab zwölf Jahren zugelassen.

Von den Trizyklischen Antidepressiva ist in Österreich Clomipramin ab dem achten Lebensjahr bei Depression zugelassen, gilt aber aufgrund der nicht nachgewiesenen Wirksamkeit bei Kindern und Jugendlichen sowie der unerwünschten Nebenwirkungen und der hohen Toxizität nicht als Mittel erster oder zweiter Wahl. Substanzen aus der Gruppe der SNRI zeigen in Studien antidepressive Wirksamkeit bei Kindern und Jugendlichen, sind jedoch nur Off label zu verwenden. Da jedoch bei einigen dieser Präparate das Risiko für aggressives oder autoaggressives Verhalten sowie für suizidale Tendenzen bei Kindern und Jugendlichen erhöht sein soll, hat in Deutschland das Bundesinstitut für Arzneimittel und Medizinprodukte empfohlen, Medikamente dieses Typs, sofern sie keine explizite Zulassung für diese Altersgruppe haben, möglichst nicht einzusetzen. In Kanada dürfen die SSRI erst ab einem Alter von 19 Jahren verordnet werden, in England gilt die Regel, unter 18-Jährigen keine Antidepressiva, und wenn nichts anderes übrig bleibt, ausschließlich Fluoxetin zu verschreiben.

International gilt aber die Regel, dass auch Fluoxetin an Kinder unter acht Jahren nicht abgegeben werden soll. Bei Kindern über acht Jahren und Jugendlichen gilt es bei mittelschweren bis schweren Episoden einer Major Depression in Kombination mit einer gleichzeitigen psychologischen Behandlung als indiziert. Auch der Einsatz von Fluoxetin kann von unerwünschten Effekten verschiedenen Grades begleitet sein. Als „übliche Seiteneffekte" der Fluoxetinbehandlung gelten:

- Magen-Darm-Symptome: Brechreiz, Völlegefühl, Durchfall
- Schlafstörungen: Schlaflosigkeit, Schläfrigkeit, lebhafte Traumaktivität, Albträume, beeinträchtigter Schlaf
- Unruhe
- Schwitzen

- Kopfschmerzen
- Unruhige Beine (restless legs)
- Appetitveränderungen (Steigerung oder Abschwächung)
- Dämpfung
- Libidostörungen und sexuelle Dysfunktion

Unter „weniger übliche Seiteneffekte" wird beschrieben, dass Kinder unter Prozac zusätzlich erhöhte Impulsivität, Agitiertheit oder Reizbarkeit aufweisen können. Es wird darauf hingewiesen, dass das Auftreten dieser Symptomatik ein Hinweis darauf sein kann, dass die Kinder oder Jugendlichen eine Veranlagung für ein bipolares Krankheitsgeschehen haben.

Und schließlich können – selten, aber doch – schwere Nebenerscheinungen eintreten. Als solche gelten:

- Selbstmordgedanken, Beschäftigung mit dem Sterben
- Selbstmordversuche, Selbstbeschädigung
- Neue Ängste, neue Depressionssymptome
- Hochgradige Unruhe oder Angetriebenheit
- Unkontrollierbare Wut oder Gewalt
- Panikattacken (Herzrasen, Atembeschwerden)
- Manische Symptome (Gedankenrasen, schnelles und gepresstes Sprechen, exzessive Risikofreudigkeit)
- Ungewöhnliche Veränderungen im Verhalten und der Stimmung
- Koordinationsprobleme

In all diesen Fällen muss der Arzt oder Betreuer informiert und die Weiterbehandlung besprochen werden. Obwohl die üblichen Nebeneffekte bei Kindern zumeist schwach ausgeprägt sind und nicht lange anhalten, müssen sie dem behandelnden Arzt mitgeteilt und mit ihm besprochen werden. Es ist notwendig, gut über die Möglichkeiten und Grenzen der Behandlung informiert zu sein, um das für einen Behandlungserfolg nötige Vertrauen aufbauen zu können.

Schlussfolgerung

Aufgrund der vorliegenden Erkenntnisse und Befürchtungen sollte der Einsatz von Antidepressiva bei Kindern und Jugendlichen die Ausnahme, nicht die Regel sein. Die Empfehlung, dass ihr Einsatz innerhalb eines Behandlungsplanes erfolgen soll, der psychologische Betreuung einschließt und den Eltern oder anderen Erwachsenen eine besondere Funktion zuweist, scheint ein Weg in die richtige Richtung. Allerdings beinhaltet auch sie eine Falle: Bei der Umsetzung eines Behandlungspakets kann nie abgeklärt werden, welche Komponente wirkt; im Idealfall entwickeln sich Synergien und die verschiedenen Maßnahmen verstärken einander. Eventuell kann der Umstand, dass die Eltern sich mit ihren Kindern mehr beschäftigen müssen und dass eine neue Beziehungsqualität entsteht, schon einen therapeutischen Effekt haben. Die Falle besteht darin, dass sich die Aufmerksamkeit der Eltern ausschließlich auf neue Symptome richtet, und dadurch in der ohnehin schwierigen Eltern-Kind-Situation eine neue Kontrollqualität entsteht, die den Aufbau einer schützenden, vertrauensvollen Beziehung behindert. Eltern, die den Nebenwirkungen der Antidepressiva nachspüren, neigen eventuell dazu, unerwartete Verhalten der Kinder ausschließlich als Arzneimittelwirkung zu verstehen und blind dafür zu werden, dass unter der Medikation ausbrechende Verhaltensweisen und Angstzustände nicht als Nebeneffekte der Medikamente auftreten, sondern auch weiterhin Reaktionen auf umweltbedingte Faktoren – Ängste und Stress – verkörpern.

Grundsätzlich ist auch zu bedenken, dass es immer problematisch erscheint, Kindern und Jugendlichen Arzneimittel zu verabreichen, die im Gehirn zur Wirkung kommen und auf vielfältige und letztlich noch nicht ganz verstandene Weise in den Hirnstoffwechsel eingreifen. Das Argument der Suchtprävention, dass der Konsum von Drogen und Alkohol in diesem Lebensabschnitt besonders gefährlich ist, weil er Reifungsprozesse im Gehirn behindert, muss auch für psychoaktive Stoffe Geltung haben, die (noch) als Arzneimittel eingesetzt werden. Pharmakologische Auswirkungen von psychoaktiven Stoffen sind nicht daran gebunden, ob eine Substanz in der Apotheke erhältlich ist oder nur auf dem Schwarzmarkt erworben werden kann.

11 Gute Therapie oder gutes Geschäft? Wege und Irrwege der Pharmaindustrie

Arzneimittel produzierende Betriebe zählen zu den größten und profitabelsten multinationalen Konzernen der Welt. Im Jahre 2002 übertrafen weltweit die Verkaufszahlen von Pharmaka die Marke von 400 Milliarden Dollar. Die Pharmaindustrie unterliegt den gleichen Zielvorstellungen und Zielvorgaben wie andere Industrien: Sie arbeitet gewinnorientiert und will ihren Marktwert aufrechterhalten. Daher ist sie daran interessiert, die Preise für ihre Produkte hoch zu halten bzw. immer neue Produkte zu vermarkten, die neu patentiert werden und hohe Preise erzielen.

Generell ist davon auszugehen, dass eine durchschnittlich große Pharmafirma fünf bis sieben signifikante neue Produkte im Jahr braucht, um durchschnittliches Wachstum zu erreichen und um damit die Aktionäre zufriedenzustellen. Dieses Ziel ist heute kaum mehr zu erfüllen, und daher kam es zu großen Umstrukturierungen, um dennoch das Verlangen nach Profit zu befriedigen. Zu diesen Veränderungen zählen Zusammenschlüsse und neue Schwerpunkte in der Produktion von sogenannten „Ich-auch"-Arzneimitteln. Darunter versteht man Kopien älterer bekannter Substanzen, die kaum einen merklichen Fortschritt bedeuten und den graduellen Richtungswandel von der harten und kostspieligen Arbeit, neue Substanzen zu entwickeln, zur aggressiven Bewerbung der bereits existenten und ihrer Nachfolger verdeutlichen.

Auf diese Weise wird daran gearbeitet, über Verkaufsschlager – „Blockbuster-Arzneimittel" – zu verfügen. Angesicht der Forderung nach hohen Profiten sind solche Stoffe zu einer ökonomischen

Notwendigkeit für das Überleben der Firmen geworden. Dieser Prozess spiegelt sich in Zahlen wider: 1991 machte der Verkauf von Blockbustern 6 Prozent des Umsatzes aus, 10 Jahre später, 2001, war dieser Anteil auf 45 Prozent gewachsen.

Mit neuen psychoaktiven Substanzen (den Antidepressiva vom SSRI/SRNI-Typ und den „atypischen" Antipsychotika) war es der Pharmaindustrie gelungen, seit etwa 40 Jahren eine neue Kategorie von Blockbustern in den Markt einzubringen. 2001 repräsentierten die SSRIs immerhin 10 Prozent aller Verkaufsschlager. Die fünf Spitzenreiter in dieser Stoffgruppe brachten zwischen einer und drei Milliarden Dollar pro Jahr ein. 2002 betrug der weltweite Umsatz psychoaktiver Stoffe mehr als 32 Milliarden Dollar. Dabei handelt es sich um einen Wachstumsmarkt. Man nimmt an, dass weltweit die jährliche Zuwachsrate 6,8 Prozent beträgt; für die USA werden 7 Prozent angenommen. 2007 prognostizierte man, dass der weltweite Markt für psychiatrische Arzneimittel einen Umsatz von 50 Milliarden Dollar erreichen werde. Die USA gelten als der größte Markt für diese Substanzen. Weitere relevante Märkte sind Frankreich, Deutschland, Italien, Spanien, Großbritannien und Japan. Aber auch in der Schweiz erzielte die Pharmabranche allein mit Antidepressiva 2008 einen Umsatz von gut 180 Millionen Franken – mehr als mit jeder anderen Medikamentengruppe.

Um ihre führende Position innerhalb der Industrien aufrecht zu erhalten, entwickelte die Pharmaindustrie diffizile Werbestrategien und Methoden der Beeinflussung: politisches Lobbying, Versuche, die Patente auf die Produkte zu schützen bzw. stets zu erneuern, die Publikation der Ergebnisse der klinischen Überprüfungen und die Bewerbung der Substanzen bei Ärzten und dem Gesundheitspersonal – in manchen Ländern auch direkt beim Konsumenten.

Das österreichische Wirtschaftsmagazin *trend* berichtete im Oktober 2009 in einer Titelgeschichte über die „Tricks" der Pharmaindustrie. Unter dem Subtitel „Mögliche Nebenwirkungen gefährden Ihr Geld und Ihre Gesundheit" wurden verschiedene problematische Strategien beschrieben, die die Arzneimittelindustrie einsetzt, um Ärzte zu ihren Handlangern zu machen, Medikamente künstlich zu verteuern und preiswerte Generika zu verhindern. In dem sorgfältig recherchierten Artikel wurde über die folgenden Strategien und Täuschungsmanöver berichtet:

- Beeinflussung des Verschreibungsverhaltens der Ärzte
- Finanzierungshoheit über Kongresse und Fortbildungsveranstaltungen
- Durch Finanzierung Dominanz über die klinische Forschung mit fatalen Folgen bezüglich der Veröffentlichung der Forschungsergebnisse; Unterdrückung negativer Resultate
- Einflussnahme auf Fachgesellschaften und die von diesen entwickelten State of the Art-Papiere und Richtlinien durch großzügige Förderung
- Einflussnahme auf die Patienten über Selbsthilfegruppen, deren Veranstaltungen und Veröffentlichungen von der Industrie finanziert und dadurch kontrolliert werden
- Finanzierung und Unterwanderung von Beratungsfirmen, die sich als unabhängig bezeichnen. Auch dadurch wird die Information über Arzneimittel verzerrt.
- Schaffung neuer Krankheitsbilder, um Einsatz und Umsatz bestimmter Arzneimittel zu erhöhen. Die Definition neuer Krankheiten dient bisweilen dem Ziel, altbekannte Arzneimittel für den neu geschaffenen Anwendungsbereich neu zu patentieren und unter neuem Namen weiter mit hohem Preis anbieten zu können
- Harte und bisweilen die rechtliche Lage ausreizende Verteilerkämpfe auf dem Markt; exzessive Ausnutzung von Patentrechten; Behinderung der Vermarktung günstigerer Generika.[70]

In dem *trend*-Artikel werden die Strategien bezüglich der Psychopharmaka nicht besonders beleuchtet. Andererseits war es gerade dieses Gebiet, auf dem die Tricks der Pharmaindustrie besonders deutlich wurden und heftige Kritik von berufenen Beobachtern auslöste, die zum Teil auch selbst in ihrer Forschungsaktivität betroffen waren.

Ein Entwicklungsmarkt

Als die ersten Antidepressiva auf den Markt gebracht wurden, zeigten die Erzeugerfirmen relativ wenig Interesse für die neuen Substanzen. Depression galt, wie wir eingangs dargestellt haben, als Minderheitenkrankheit – das zu erwartende Geschäft mit Arzneimitteln schien daher recht begrenzt. Erfolgsträchtiger schienen die „angst- und spannungslösenden" Tranquilizer – zuerst Meprobamat und dann die frühen Benzodiazepine. Diese Substanzen wurden entsprechend beworben. Erste Anzeichen der ökonomischen Bedeutung, die die Substanzen gewinnen hätten können, waren allerdings schon in der Ära der trizyklischen Antidepressiva zu beobachten. Psychiater stellten Berechnungen an, dass die Versorgung mit Medikamenten wesentlich billiger sei als die damals vorherrschende psychotherapeutische Betreuung depressiver Patienten, und kamen zu abenteuerlich anmutenden Schlussfolgerungen. Lopez-Ibor Alino vertrat 1974 den Standpunkt, dass der „Nutzen, der der Gesellschaft aus dem Einsatz von Psychopharmaka durch den Psychiater erwächst, in Wirklichkeit wahrscheinlich 200 bis 400 Mal höher ist als derjenige, den die Therapie des Psychotherapeuten gewährt."

Bereits damals zeichnete sich die Begehrlichkeit der Produktionsfirmen ab und wurde als Problem erfasst. 1978 erschien das Buch des Juristen Emil Komo *Die verordnete Intoxikation – Zur Strafrechtlichen Kontrolle von Psychopharmakaschäden.* In dieser Schrift wurde auf die Probleme hingewiesen, die mit der aggressiven Vermarktung der Tranquilizer verbunden waren. Komo forderte eingreifende Maßnahmen, mit denen man der Entwicklung gegensteuern sollte.

Als globales Marketing und die Deregulierung der Industrie in den 80er Jahren sich ausweiteten, wurden die Möglichkeiten der Antidepressiva neu bewertet. Der Schwenk zum Entwicklungsmarkt trat mit der Vermarktung von Prozac / Fluctine Mitte der 80er Jahre ein, das nach den lange vergangenen Erfolgen mit Miltaun und den Benzodiazepinen erneut zu einem psychopharmakologischen Blockbuster wurde. 1987 wurde die Substanz herausgebracht und entwickelte sich rasch zum Verkaufsschlager Nummer eins, als in den USA monatlich eine Million Verschreibungen erfolgte. 1988 / 89 verdreifachte sich die Verschreibung und die Jahre 1989/1990 erbrachten einen weiteren Zuwachs der Verschreibungen um 60 Prozent. Andere SSRIs, die später auf den Markt gebracht wurden, erzielten ebenfalls hohe Umsätze. 2001 übertrafen sowohl Zoloft/Sertralin wie auch Paxil/Seroxat das Fluctine, das dadurch auf den 23. Platz unter den häufigst verschriebenen Arzneimitteln verdrängt wurde. Insgesamt rangierten die SSRIs als Dritte innerhalb der Gesamtverschreibungen an Arzneimitteln und als Dritte unter den Neuerordnungen. Hinsichtlich des Gesamtumsatzes nahmen sie aufgrund ihres hohen Preises Rang zwei ein. Der Umsatz der SSRI/SNRI-Kategorie stieg von 1999 bis 2000/2001 um stolze 19 Prozent an und erreichte 8,33 Milliarden Dollar.

Die *Pharmacy Times* stellte 2001 fest, dass es 2000 nur ein Antidepressivum geschafft hatte, einen Platz unter den zehn meistverschriebenen Substanzen einzunehmen, dass aber Prozac immer noch gut im Rennen lag. Immerhin den 11. Rang nahm das neu als Anxiolytikum vermarktete Paxil ein. Das „atypische Antipsychotikum" Zyprexa war ebenfalls unter den 10 Bestsellern zu finden.

2007 wurden die psychoaktiven Arzneimittel von der Publikationsplattform *Kalorama Wirtschaftsinformation* (www.kaloramainformation.com) als boomender Markt bezeichnet, von dem noch viel zu erwarten sei. Die pharmazeutische Industrie gilt als relativ sicherer Markt für Investoren, da sie nicht so starken Schwankungen ausgesetzt ist wie andere vergleichbar große Industriezweige. Allerdings weist der Markt große regionale Schwankungen auf. Im ersten Jahrzehnt des neuen Millenniums nahm man an, dass er sich dramatisch ändern und steigende Gewinne erbringen werde. Viele Arzneimittel stünden vor der Patentierung, daher sei zu erwarten, dass der Umsatz steigen werde. Mit einem Anteil von 80 Prozent machten weltweit antipsychotische, antimanische und antidepressive Substanzen den Löwenanteil an dem Gesamtumsatz aus. Dabei wurde auch prognostiziert, dass neue Märkte, vor allem in Asien, erschlossen werden würden. Es wurde darauf hingewiesen, dass mehr als 62 Prozent des Umsatzes in den USA erzielt würden, während zum Beispiel Japan mit nur zwei Prozent beteiligt erschien. Japan gilt der Pharmaindustrie als Problemland, weil es einerseits den zweitgrößten Markt für

Arzneimittel verkörpert, andererseits dieser Markt stagniert und in den ersten Jahren nach der Jahrtausendwende zum Teil auch eingebrochen ist. Die Wirtschaftsforscher geben daran sowohl der starken Kontrolle über die Preisgestaltung wie auch der allgemein schlechten Wirtschaftslage die Schuld. Hoffnungsfroh wird von den Analysten aber darauf hingewiesen, dass sich auch in anderen Ländern die Bereitschaft steigern werde, psychiatrische Krankheiten zu akzeptieren und zu diagnostizieren, wobei in den Raum gestellt wurde, dass diese Länder unterversorgt seien. Als besonders interessanter neuer Markt und als potentiell lukratives Gebiet gilt China, wo bereits viele westliche und japanische Firmen Niederlassungen eröffnet haben. Europa gilt ebenfalls als starker Markt, wobei auch hier starke regionale Unterschiede bestehen. Der Umsatz von Psychopharmaka ist in Frankreich und Italien besonders hoch, gefolgt von Deutschland und Spanien.

Tatsächlich ist aber die Situation in den USA unvergleichlich. Dort war die Gesamtzahl der Verschreibungen antipsychotischer Substanzen zwischen 1997 und 2007 um 86 Prozent angestiegen und erreichte 32,4 Millionen, wie das Medical Expenditure Panel Survey ausweist. In den Jahren 2004 bis 2008 nahmen 10 Prozent der amerikanischen Bevölkerung Antidepressiva ein. Das bedeutete gegenüber 1988, dem ersten Jahr, in dem Prozac/Fluctine den Markt erobert hatte, einen Zuwachs von 400 Prozent. 2009 schließlich überrundeten die Antidepressiva die blutdrucksenkenden Arzneimittel und waren damit die am häufigsten verschriebene Gruppe von Medikamenten geworden.

Diese Entwicklung blieb nicht ohne unerwünschte Nebeneffekte. Zwischen 1999 und 2004 stieg in den USA die Anzahl von unbeabsichtigten Todesfällen aufgrund der Einnahme psychoaktiver Arzneimittel um 84 Prozent an. Die US-Vergiftungszentrale schrieb in dieser Hinsicht 2009 den Antidepressiva einen nicht unwesentlichen Stellenwert zu. Sie nahmen unter den psychoaktiven Arzneimitteln Rang drei hinsichtlich der Verschreibungshäufigkeit und Rang 4 hinsichtlich tödlich verlaufender Vergiftungen ein.

Der gesellschaftspolitische Hintergrund

Analysiert man den gesellschaftspolitischen Rahmen, in dem diese Entwicklung stattfand, erkennt man, dass er in direktem Zusammenhang mit einer fundamentalen Umorientierung des Verständnisses des gesunden und kranken menschlichen Seelenlebens und damit der Psychiatrie in Lehre und Praxis steht. Die 1990er Jahre wurden zum „Jahrzehnt des Gehirns" erklärt, die Neurowissenschaft arbeitete mit neuen Methoden, ein neuer Materialismus machte sich breit, in dem die Psychiatrie sich als Naturwissenschaft und als medizinische Disziplin neben anderen positionierte. Seit der Entwicklung der klassischen Antidepressiva befand sich die Psychiatrie in einer Umstrukturierung. Zu lange war sie schon wegen ihrer Psychologielastigkeit nicht als „richtige" medizinische Disziplin wahrgenommen worden. Der Ausweg wurde darin gefunden, die körperlichen Aspekte der psychiatrischen Krankheiten ins Zentrum zu rücken, den Psychosen den Status von Hirnkrankheiten zu geben und diese Krankheiten dann auch entsprechend medikamentös zu behandeln. Die biologische Psychiatrie vertritt seit dieser Zeit explizit den Standpunkt, dass die Depression und andere psychiatrische Krankheitsbilder als „Erkrankungen des Gehirns" zu verstehen sind. Die Pharmaindustrie griff diesen Trend der Psychiatrie auf, bestärkte ihn und nutzte ihn für ihre Zwecke aus. Aus dem Zusammenwirken des Interesses der Psychiatrie, sich als gleichberechtigte Disziplin innerhalb der Medizin zu etablieren, und den Profitinteressen der Industrie ergab sich notwendigerweise eine enge Zusammenarbeit der beiden Institutionen. Die biologische Psychiatrie stilisierte sich zur führenden Kraft, die dynamische, von der Psychoanalyse beeinflusste Psychiatrie wurde verdrängt und der Psychoanalyse mehr und mehr ihr wissenschaftlicher Wert abgesprochen. Beobachter, die diesen Weg begrüßten, sprachen vom „Fall einer Ikone". Auch die Umgestaltungen und Umformulierungen, von denen die Entwicklung der Diagnostik gekennzeichnet ist, wurzeln in der Verdrängung der Psychoanalyse, ihres Krankheitsverständnisses und ihrer Terminologie. Auf diese Weise verschwand die Neurose als diagnostische Kategorie. Die biologische Psychiatrie als medizinische Disziplin gewann auch an den

Universitäten mehr und mehr Einfluss, weil sie aufgrund ihrer Möglichkeit, mit der Industrie Forschungskooperationen einzugehen, über wesentlich mehr Mittel zu verfügen begann. Den gemeinsamen Interessen von Pharmaindustrie und akademischer Psychiatrie diente die simplifizierende Darstellung der Ursachen der Depression, die der Werbung für die SSRI zugrunde gelegt wurde. In einer Banalisierung der komplexen Verhältnisse des Hirnstoffwechsels wurde die Depression zu einem Zustand, der auf einem Mangel an Serotonin beruhte.

Von den psychiatrischen Autoren wurde die simplifizierte, den Neurowissenschaften entnommene Serotonintheorie geliefert, und die Pharmaindustrie konnte im vollen Einverständnis mit den psychiatrischen Experten die Botschaft verbreiten, dass die Depression eine Erkrankung des Gehirns sei, ein Mangelzustand, der auf einer Imbalance des Serotoninstoffwechsels beruhe, und für den die Industrie geeignete, „hoch spezifische" Mittel, eben die SSRIs, zur Verfügung hielte. Diese Botschaft wurde in der Ärzteschaft verbreitet, aber auch in die Öffentlichkeit gespielt. Auf diese Weise war es möglich, ein allgemeines Verständnis davon zu entwickeln, dass die Depression wie jede andere körperliche Krankheit behandelt werden könne und dass Menschen, die an depressiven Verstimmung leiden, ein SSRI in der gleichen Weise brauchen wie ein Zuckerkranker sein Insulin oder ein Mensch, der an einer Unterfunktion der Schilddrüse leidet, ein Schilddrüsenhormon. Das waren eingängige Slogans, die jeder verstehen konnte. Dieser Vergleich ermöglichte es auch, zu behaupten, dass die SSRI besonders gut verträglich wären, kaum Nebenwirkungen hätten und vor allem nicht eine Abhängigkeit hervorrufen würden wie andere Psychopharmaka. Natürlich wurde empfohlen, sie kontinuierlich einzunehmen, weil der Organismus sie benötige. Die Notwendigkeit des andauernden Gebrauchs der Antidepressiva konnte gut damit begründet werden, dass man die Depression als Dysregulation des Gehirns bezeichnete und die SSRIs als Substanzen verkaufte, die den Gehirnstoffwechsel „normalisieren" wie das Insulin den Zuckerstoffwechsel. Daher benannte man die unerfreulichen Zustände, die beim Absetzen von SSRI auftraten, eben nicht mit dem negativ besetzten Begriff „Entzugserscheinungen" wie im Falle des Absetzens von Benzodiazepinen oder Opiaten, sondern

„Absetzerscheinungen", wie man es im Falle von körperlich wirksamen Stoffen gewohnt war. Für die Pharmaindustrie war dadurch eine ideale Situation entstanden: Zum einen war garantiert, dass die Diagnose Depression zur Folge hatte, dass die Substanzen über einen langen Zeitraum, eventuell lebenslang, verordnet wurden, und dass „Absetzerscheinungen" nicht dazu führten, dass die Patienten von der Substanz entwöhnt wurden, sondern dass man sie ihnen sogar in eventuell höherer Dosis empfahl – weil sie die Substanz eben aufgrund ihres „gestörten Hirnstoffwechsels" zu benötigen schienen.

Um den positiven Wert, dass die SSRI nicht abhängig machen, zu unterstreichen, wurde die Aufmerksamkeit wieder verstärkt darauf gerichtet, dass ältere Arzneimittel, vor allem die Benzodiazepine, mit einem hohen Abhängigkeitsrisiko befrachtet wären. Um die Legende aufrechtzuerhalten, war es notwendig, eine Theorie zu verkaufen, die viele Schwächen aufwies, und war es offenkundig auch notwendig, vieles zu verschweigen, das bei der Anwendung der Substanzen zu erkennen war: schwere und gefährliche Nebenwirkungen und Abhängigkeitsprozesse.[71]

Die „Affäre Healy"

Welche Bedeutung es für die Pharmaindustrie hatte, die Fachwelt, die Gesundheitspolitik und die Konsumenten über Nebenwirkungen und eventuell schädliche Wirkungen im Unklaren zu lassen, verdeutlichte ein Konflikt, den der bekannte walisische Psychiater David Healy auslöste. Healy ist ein international respektierter Psychiater, Psychopharmakologe, Forscher und Autor. Er hatte in Dublin und an der Universität Cambridge Medizin studiert, bevor er seine Spezialausbildungen absolvierte und schließlich eine Professur in Wales annahm. Er fungierte als Sekretär der British Association for Psychopharmacology. Er verfasste viele einschlägige Artikel und veröffentlichte etliche Bücher zur Psychopharmakologie, die als Standardwerke gelten. Daher gilt er als ausgewiesener Experte in diesem Themenbereich und stand in dieser Funktion durchaus auch in Beziehung zur pharmazeutischen Industrie. Allerdings befasste er sich auch mit Nebenwirkungen der SSRI und war als Experte in Gerichtsverhandlungen involviert, in denen über eine eventuell auslösende Funktion psychoaktiver Substanzen für Selbstmord oder Aggression befunden wurde.

Im Jahre 2000 trug er im Rahmen eines Kongresses in Toronto seine Überlegungen über einen möglichen Zusammenhang zwischen dem Gebrauch von Prozac/Fluctine, erhöhter Selbstmordneigung und Aggressivität vor. An sich kein neues Thema, da 1985 Fluoxetin in Deutschland nicht registriert worden war, weil Bedenken hinsichtlich der selbstmordfördernden Wirkung der Substanz geäußert und die ersten Erfahrungsberichte über diesen Zusammenhang bereits 1990 in hochrangigen Medizinjournalen veröffentlicht worden waren. Healy wies lediglich darauf hin, dass man sich seitens der Pharmaindustrie und der klinischen Forschung dieses Problems bislang nicht ausreichend angenommen habe. Man habe weder Versuche unternommen, die Dimension des Problems zu erfassen, noch Strategien entwickelt, diese schlimmen Auswirkungen zu begrenzen.

Trotzdem war der Vortrag ein Stich ins Wespennest, der unerwartete und äußerst heftige Reaktionen auslöste und Healys weitere Karriere entscheidend beeinflusste. Die Pharmaindustrie sah sich dem Vorwurf ausgesetzt, Substanzen wider besseres Wissen als de facto risikofrei auf den Markt gebracht zu haben und dabei so schwerwiegende Effekte verschwiegen zu haben wie ein erhöhtes Selbstmordrisiko, und zwar gerade bei den Patienten, die unter Selbstmordneigungen leiden. Was dann geschah, wird von manchen kritischen Beobachtern der Machtspiele der Pharmaindustrie als Lehrstück für die Bereitschaft der Pharmaindustrie, politische Macht auszuspielen, und für die konzertierten Reaktionen von Industrie und akademischer Welt angesehen.

Healy war für 2001 ein Posten als Leiter eines Forschungsprogramms im Zentrum für Sucht und geistige Gesundheit, das der Universität von Toronto zugehörig war, angeboten worden. Kurz nachdem er den Vortrag in Toronto gehalten hatte, wurde ihm mitgeteilt, dass die Zusage zurückgezogen werde. Man sei zur Einsicht gekommen, dass er als Leiter eines Forschungsprogramms nicht zum allgemeinen Profil der Universität passe. Healy gibt in seiner Darstellung der Ereignisse den Brief wieder, den ihm der Leiter der

Einrichtung, David Goldbloom, geschrieben hat: „Wir glauben, dass Sie grundsätzlich nicht als Leiter des akademischen Programms für Gemüts- und Angststörungen im Zentrum infrage kommen. Sie sind zwar hochangesehen wegen Ihres Wissens über die Geschichte der modernen Psychiatrie, aber wir glauben, dass Ihr Zugang mit den Entwicklungszielen der akademischen und klinischen Ressourcen, über die wir verfügen, nicht kompatibel ist. Dieser Eindruck wurde durch Ihren akademischen Vortrag im Rahmen Ihres kürzlichen Auftretens im Zentrum bestärkt.“

Diese Entscheidung löste Spekulationen darüber aus, dass Eli Lilly, die Erzeugerfirma von Prozac, ihre Finger im Spiel gehabt habe. Healy selbst war davon überzeugt, verfügte er doch über einschlägige Erfahrung. Im Frühling 2000 hatte Eli Lilly dem Hastings-Zentrum in Garrison, New York, die bis dahin großzügig gewährte Subvention entzogen, nachdem in der Zeitschrift des Institutes, die als führende Publikation zu bioethischen Fragestellungen gilt, eine Sondernummer über *Prozac, Entfremdung und das Selbst* erschienen war. In dieser Ausgabe wurden insgesamt 5 Artikel veröffentlicht, in denen prominente Autoren zu Wort kamen: In zweien davon wurde Prozac als wunderbare Droge beschrieben, die man nicht nur Depressiven zur Verfügung stellen solle, sondern allen, die auf seine Wirkung ansprechen würden, zwei weitere sagten aus, man solle die Anwendung auf Depression begrenzen. Der fünfte Aufsatz stammte von David Healy, der darin den Standpunkt vertrat, dass die Zuschreibung der überwiegend positiven Effekte der Substanz hauptsächlich auf der Unterschlagung negativer Erkenntnisse beruhe und die Berichterstattung mehr und mehr von Ghostwritern übernommen worden sei. Lilly zog daraufhin seine Subvention zurück und argumentierte, dass die Publikation verzerrte und unwissenschaftliche Informationen enthielte, des Weiteren leugnete der Konzern jede Einflussnahme: Die Firma übe grundsätzlich keinen Einfluss auf Personalentscheidungen der Institutionen aus, die von ihr Fördermittel empfangen würde; zu Spekulationen beziehe man grundsätzlich keine Stellung. Man muss allerdings wissen, dass die Stelle, in der Healy seinen Dienst antreten hätte sollen, von Lilly mit 1,5 Millionen Dollar gefördert wurde und das Programm, dem Healy vorstehen hätte sollen, zu 52 Prozent aus industriellen Zuwendungen budgetiert war. Insofern schien die Argumentation der Firma nicht so recht glaubwürdig. Wie auch immer. Der Zwischenfall löste international Unruhe in der akademischen Welt aus, die Freiheit der Forschung und die Unabhängigkeit der wissenschaftlichen Lehre schienen infrage gestellt. Zuerst veröffentlichte die Gesellschaft der akademischen Lehrer Kanadas Unterstützungserklärungen für Healy, dann folgte ein Protestschreiben von 27 international renommierten Neuropharmakologen, unter denen sich Ex-Präsidenten der Europäischen Gesellschaft für Psychiatrie, der Amerikanischen Psychiatrischen Gesellschaft und des Amerikanischen Kollegs für Neuropsychopharmakologie befanden. Healy brachte eine Klage gegen die Universität Toronto ein, die außergerichtlich erledigt wurde. Der Text *Good science or good business*, der 2000 dazu geführt hatte, dass Eli Lilly seine Förderung des Hastings-Zentrums einstellte, wurde 2004 in dem Sammelband *Prozac as a way of life* wiederabgedruckt und damit einem weiteren Publikum zugänglich gemacht.

Healy hat nicht aufgehört damit, Kritik an den Praktiken der Pharmaindustrie zu üben und fungiert auch weiterhin als Experte in Prozessen, die von Betroffenen gegen die Industrie angestrengt werden. Er fungierte 2001 als Schlüsselfigur im Verfahren gegen GlaxoSmithKline und ihr Präparat Seroxat wegen eines schweren Gewaltverbrechens und 2004 als Experte in einem Hearing der Britischen Kontrollbehörde, in dem beschlossen wurde, dass Seroxat nicht an unter 18-Jährige abgegeben werden dürfe. 2003 wurde sein Buch *Let Them Eat Prozac* veröffentlicht, in dem er seine Kritik an den Geschehnissen rund um die Vermarktung von Prozac umfassend ausbreitet und weder die Industrie noch die Psychiatrie schont.

Healy betreibt eine Website, auf der der hier kurz nachgezeichnete „Krimi" in voller Länge nachgelesen werden kann. Sein bisher letztes Buch *Pharmageddon* wurde 2012 veröffentlicht. Es enthält die Summe von Healys Erfahrungen und Reflexionen. Die Fernsehdokumentation des Ersten Deutschen Fernsehens, die unter dem Titel *Gefährliche Glückspillen* am 18. 2. 2013 ausgestrahlt wurde, stellte Healy auch dem deutschen Publikum als Experten für den Zusammenhang zwischen SSRI-Einnahme und Gewalttätigkeit vor.

Das war ein exemplarischer Fall, der viele Aspekte der fragwürdigen Strategien der Pharmaindustrie aufzeigt. In der Folge wollen wir einige dieser Vermarktungsstrategien eingehender beschreiben. Unser Ziel ist dabei weder eine plakative Auflistung noch die Demonstration von Empörung. Unsere Darstellung ist darum bemüht aufzuzeigen, wie diese Praktiken dazu beigetragen haben, die „Depressionsfalle" zu öffnen, die den wissenschaftlichen Umgang mit der Depression ebenso bedroht wie die professionelle Qualität und Identität der Psychiatrie, die Behandlung erkrankter Menschen, das Verständnis von Krankheit und Gesundheit und damit verbunden auch die Entwicklung der Gesundheitspolitik und des Gesundheitswesens.

Strategien und Tricks – Gefährliche Spiele der Pharmaindustrie[72]

Strategie 1: Beeinflussung der Ärzte und ihres Verschreibungsverhaltens

Am 1. September 2009 erschien in der *New York Times* ein Artikel des Journalisten Gordiner Harris, in dem genau nachgezeichnet wird, welche Werbestrategie für die Vermarktung eines neuen SSRI entwickelt worden ist und inwieweit im Plan, den die Erzeugerfirma Forest 2004 für die Bewerbung und Vermarktung ihres Präparates Lexapro erstellt hat, Zuwendungen an Ärzte als Mittel der Werbung veranschlagt worden waren. Harris' Analyse ergab, dass der Plan eine ausgeklügelte und vielschichtige Strategie, das Verschreibungsverhalten der Ärzte zu beeinflussen, enthielt. Geplant war demnach:

- die Fort- und Weiterbildung unter Kontrolle zu bringen, indem 34,7 Millionen Dollar an Psychiater und Allgemeinmediziner ausgeworfen werden sollten, dafür, dass diese in einem Jahr 15.000 Vorträge mit dem Ziel der Vermarktung der Substanz an ihre Kollegen halten sollten.
- Unter dem Titel „Essen und Lernen" plante die Firma, 36 Millionen Dollar dafür auszugeben, Ärzte in ihren Ordinationsräumen zu bewirten. Dadurch, dass sie das Essen zur Ver-

fügung stellten, sollt es den Vertretern der Firma ermöglicht werden, mehr Zeit für das Informationsgespräch zu haben und ein günstiges Gesprächsklima zu schaffen.

• Und schließlich wurde ein Plan entworfen, wie im Sinne einer anhaltenden medizinischen Weiterbildung die Ärzteschaft in Seminaren über Lexapro informiert werden sollte. In diesen Seminaren erwiesen sich die Grenzen zwischen sachlicher Information und Bewerbung der Substanz als deutlich verwischt.

Die Vorgangsweise, die hier an einem journalistisch dokumentierten Beispiel illustriert wird, ist sicherlich kein Einzelfall. Sie kann eher als allgemeingültige Praxis in der Bewerbung neuer Arzneimittel insgesamt – nicht nur der Psychopharmaka – angesehen werden. Industriekritische Autoren meinen, dass die Verordnungspraxis stets mit dem Einfluss der Industrie auf die Ärzteschaft zusammenhängt, der auf verschiedene Weise ausgeübt wird. In diesen Publikationen wird darauf hingewiesen, dass die Analyse von Zahlungsflüssen drauf hindeutet, dass an Psychiater mehr Industriegelder fließen als an alle anderen Ärzte. Interessant an der vorhin beschriebenen Strategie der Firma Forest ist allemal, dass sie im fraglichen Zeitraum für diese Art der Werbung mehr Geld auszugeben bereit war als viele andere Firmen, die weitaus größer sind. Die Mittel, die von Forest 2008 für Ärzte bestimmt waren, wurden nur von den Firmen Eli Lilly, Pfizer, Novartis und Merck übertroffen – das heißt von Produktionsfirmen, deren Jahresumsatz fünf- bis zehnmal größer ist als der von Forest und die ebenfalls Antidepressiva auf dem Markt haben, oder sich, wie Merck, bemühen, ein neuartiges Präparat zu entwickeln.

Strategie 2: Dominanz der klinischen Forschung, Unterdrückung negativer Resultate

Wir haben vorhin dargestellt, dass die erfolgreiche Vermarktung der SSRI durch die Kooperation und Interessengemeinschaft von Industrie und Psychiatrie begünstigt worden ist. In unseren Tagen hat diese Kooperation ein Ausmaß angenommen, das befremdlich wirkt.

Grundsätzlich spiegelt die Situation die Entwicklung wider, der die Forschungsideologie und -praxis seit den 1990er Jahren unterliegt. Die Forschung wurde in dieser Zeit den Idealen der neoliberalen Wirtschaftsphilosophie angepasst: Auch für sie gilt, dass sie groß und auf Wettbewerb ausgerichtet sein muss und Gewinn versprechen muss. Diese Umformulierung brachte die Forschung unter enormen Kostendruck. Um den neuen Zielvorgaben zu entsprechen, musste die Finanzierung auf andere Beine gestellt werden. Die Industrie bot sich in dieser Situation als kompetenter Partner an. Bis zu dieser Zeit war der Einfluss der Industrie auf die klinische Forschung begrenzt gewesen. Auch standen die Wissenschaftler, die von der Industrie finanzierte Forschung betrieben, zumeist nicht in irgendeinem anderen Vertragsverhältnis zu der Auftragsfirma. Diese Situation hat sich grundlegend geändert.

Die Verflechtung der Psychiater mit der Industrie läuft dabei vielgestaltig ab:

- Viele akademische Psychiater und viele klinische psychiatrische Abteilungen arbeiten mit dem Geld, das von der Industrie zur Verfügung gestellt wird, und können nur auf dieser Basis ihren akademischen Aufgaben nachkommen, ihren Mitarbeitern akademische Karrieren ermoglichen und ihnen Rang innerhalb der Profession verbessern.
- Klinische Psychiater führen Zulassungsuntersuchungen für neue Psychopharmaka in ihren Abteilungen durch. Das Design der Studien wird von der Industrie vorgegeben und die Veröffentlichungsrechte liegen bei der Industrie als Auftraggeber.
- Die Psychiater, die diese Untersuchungen durchführen, stehen aber darüber hinaus oft in direkten Handelsverbindungen mit der Industrie, sie sind beteiligt an Patenten und an Lizenzgebühren, geben ihre Namen für Artikel her, die von Ghostwritern geschrieben werden, und besitzen Aktien der Firmen, für die sie arbeiten.
- Psychiater zählen zu den Topverdienern der Kooperation zwischen Industrie und Klinik. Am 22. März 2013 veröffentlichte der unabhängige „Newsroom" *ProPublica* die Namen jener

22 Mediziner, die seit dem Jahr 2009 mehr als 500.000 Dollar für Vortrags- und Beratertätigkeiten von der Pharmaindustrie erhalten hatten. (www.propublica.org) 12 der 22 genannten Persönlichkeiten waren Psychiater. Sie nahmen den ersten, den dritten und den vierten Platz in der Rangliste ein. Der Spitzenreiter hatte in diesem Zeitraum insgesamt 1.009.213 Dollar von AstraZeneca, Cephalon, Eli Lilly, Forest, Merck, Novartis und Pfizer erhalten. In dieser Summe waren keine Forschungsgelder und keine Reisevergütungen enthalten. Der Nächstgereihte hatte ungefähr 278.000 Dollar weniger aus seiner Tätigkeit für die Pharmaindustrie lukriert.

Diese finanzielle Verflechtung hat es der Industrie wesentlich leichter gemacht, in den Verträgen, die sie mit Kliniken und Universitäten abschließen, darauf zu bestehen, in alle Aspekte der Durchführung des Forschungsauftrags eingebunden zu sein. Auf diese Weise können sie Verzerrungen in das Design und die Auswertung einbauen, die die untersuchten Substanzen in ein günstigeres Licht rücken. Vor den 80er Jahren war es üblich, dass den beauftragten Forschern die Verantwortung für die Durchführung des Forschungsauftrags zuerkannt wurde und diese daher ihre eigenen Methoden einsetzen konnten. Heute wird zumeist das Studiendesign von eigenen Firmenbeauftragten erstellt und auch die Analyse der Daten wird von Firmenvertretern durchgeführt. Während früher Firmen den beauftragten Forschern die Veröffentlichungsrechte übertrugen, hat der auftraggebende Konzern heute zumeist auch die Hoheit über die Veröffentlichungsrechte. Die Industrie entscheidet darüber, wie, wo und in welcher Form die Ergebnisse veröffentlicht werden sollen, und die Artikel werden von beauftragten Personen verfasst.

Das österreichische Universitätsgesetz sieht im § 30 vor, dass an jeder medizinischen Universität vom Senat zur Beurteilung klinischer Prüfungen von Arzneimitteln und Medizinprodukten, der Anwendung neuer medizinischer Methoden und angewandter medizinischer Forschung am Menschen eine Ethikkommission einzurichten ist. An der Wiener Medizinischen Universität begutachtet die Ethikkommission klinische Forschungsprojekte, die an ihrer Universität und im Allgemeinen Krankenhaus der Stadt Wien durchgeführt werden. Des Weiteren nimmt sie zu ethischen Fragen Stellung, die ihr von Mitgliedern der Medizinischen Universität Wien oder vom Allgemeinen Krankenhaus der Stadt Wien vorgelegt werden.

Die Einflussnahme dieser Gremien auf den Inhalt der Untersuchung ist begrenzt, da für die inhaltlichen Fragen andere universitäre Körperschaften verantwortlich sind. Fragen des Interessenkonflikts, des Urheberrechts und der Hoheit über die Daten fallen hingegen in die Kompetenz der Ethikkonferenz. Die Kommissionen sind ehrlich bemüht, sie treffen aber auf erhebliche ökonomische Interessen.

Strategie 3: Einfluss auf Publikationen, Journale und Diagnoseprozesse

Die vorhin beschriebene Situation hat für den Standard, die Unabhängigkeit und damit die Vertrauenswürdigkeit wissenschaftlicher Forschung und wissenschaftlicher Veröffentlichungen erhebliche Konsequenzen. Marcia Angell berichtete darüber, dass sie in ihrer Funktion als Herausgeberin des *New England Journal of Medicine* die Erfahrung gemacht hat, dass bei der Veröffentlichung eines Aufsatzes über Antidepressiva im Jahr 2000 die Aufzählung der Verbindungen der Autoren zur Industrie so viel Platz beansprucht haben, dass in der Druckversion der Arbeit nicht genügend Platz zur Verfügung stand und die genaue Darstellung auf der Website der Zeitschrift stattfinden musste. Es war ihr auch schier unmöglich, einen von der Pharmaindustrie völlig unabhängigen Wissenschaftler zu finden, der einen Kommentar zu dieser Thematik hätte abgeben können. Die Einflussnahme der Industrie auf die Publikationsmöglichkeit schließt einige spezielle und sehr bedeutende Probleme ein, die im Folgenden kurz dargestellt werden sollen.

Ghostwriting

Ein Ghostwriter, auch Phantomschreiber oder Auftragsschreiber, ist ein Autor, der im Namen und Auftrag einer anderen Person schreibt. Ghostwriter werden im Auftrag eines Verlages, einer Agentur oder eines Autors tätig, insbesondere wenn der in der Titelei ausgewiesene Autor nicht genügend Zeit oder keine ausreichenden Fähigkeiten besitzt, um „sein" Werk selbst zu verfassen. Die Bezeichnung Ghostwriter setzt indes keine fest definierten Fähigkeiten voraus.

Seit einiger Zeit wird kritisch aufgezeigt, dass die Pharmaindustrie Ghostwriter für die Bewerbung ihrer Präparate beschäftigt. Die Ghostwriter schreiben Artikel in medizinischen Fachzeitschriften, ohne dass ihr Name aufscheint, dafür scheinen Namen von Wissenschaftlern als Autoren auf, die mit der veröffentlichten Forschung nichts zu tun haben oder zumindest nichts oder nichts Substantielles zur Veröffentlichung beigetragen haben. Wissenschaftler, die sich dafür zur Verfügung stellen, ziehen daraus einen mehrfachen Gewinn: Sie werden bezahlt dafür, ihr Name scheint im Kontext der wissenschaftlichen Thematik auf und sie veröffentlichen in einem hoch bewerteten Journal, was wiederum ihrer Karriere nutzt bzw. ihren Ruf festigt. Wie Recherchen ergeben haben, sind von diesem Problem nicht nur irgendwelche unbedeutenden medizinischen Magazine betroffen, sondern die höchst angesehenen und bewerteten wissenschaftlichen Zeitschriften der internationalen Forschung: das *New England Journal of Medicine*, das *British Medical Journal*, das *Journal of the American Medical Association* (JAMA) und *The Lancet* und *Nature Medicine*.

David Healy liefert in *Pharmageddon* umfassende Information über dieses Problem. Auch zu diesem Problem hat Marcia Angell aufgrund ihrer Erfahrung als Herausgeberin des *New England Journal of Medicine* einen wesentlichen kritischen Beitrag geliefert.

Unterdrückung negativer Resultate

Die Erzeugerfirmen der SSRIs gerieten in den letzten Jahren zunehmend unter Druck, weil man ihnen nachweisen konnte, dass sie Studien unterdrückten, aus denen hervorgeht, dass die neuen Präparate entweder nicht wirken oder nicht besser wirken als Vergleichssubstanzen, die bereits in Verwendung sind. Ebenso wird den Erzeugerfirmen vorgeworfen, Beobachtungen über negative Auswirkungen des Gebrauchs nicht zu veröffentlichen und in der Konsumenteninformation nicht oder nicht ausreichend zu berücksichtigen.

Dieses problematische Verhalten der Industrie ist natürlich nicht nur bei der Vermarktung der Psychopharmaka zu beobachten. Aber gerade in diesem Bereich geht es entweder um Täuschung bezüglich der Wirkung oder um sehr ernsthafte und gefährliche unerwünschte Wirkungen, über die die Patienten informiert werden sollten.

Das Problem trat bereits bei der Vermarktung der ersten SSRI auf und hält bis in die jüngste Vergangenheit an. Bekannt wurde es dadurch, dass heftige Kontroversen in der Fachwelt ausgebrochen waren und wichtige Persönlichkeiten in die Auseinandersetzung verwickelt worden waren. Grundsätzlich muss man verstehen, dass in den USA andere Patentregeln gelten als in Europa. Eine neue Substanz wird als patentiertes Arzneimittel zugelassen, wenn in zwei Untersuchungen die Wirksamkeit der Substanz gegenüber einem Scheinmedikament nachgewiesen werden kann. Die Firmen können aber unbegrenzt viele Studien durchführen lassen, solange bis zwei Studien Ergebnisse in ihrem Sinn erbringen. Da sie nicht verpflichtet sind, negative Studien zu veröffentlichen, kann die Methodologie manipuliert werden. Zum Beispiel kann das Studiendesign solange verändert werden, bis endlich die zwei notwendigen positiven Resultate vorgelegt werden können. Die negativen Studien verschwinden dann in den Schubladen, die positiven werden von klingenden Autoren in Top-Journalen veröffentlicht. Auf diese Weise entsteht eine wissenschaftliche Literatur, die nicht mehr ernst zu nehmen ist, die aber nichtsdestoweniger als Grundlage für die medizinische Aus- und Weiterbildung dient, und die die Basis für die akademische Karriere junger Mitarbeiter an den Studien bildet.

Wie wirksam sind die SSRI ? – Die Auswirkung des Unterschlagens negativer Resultate

Nachdem viele andere Berichte das Problem zur Diskussion gestellt hatten, dass die Publikationsphilosophie der Pharmaindustrie ausschließlich positive Resultate klinischer Forschung an die Öffentlichkeit bringen und negative Berichte systematisch unterschlagen würde, veröffentlichte 2008 Irving Kirsch von der Universität in Hull die Ergebnisse einer Analyse, die er zusammen mit fünf Kollegen aus den USA und Kanada durchgeführt hatte. Er hatte sich sämtliche Reviews der FDA über alle Placebo-kontrollierten Studien verschafft, die 1987 bis 1999 für die Zulassung der bekanntesten Antidepressiva (Prozac, Paxil, Zoloft, Celexa, Serzone und Effexor) eingereicht worden waren. Damit hatte das Forschungsteam auch einen Überblick über jene Studien, die nie veröffentlicht worden waren und deren Veröffentlichung unterdrückt worden war. Als Resultat der Forschung wurde berichtet, dass der Unterschied in der Besserung bei Patienten, die Placebos und Patienten, die Antidepressiva nehmen, nicht sehr groß ist, dass SSRIs nur bei schweren Depressionen wirken und auch bei dieser Anwendung die Überlegenheit gegenüber einem Scheinmedikament nicht ausgeprägt ist. Die Autoren meinten, dass möglicherweise alle Substanzen nur über einen „aktivierten Placeboeffekt" wirkten. Die Resultate waren für die untersuchten Substanzen faktisch in gleicher Weise unspektakulär. Dass die Ärzteschaft und die Öffentlichkeit daran glauben, dass diese Substanzen hochwirksam sind und substanzspezifische Effekte haben, bezeichneten die Autoren als Effekt der Publikationsstrategie, die Ergebnisse der positiven Studien in vielen Publikationen zu verbreiten, die negativen aber zu unterschlagen.

Diese Untersuchung löste in der Fachwelt heftige Diskussionen aus. Vonseiten der Befürworter der SSRI wurde geltend gemacht, dass sehr unterschiedliche Untersuchungen miteinander verglichen worden seien und insgesamt die Fallzahl in allen überprüften Studien klein gewesen sei. Außerdem wurde den Studien damit begegnet, dass sich die Substanzen in der Praxis in zahllosen Fällen bewährt hätten. Der Ratgeber der Stiftung Warentest *Depressionen überwinden* hat sich dieser Auffassung angeschlossen und die Aussagekraft der Kirsch'schen Studie in Zweifel gezogen.

Nun ist es sicher richtig, dass die Aussagen von Kirsch und seinen Mitarbeitern sich ausschließlich auf klinische Studien beziehen. Andererseits werden diese Studien durchgeführt, um die Effizienz der Substanzen, die auf den Markt gebracht werden sollen, zu beweisen. Es ist auch richtig, dass viele Patienten, die mit SSRI behandelt werden, mit der Behandlung zufrieden sind, und dass sich ihr Zustand verbessert. Es ist nur schwierig, diese Beobachtungen den Ergebnissen der klinischen Studien entgegenzuhalten. Viele Patienten werden nicht nur mit einem Mittel behandelt oder werden zusätzlich psychologisch oder psychotherapeutisch betreut. Für manche Patienten ergeben sich im Behandlungszeitraum positive Veränderungen ihrer Lebensumstände. Da die Patienten nicht rund um die Uhr beobachtet werden können, weiß der behandelnde Arzt auch nicht, ob die Veränderungen darauf zurückzuführen sind, dass der Patient die verschriebene Substanz einnimmt – oder darauf, dass er sie eigenmächtig abgesetzt hat. Bei dieser Vielfalt von Einflüssen ist die Beurteilung des Therapieerfolges, den die *eine* therapeutische Maßnahme, nämlich die Verordnung eines Arzneimittels gebracht hat, unter naturalistischen Bedingungen äußerst schwierig. Genau deshalb werden ja die klinischen Untersuchungen durchgeführt: um den Effekt der Substanz unter Ausschluss anderer Einflüsse zu bestimmen. Zu Recht wies Marcia Angell in ihrer Rezension der Veröffentlichung der Erkenntnisse von Kirsch darauf hin, dass Anekdoten über Therapieeffekte in der Praxis eine trügerische Beweisführung hinsichtlich der Bewertung einer medizinischen Behandlung sind. Sie können Hypothesen anregen, die dann untersucht werden sollten, aber sie können sie nicht beweisen. Auf jeden Fall sind die Ergebnisse von Kirsch aussagekräftiger als die Schlussfolgerungen und Empfehlungen, die aus der zusammenfassenden Bewertung von Studien resultieren, die in hoch bewerteten medizinischen Journalen erscheinen und, wie vorhin ausgeführt, von Erzeugerfirmen platziert werden und ausschließlich positive Resultate wiedergeben.

Als Referenzstudie bezüglich der Wirksamkeit der SSRI wird gerne eine Publikation von Jay C. Fournier und seinen Mitarbeitern angeführt, die 2010 im *Journal of the American Medical Association* (JAMA) erschienen ist. Die Autoren grenzen sich von Kirsch ab und kritisieren die Methode, mit der er vorgegangen ist. Die Ergebnisse der Untersuchungen von Fournier und Kirsch können nicht miteinander verglichen werden, da Fournier zwar eine exakte Metastudie durchführte, aber nicht auf unveröffentlichte Studien zurückgriff. Fournier und seine Mitarbeiter revidierten die Ergebnisse klinischer

Studien, die zwischen 1980 und 2009 veröffentlicht worden waren und kamen zum Schluss, dass die Wirksamkeit der SSRI mit der Intensität der Symptomatik ansteige. Das heißt, dass sie bei leichten und mittelschweren Depressionen kaum wirksamer sind als Placebo-Präparate, dass sie aber bei schweren Depressionen den Scheinmedikamenten deutlich überlegen sind.

Die Beobachtungen über die Wirksamkeit der Substanzen haben sich demgemäß im Lauf der Zeit erstaunlich verändert. Während in der Frühzeit der Anwendung behauptet wurde, dass die SSRI bevorzugt bei leichten Depressionen wirken und auf schwere Depressionen keinen Einfluss nehmen, beobachtete man später das genaue Gegenteil. Für diese Entwicklung gibt es keine plausible Erklärung.

Zu den Einflussbereichen der Pharmaindustrie zählen auch Kongresse und Fortbildungsveranstaltungen sowie die Einflussnahme auf Fachgesellschaften und die von diesen entwickelten State of the Art-Papieren und Richtlinien durch großzügige Förderung.

Strategie 4: „Disease mongering " – Schaffung neuer Krankheitsbilder

Unter Disease mongering verstehen wir Bemühungen der pharmazeutischen Industrie, neue Krankheiten zu definieren, bzw. die Bedeutung und den Schweregrad bereits bekannter Zustandsbilder zu dramatisieren, um neue Arzneimittel einzuführen oder um den Umsatz bereits vermarkteter Substanzen zu fördern. Dieses Bestreben steht in Zusammenhang mit den vorhin beschriebenen Erkenntnissen über Wirksamkeit und Unwirksamkeit von Arzneimitteln. Wenn die Wirksamkeit in einem Anwendungsgebiet in Zweifel gezogen wird, die Substanz aber dennoch eine unklare Wirkung entfaltet und sie sich auf dem Markt hält, wird es notwendig, andere Anwendungsmöglichkeiten zu identifizieren: „Die Pille begibt sich auf den Weg, um eine geeignete Krankheit zu suchen", wie Kritiker dieses Prozesses ironisch bewerten.

Das Handlungsfeld der Psychiatrie ist besonders anfällig für diesen Prozess. Die Diagnostik ist unscharf gegenüber den anderen Spezialgebieten der Medizin und die Grenzen zwischen „gesund"

und „krank" sind bisweilen fließend, da sie von außermedizinischen Normbegriffen abhängig sind. Deshalb ist es viel leichter, die diagnostischen Begrenzungen zu erweitern bzw. neue Krankheiten zu erfinden als in anderen medizinischen Bereichen. Der Pharmaindustrie und ihren Interessen kommt diese Schwierigkeit sehr entgegen, und sie hat dieses Problem der Psychiatrie in ihre Marketingstrategie aufgenommen. Der Medizinethiker Carl Elliott sprach treffend davon, dass die Pharmaindustrie zunehmend nicht mehr Arzneimittel, sondern Krankheiten vermarktet.

Im Falle der Antidepressiva war die Pharmaindustrie zunächst bemüht, zu diesem Zweck die Depression neu zu definieren. Die Strategie bestand darin, einerseits die Serotonin-Hypothese zu verkünden, andererseits den „Depressionsmarkt" zu erweitern. ‚Depression' schloss nunmehr neben den klassischen, schweren Formen alle möglichen dysphorischen Erscheinungen (Missstimmungen) und traurige (Ver-) Stimmungen ein. Auf diese Weise wurde der Gebrauch der SSRI auf alle diese Erscheinungsformen ausgeweitet, die die Erzeugerfirmen selbst zu definieren mitgeholfen hatten. In der Folge wurden auch weitere Anwendungsgebiete in neu definierten „Krankheitsbildern" erschlossen: Schüchternheit wurde zur Sozialphobie, eine eigene Störung der Befindlichkeit um die Regelblutung wurde erfunden, wie wir unserem Kapitel über die spezielle Problemlage des weiblichen Geschlechts ausgeführt haben. Nach den Anschlägen das 11. September 2001 eröffnete GlaxoSmithKline eine neue Werbekampagne für ihr ursprünglich als Antidepressivum gedachtes „Paxil" / Seroxat. Aus der neuen nationalen Angst- und Stresssituation ergab sich ein neues Anwendungsgebiet und eine neue Werbestrategie. Paxil wurde nun als Mittel gegen das posttraumatische Stresssyndrom beworben.

Strategie 5: Beeinflussung der Öffentlichkeit – Simplifizierung der Theorie bzw. der Darstellung der Theorie

In verschiedenen Ländern gibt es verschiedene Regulierungen der Bewerbung von verschreibungspflichtigen Arzneimitteln. Während in Europa die direkte Werbung am Konsumenten in den üblichen Kommunikationsmedien verboten ist, ist diese Werbemethode in den USA seit 1997 erlaubt. Seither nutzen die Pharmaproduzenten das Fernsehen und Printmedien aller Art als Werbeträger. Als Eli Lilly mit „Prozac 1 x wöchentlich" eine neue Linie eröffnete, bewarb sie das Produkt mit Gutscheinen, die man aus Printmagazinen ausschneiden konnte.

Andere Strategien, direkt an den Konsumenten heranzukommen, war die Schaffung und Finanzierung von Selbsthilfegruppen, Informationswebsites und Kampagnen, die das Bewusstsein für Depressionen anregen sollten. In den Werbebroschüren und in den Fachinformationen hielten aus diesem Grund die Pharmafirmen der eingängigen Serotonin-Hypothese die Treue, auch als sie von der neurowissenschaftlichen Forschung bereits lange verworfen worden war.

Strategie 6: Einflussnahme auf die Patienten über Selbsthilfegruppen

Non-profit-Organisationen, gemeindebasierte Unternehmen und Selbsthilfegruppen haben üblicherweise einen guten Ruf in der Bevölkerung und genießen das Vertrauen Betroffener. Um ihren Werbekampagnen mehr Vertrauenswürdigkeit zu verleihen und um ihren Produkten ein besseres Image zu geben, nahmen die befassten Pharmakonzerne Kontakt zu derartigen Strukturen auf, um sie als Partner zu gewinnen. Die Ziele dieser Strategie waren:

- Umsatzsteigerung
- Die Verbesserung des eigenen Images als Fördereinrichtung für eine gute Sache
- Spezifischen Bedarf für ihre Produkte zu fördern und Loyalität gegenüber bestimmten Markennamen aufzubauen (die Patienten sollten dazu gebracht werden, ihrem Markenartikel weiter die Treue zu halten, nachdem günstigere Generika auf den Markt gebracht worden waren).
- Die Fähigkeit zur Unterscheidung zwischen verschiedenen Produkten zu entwickeln – und zu steuern
- Unterstützung bei der Suche nach Kunden zu finden

Bereits bestehende oder von Firmen neu geschaffene Patienten-gruppen wurden genutzt, um direkte oder indirekte Werbung für SSRIs oder andere Stoffe zu machen. Am Anfang stehen bei solchen Kooperationsangeboten unbeschränkte Zuwendungen für Infor-mationsmaßnahmen, die die Wahrnehmung und das Erkennen der Störungen anregen sollen. Eli Lilly allein gab in einem Quartal des Jahres 2009 an die NAMI (National Alliance on Mental Illness) und ihre lokalen Organisationen 551.000 Dollar, an die National Mental Health Association 465.000 Dollar, an CHADD (eine Gruppe, die die Interessen von ADHS-Patienten vertritt) 130.000 Dollar und an die Amerikanische Foundation für Selbstmordprävention 69.250 Dol-lar. Und das ist nur eine Firma und ein Quartal. Die Gesamtsumme, die von allen Konzernen in diesem Bereich pro Jahr aufgebracht wird, übersteigt diese Zuwendungen wohl in gigantischer Weise. Als Gegenleistung tragen diese Organisation den Slogan, dass Geistes-krankheiten Gehirnkrankheiten seien, aggressiv in die Öffentlichkeit und verlangen nach einer Ausweitung medikamentöser Behandlung, wie der amerikanische Journalist Robert Whitaker in seinem Buch *Anatomie einer Epidemie* beschrieben hat.

Auf diese Weise werden Patientenvertretungen benutzt, um den Umsatz dadurch zu steigern, dass die Krankheitskonzepte Verbrei-tung finden und daraus Druck auf die Gesundheitsverwaltung ent-steht, Behandlungen im Sinn der Industrie zugänglich zu machen.

Auch individuelle Patienten wurden als lebende Werbeträger ein-gesetzt. Sie wurden von den Firmen zu wissenschaftlichen Konferen-zen und zu Pressekonferenzen eingeladen, um über ihre Erfahrungen zu berichten. Dabei wurde die Möglichkeit genutzt, über die Patien-ten vereinfachende Darstellungen der Krankheit und der Funktion der Arzneimittel in die Öffentlichkeit zu spielen, die die Experten nicht mehr hätten vertreten können.

Strategie 7: Präsenz im Internet, die Unterwanderung von Internetplattformen

Caroline Walter und Alexander Kobylinski haben in ihrem Buch *Patient im Visier* (2010) aufgezeigt, wie Pharmafirmen das Internet nutzen, um die in den USA übliche, in den meisten Ländern Europas aber verbotene direkte Werbung am Patienten zu betreiben. Sie zitieren dabei Fred Harms und Dorothee Gänshirt, die in dem Handbuch *Gesundheitsmarketing* schreiben: „In der Medizin wird das Internet zum entscheidenden Faktor für die uneingeschränkte Informationsweitergabe. Daher führt dieses Medium mittelfristig einen großen Teil der regulatorischen Einschränkungen ad absurdum. Somit werden nationale Regelwerke langfristig durch das Internet ausgehebelt.“[73]

Walter und Kobylinski haben diese Arbeitsweise der Pharmaindustrie am Beispiel der verdeckten, direkt an die Patienten gerichteten Werbung für Arzneimittel, die gegen Multiple Sklerose eingesetzt werden, nachgezeichnet. Sie zeigen auf, dass die Informationsseiten von der Industrie betrieben werden und dass die Patienteninformation, die angeboten wird, in hohem Ausmaß dem Interesse von Erzeugerfirmen der MS-Medikamente dient. In den Diskussionsforen werden getürkte Postings veröffentlicht, durch Namensplatzierung wird für spezielle Arzneimittel geworben, gut aussehende Modelle, die wahrscheinlich ganz gesund sind, preisen die Wirkung der Medikamente. Es wäre von hohem Interesse, eine vergleichbare Arbeit auch für die Bewerbung der Antidepressiva durchzuführen. Erinnern wir uns: Die WHO meint, dass das Internet einen wesentlichen Beitrag zum Empowerment der Patienten liefern kann. Dazu muss dieses aber als möglichst unabhängiges Informations- und Kommunikationsmedium zur Verfügung stehen.

Strategie 8: Finanzierung und Unterwanderung von „unabhängigen" Beratungsfirmen

Strategie 9: Verteilungskämpfe auf dem Markt, exzessive Ausnutzung von Patentrechten, Behinderung der Vermarktung günstigerer Generika

Unter dem Patentschutz stehende Arzneimittel bringen der Industrie hohe Gewinne. Nach dem Auslaufen dieser Periode können Generika auf den Markt gebracht werden, die das Preisniveau entsprechend senken. Wie dramatisch sich das Auslaufen eines Patents auswirkt, kann man am Beispiel von Prozac erkennen. Noch im Jahr 2000 betrug der Gewinn, den Eli Lilly aus dem Verkauf des Mittels zog, 2,6 Milliarden Dollar. Nachdem im August 2001 das Patent ausgelaufen war, sanken die Verkaufszahlen um 70 Prozent.

Aus diesem Grund versuchen die Erzeugerfirmen einerseits, die patentierte Phase auszudehnen, und andererseits gegen die Hersteller von Generika aufzutreten. Die Patentphase lässt sich dadurch verlängern, dass für die Substanz neue Anwendungsmöglichkeiten gefunden werden, die eine erneute Patentierung ermöglichen. Man kann also entweder neue Krankheiten erfinden oder neue Konsumgruppen erschließen – zum Beispiel Kinder und Jugendliche. Um dem Verlust gegenzusteuern, der durch das Auslaufen des Patents von Prozac zustande kam, brachte Lilly einerseits seinen alten Renner in neuer Zubereitung als „einmal die Woche-Dosis" auf den Markt, und ging andererseits so weit, die Substanz umgefärbt unter dem neuen Namen Sarafem für ein neues Anwendungsgebiet – eine erfundene Krankheit – neu patentieren zu lassen, um sich dafür die Rechte bis 2007 zu sichern und um das Preisniveau hoch zu halten. Das „neue" Sarafem wurde aus diesem Grund sogar etwas teurer verkauft als das ältere – bis auf die Farbe identische – Prozac. Dennoch – ganz konnte dieser Trick den Verlust nicht ausgleichen.

Ein „Fallbeispiel": die Vermarktung des SSRI Cipralex

Der Vermarktung des Cipralex, die gut dokumentiert ist, lässt sich entnehmen, wie einfalls- und trickreich die Pharmaindustrie vorgeht, um das Preisniveau ihrer Produkte hoch zu halten.

Die Pharmaindustrie ließ es sich einiges kosten, um den Ruf der SSRI aufrecht zu erhalten und um neue Substanzen patentieren zu lassen und auf den Markt zu bringen. Am 1. September 2009 zeichnete der Journalist Gardiner Harris in der *New York Times* die Werbemethoden nach, mit denen die Arzneimittelfirma Forest Laboratories ihrem Antidepressivum Lexapro, das in Österreich und Deutschland von der Firma Lundbeck als Cipralex vertrieben wird, einen guten Platz auf dem Markt zu sichern.

Harris griff auf ein Dokument zurück, das vom Spezialkomitee des US-Senats für Altersfragen publik gemacht worden war. Es handelte sich um das Dokument „Lexapro Fiscal 2004 Marketing Plan", das ursprünglich an die 300 Seiten umfasste, von dem aber nur 88 Seiten veröffentlicht wurden, da die Firma Bedenken äußerte, das Gesamtdokument an die Öffentlichkeit zu bringen. Aus der letztlich veröffentlichten Version ging aber trotzdem hervor, welche Methoden Forest Labs angewendet hatte, um Psychiater, Allgemeinmediziner und andere Vertreter der Medizin von den Vorzügen ihre Medikamentes zu überzeugen. Im Wesentlichen ging es dabei um viel Geld.

Die Vorgängersubstanz von Lexapro war ursprünglich bereits 1998 in den USA patentiert worden, nachdem die Forest Labs die Lizenz für Citalopram, das in Europa bereits seit 1989 als Seropram bekannt ist, von Lundbeck erworben hatten und als Celexa patentieren ließen. Das Patent für Citalopram lief 2003 ab, und daher war die Phase, in der Celexa in den USA als patentierte Medizin unbeeinträchtigt von Generika gehandelt werden konnte, kurz. Deshalb übernahm Forest rasch die „neue" Substanz Escitalopram, die von Lundbeck als Nachfolgesubstanz entwickelt und neu patentiert worden war, indem geringe Modifikationen am Molekül durchgeführt worden waren. Diese Neuformulierung der Grundsubstanz wurde dann eben neu als Lexapro patentiert und 2002 in den USA auf den Markt gebracht.

Einerseits hatten die Vertreter von Forest versucht, die Vorzüge der neuen Substanz hervorzuheben; Cipralex sei allen anderen Antidepressiva überlegen. Andererseits ging die FDA davon aus, dass die Vorgängersubstanz de facto gleich wirksam gewesen sei, und übertrug Forschungsergebnisse, die an Celexa gewonnen worden waren, auf Cipralex. Dies geschah selbst in einem so sensiblen Bereich wie der Zulassung der Substanz für die Behandlung Jugendlicher.

Die Neupatentierung zahlte sich auf jeden Fall aus. Der Verkauf von Lexapro erbrachte 2008 2,3 Milliarden Dollar, obwohl Generika von Celexa und anderen SSRIs auf dem Markt waren, die einen Bruchteil kosteten. Harris stellte den Vergleich an: der Monatsbedarf von Fünf-Milligramm-Tabletten Lexapro kostet in der Apotheke 88 Dollar, der vergleichbare Monatsbedarf eines Prozac-Generikums hingegen nur 15 Dollar. Forest war sogar in der Lage, den Preis des

Arzneimittels nach oben zu korrigieren, um einen Gewinnverlust aus sinkendem Gebrauch auszugleichen. Befragungen bei Ärzten ergaben, dass die Substanz, unabhängig von ihrem hohen Preis, sehr oft verschrieben wurde, weil die Ärzte sie einfach für das beste Antidepressivum hielten.

Kritiker der Industrie meinen jedoch, dass die Verordnungspraxis mit dem Einfluss der Industrie auf die Ärzteschaft zusammenhängt, der auf verschiedene Weise ausgeübt wird. Es wird darauf hingewiesen, dass die Analyse von Zahlungsflüssen darauf hindeutet, dass an Psychiater mehr Industriegelder fließen als an alle anderen Ärzte. Im fraglichen Zeitraum gab Forest für diese Art der Werbung mehr Geld aus als viele andere Firmen, die weitaus größer sind. Die Mittel, die von Forest 2008 für Ärzte bestimmt waren, wurden nur von den Firmen Eli Lilly, Pfizer, Novartis and Merck übertroffen – das heißt von Produktionsfirmen, deren Jahresumsatz fünf bis zehnmal größer ist als der von Forest. Dem Plan, den Forest 2004 für die Bewerbung und Vermarktung von Lexapro erstellte, sind detaillierte Informationen darüber zu entnehmen, wie die Firma den Ärzten Geld zuteilte.

Strategie 10: Die Verlagerung der Entwicklung von Arzneimitteln in Schwellenländer und Entwicklungsländer

Bevor ein neues Arzneimittel patentiert und vermarktet wird, muss es eine komplizierte und aufwendige Abfolge von klinischen Untersuchungen durchlaufen. In verschiedenen Ländern bestehen verschiedene Regeln, die in klinischen Untersuchungen befolgt werden müssen. In Europa zum Beispiel bestehen strenge Vorschriften und es müssen ethische Prinzipien eingehalten werden. Als zentrale Forderung gilt, dass Personen, die an einer klinischen Untersuchung teilnehmen, über die Risiken, die sie eingehen, informiert werden und sich zur Teilnahme aufgrund dieser Information entschließen (informed consent). Immer öfter werden diese Untersuchungen in armen Ländern durchgeführt und außerdem von den Pharmakonzernen an andere Vertragspartner übertragen. Man hat die Beobachtung gemacht, dass bei dieser zweifachen Auslagerung die forschungsethischen Prinzipien Schaden leiden und die Personen, die sich zur Teilnahme an den Studien verpflichten, nicht ausreichend über die Risiken der Teilnahme informiert werden.

Wir verfügen über keine exakte Kenntnis darüber, wie viele ihrer klinischen Untersuchungen die Arzneimittelfirmen in „Entwicklungsländern" und BRICS-Staaten (den aufstrebenden Volkswirtschaften von Brasilien, Russland, Indien, China und Südafrika) durchführen. Die Angaben schwanken zwischen 30 und 70 Prozent. Im Schnitt, nimmt man an, werden 40 Prozent aller klinischen Studien in diesen Ländern durchgeführt, die als „nicht-traditionelle Forschungsregionen" codiert sind. Mehr als die Hälfte der Untersuchungen werden nicht von den Konzernen selbst durchgeführt, sondern werden an andere Vertragspartner (Contract Research Organisations – CROs) übertragen, die billiger, rascher und unkontrollierter arbeiten.

Die Daten sind so ungewiss, weil es kein zentrales Erfassungs- und Kontrollsystem gibt, und weil die Firmen nicht verpflichtet sind, darüber Angaben zu machen, wo und wie viele Studien und nach welcher Methode sie durchgeführt werden. Das führt dazu, dass vergleichbare klinische Studien von verschiedenen Firmen an verschiedenen Orten gleichzeitig durchgeführt werden, wodurch unnötig viele Testpersonen den Risiken der Testuntersuchung ausgesetzt werden. Da die Pharmafirmen auch nicht verpflichtet sind, ihre Ergebnisse zu veröffentlichen, erleichtert diese Forschungslage das Unterdrücken negativer Resultate.

Die großen Pharmafirmen verlagerten ihre klinischen Untersuchungen in Länder wie China, Russland, Indien, Brasilien, Südafrika und Polen. Laut NEMOS wurden auch in den USA Studien unter Bedingungen wie in Entwicklungsländern an Immigranten und an Ex-Gefängnisinsassen durchgeführt.

Diese Länder bieten aus der Sicht der Pharmaindustrie günstigere Bedingungen für die Durchführung klinischer Untersuchungen als die traditionellen westlichen Forschungszentren:

- Es ist billiger, die klinischen Untersuchungen in diesen Ländern durchzuführen.
- Die Beschränkungen, die sich aus der forschungspolitischen Regulierung ergeben, sind entweder weniger stark ausgeprägt oder werden weniger aktiv umgesetzt.

- Es ist einfacher, Versuchspersonen zu gewinnen, weil in diesen Ländern die Teilnahme an der Studie oftmals die einzige Chance ist, überhaupt behandelt zu werden, oder weil die Teilnehmer die Bezahlung, die ihnen angeboten wird, brauchen.
- Die großen Bevölkerungen in den betreffenden Ländern erleichtern es, auch für seltene Krankheiten ausreichend viele Patienten zu finden, die für die Studie notwendig sind.
- Die Testpersonen weisen seltener Erfahrungen mit anderen Arzneimitteln auf. Daher sind die Ergebnisse der Untersuchung zuverlässiger.

Dennoch sind die Regierungen dieser Länder an dem ökonomischen Gewinn interessiert, den die Zusammenarbeit mit großen Pharmakonzernen mit sich bringt.

Die Einwände, die gegen diesen forschungspolitischen Prozess geltend gemacht werden, sind einerseits medizinethisch begründet, weil die Versuchspersonen oftmals ausgebeutet werden und ihre Zustimmung zur Teilnahme an der Studie oftmals auf unzureichender Information beruht, andererseits wird aber auch die Brauchbarkeit und Übertragbarkeit der Ergebnisse in andere kulturelle Räume bezweifelt. Zum einen wissen wir, dass verschiedene Ethnien über verschiedene Enzymstrukturen verfügen, die in den Abbau von Arzneimitteln verwickelt sind, zum andern gibt es in den verschiedenen Ländern kulturell bedingte Bewertungen von Symptomen, deren Auswirkungen durch die Gleichschaltung der Diagnostik durch Diagnosemanuale und Fragebögen nicht ganz ausgeschaltet werden können. Besonders in der ersten Phase der Überprüfung neuer psychoaktiver Medikamente können die körperlich-klinischen Effekte der Substanzen durch kulturelle Faktoren, wie Einstellung der Ärzte, Vorstellungen und Erwartungen der Patienten, vor allem aber durch Placeboeffekte verzerrt werden. Einige Studien sprechen dafür, dass sowohl die Auswirkung von Placebo-Effekten wie auch die Wahrnehmung und Beschreibung von Nebeneffekten stark kulturabhängig sind.

2009 wurde das Augenmerk auf dieses wachsende Problem durch einen Überblicksartikel von Glickman, Schulmann und Cairns im

New England Journal of Medicine gerichtet. Die Situation wird von der niederländischen Einrichtung WEMOS und dem Zentrum für Forschung an Multinationalen Industrien (SOMO) kritisch überwacht. Diese Institutionen führen Forschung zu den Fragestellungen durch und sind in den internationalen Gremien vertreten. WEMOS veröffentlichte in den letzten Jahren zwei wichtige Publikationen: *The ethics of clinical drug trials in developing countries* und *The Globalization of Clinical Trials: Testimonies from Human Subjects*. SOMO veröffentlichte als wichtigen Beitrag den Band *Putting Contract Research Organisations on the Radar*.

Staatliche und private Ethikkommissionen in den USA und in Europa versuchen, die Standards der klinischen Forschung auch für die Länder, in denen das Outsourcing betrieben wird, durchzusetzen und die Schäden, die aus diesem Aspekt der Globalisierung erwachsen können, zu begrenzen. In den Richtlinien der FDA Guidance für die Industrie wird ausdrücklich festgestellt, dass Erkenntnisse aus im Ausland durchgeführten klinischen Studien nur akzeptiert werden, wenn „die Studie gemäß den ethischen Prinzipien der Helsinki-Deklaration durchgeführt wurde" oder sich an den Gesetzen und Regeln des Landes orientiert, die größtmöglichen ethischen Schutz garantieren.

Strategie 11: Transkulturelle Aktivitäten – Pharmakologische Kolonialisierung?

Der Fall Japan

Japan ist einerseits das Land mit der höchsten Selbstmordrate, andererseits weisen die statistischen Berichte über die Verteilungen der Krankheiten aus, dass in Japan die Diagnose Depression wesentlich seltener gestellt wird als in den westlichen Ländern. Und dies, obwohl die psychiatrische Versorgung auf hohem Niveau stattfindet. Die Versorgungsdichte ist hoch: Auf 100.000 Personen kommen mehr als sieben Psychiater. Die japanische Psychiatrie ist biologisch orientiert und baut auf den traditionellen europäischen Konzepten auf. In den 70er Jahren wurden die damals aktuellen antipsychiatrischen Konzepte aufgegriffen und in Reformen eingebaut. Hinsichtlich des psychiatrischen Umgangs mit Depression besteht eine spezielle Situation. Bis in die 90er Jahre des 20. Jahrhunderts wurde von japanischen Autoren der Standpunkt vertreten, dass die Depression eine Krankheit sei, die lediglich westliche Nationen erfasse. In den 90er Jahren stieg dann die Selbstmordrate immer mehr an. Diese Entwicklung wurde zunächst mit der wirtschaftlichen Rezession in Verbindung gebracht, die damals bedrohliche Ausmaße annahm. Gleichzeitig wurde auch über eine vermehrte Häufigkeit depressiver Erkrankungen berichtet. Diese Berichte erregten starkes öffentliches Interesse. Die Psychiatrie bemächtigte sich zunehmend der Frage. Dies alles wies darauf hin, dass sich einschneidende Veränderungen in der Haltung des japanischen Volkes ergeben hatten. Grund genug, die Ursachen und Hintergründe sowohl der gesellschaftspolitischen Veränderungen aufzudecken als auch die Bedingungen der steigenden Tendenz zur Medikalisierung von Selbstmord und Depression zu untersuchen.

2004 beschrieb und interpretierte der prominente amerikanische Experte für transkulturelle Psychiatrie Laurence J. Kirmayer die japanische Situation als Mitglied einer Arbeitsgruppe, die sich mit den ethischen und kulturellen Bedingungen und Auswirkungen der Popularität der Antidepressiva auseinandersetzte. Kirmayer ging der Frage nach, warum in Japan, obwohl das Land über eine gut ausgebaute und nach westlichen Standards ausgerichtete Psychiatrie verfügt, die Verbreitung der Verschreibung von SSRI gegenüber der westlichen Welt verzögert ablief. Japanische Psychiater hatten die Arzneimittel schon früher importiert und an ihre Patienten abgegeben, das hatte aber keine große Nachfrage bewirkt. In den späten 8oer Jahren hatte sich Eli Lilly aufgrund einer Marktanalyse dafür entschieden, Prozac nicht auf den japanischen Markt zu bringen. Die Analyse hatte erbracht, dass es keinen Bedarf für Antidepressiva gab. Japan blieb zunächst unberührt von der rasanten Entwicklung im Westen. Die Krankheiten und die Arzneimittel waren in dieser Zeit in Japan weitgehend unbekannt. Eine Änderung dieser Situation ergab sich erst, als die SSRI ab 1999 aggressiv vermarktet wurden. Die Verschreibungshäufigkeit nahm rasch zu und die Verkaufszahlen gingen steil in die Höhe. Schließlich erreichte im Herbst 2001 das

SSRI-Präparat Paxil / Seroxat einen monatlichen Umsatz von ungefähr 10 Millionen Dollar.

Kirmayer untersuchte die kulturellen Hintergründe dieses Prozesses und zeigte auf, dass er vor allem auf einer differierenden Bewertung depressiver Phänomene beruht. In Japan ist das Phänomen der Depression zwar wohlbekannt, wird aber anders benannt. Es tritt auf andere Weise in Erscheinung und wird gesellschaftlich anders beantwortet als in westlichen Kulturen. Zustandsbilder, die in Europa oder in den USA als leichte oder mittelschwere Depressionen eingestuft werden, wurden in Japan vor der Einführung der SSRI nicht als krankhafte Phänomene bezeichnet, sodass lediglich schwere Zustandsbilder Behandlung fanden und diese Behandlung zumeist stationär verlief. Das wiederum hängt damit zusammen, dass Trauer, Sensibilität, Traurigkeit und Verlustgefühle nicht negativ bewertet werden, sondern als unvermeidlicher Anteil menschlicher Erfahrung gelten. Auch als in der zweiten Hälfte des 20 Jahrhunderts die psychiatrische Auffassung, dass Depression als Krankheit zu bezeichnen sei, mehr Raum gewann, wurde milderen Formen der Depression kein Krankheitswert zugeschrieben. Erst wenn eine Person merklich beeinträchtigt war, wurde die Diagnose gestellt. Der japanischen Tradition entsprach es dabei, die Krankheit nicht im Gehirn zu lokalisieren, sondern sie in einem kulturspezifischen, psychosomatischen Verständnis mit anderen Organen in Bezug zu setzen. Daher beklagen die meisten Patienten, die unter leichten Störungen leiden oder im Sinne der aktuellen Diagnostik „dysphorisch" sind, körperliche Symptome und werden mit anxiolytischen, also angstmindernden Substanzen behandelt.

All diese Traditionen mussten die Einführung der SSRI erschweren. Sowohl die Wirkungen, die den Substanzen zugeschrieben wurden, als auch der Wirkungsmechanismus, der im Westen zur Akzeptanz der Depression als Krankheit beigetragen hatte, standen in Widerspruch zu dem in Japan vorherrschenden Verständnis. Zum einen weil sie als „Heilmittel für eine gestörte Hirnfunktion" verkauft wurden, und zum andern, weil die Botschaften über die Wirksamkeit der SSRI nicht mit den japanischen Vorstellungen über Persönlichkeit, Affekte und Affektregulation sowie über das „richtige" soziale

Verhalten übereinstimmten. Medikamentös eingeleitete Veränderungen der Persönlichkeit in Richtung Effizienz, verstärkter Extroversion und Überschwänglichkeit, die in den USA und zunehmend auch in Europa als positive Persönlichkeitsmerkmale imponieren, galten in Japan nicht als Entwicklungsziele, da die sozialen Normen der japanischen Kultur Zurückhaltung, Distanz und Ruhe im zwischenmenschlichen Verhalten fordern. Die „Normalität" des Verhaltens ist eben keine unabhängige Konstante, sondern wird durch kulturelle Regeln bestimmt.

Laurence Kirmayer vermerkte zwar, dass sich ab 2001 eine erstaunliche Veränderung hinsichtlich der Akzeptanz der SSRI ergeben hatte, ging aber nicht ausführlich der Frage nach, wie diese neue Situation hatte entstehen können. Er verwies aber darauf, dass die Pharmaindustrie und die Psychiatrie Hand in Hand gearbeitet hätten, um die Auffassung, dass Depression eine behandelbare Krankheit sei, in der Bevölkerung zu verbreiten und er nannte diesen Prozess „aggressive Medikalisierung".[74]

Genau diesem Problem widmete sich die Journalistin Kathryn Schultz, die im August 2004 die Ergebnisse ihrer Recherchen unter dem provokanten Titel *Did Antidepressants Depress Japan?* in der *New York Times* veröffentlicht hat. Der Aufsatz informiert gründlich über die Praktiken, die die Pharmaindustrie eingesetzt hat, um den Umsatz der SSRI in Japan zu steigern. Schultz zeigte auf, dass es der Industrie in kurzer Zeit gelungen war, eine Gesellschaft bzw. eine Kultur dazu zu bringen, die kulturellen Konzepte von Gesundheit und Krankheit neu zu definieren. Zu diesem Zweck ließen die Pharmafirmen aggressive Kampagnen für ihre Produkte ablaufen, die exakt die Aufgabe verfolgten, das traditionelle Konzept und das Verständnis von Leiden als Grunderfahrung der menschlichen Existenz durch ein medizinisches Konzept abzulösen, das Leiden als einen Krankheitszustand definiert, der durch eine Pille behandelt werden kann. Ein Product-Manager für Paxil/Seroxat sagte Schultz offenherzig, dass er den Eindruck habe, dass die japanische Bevölkerung nicht wüsste, dass sie unter einer Krankheit litt und dass es daher sehr wichtig war, die Botschaft an sie heranzubringen, dass Depression auch in leichter Ausprägung ein medizinisches Problem sei, das jeden befallen könne und das durch Arzneimittel geheilt werden könne. In den Informationskampagnen wurde besonderer Bedacht darauf gelegt, die Auffassung zu transportieren, dass die Behandlungsmöglichkeit durch eine möglichst frühe Erfassung der Krankheit verbessert werden könne.

Um diese Ziele zu erreichen, wurde einerseits die Öffentlichkeit mit einer Informationskampagne über ein neue, weit verbreitete Krankheit (kokoro no kaze) bombardiert, und es wurden andererseits Ärzte von den 1350 in Japan Paxil / Seroxat bewerbenden Firmenvertretern durchschnittlich zweimal pro Woche aufgesucht. Diese Vertreter empfahlen, die SSRI gegen Symptome wie Kopfdrücken, Schulterverspannungen, Rückenschmerzen, Schlafstörungen, Müdigkeit, schlechten Appetit und Faulheit einzusetzen. Diese vielgefächerten Aktionen hatten offenkundig Erfolg. Innerhalb von fünf Jahren, zwischen 1998 und 2003, vervierfachte sich der Umsatz der SSRI. Für GlaxoSmithKline ergab sich aus dem Verkauf von Paxil allein von 2001 bis 2003 eine Umsatzsteigerung von 108 auf 298 Millionen Dollar. Es war möglich, eine Beziehung zwischen den industriegesteuerten Aufklärungskampagnen und dieser Entwicklung herzustellen. GlaxoSmithKline berichtete, dass während einer Kampagne, die sieben Monate lang ablief, 110.000 Menschen aus der Gesamtbevölkerung von 127 Millionen ihre Ärzte wegen Depression konsultierten. Selbst Yutaka Ono, ein Psychiater, der dafür war, das Bewusstsein für depressive Erkrankungen anzuregen, zeigte sich von der Art und Weise, wie die Kampagne durchgeführt wurde, beunruhigt. Er beklagte, dass die Firmen eine zügellose Informationskampagne über leichte Depressionen durchführten, die illusionäre Wunschvorstellungen über die Wirkungen der Antidepressiva erwecken sollte: „Da zeigen sie eine schöne junge Frau, die sagt: ‚Ich ging zu meinem Arzt und jetzt bin ich glücklich.' Aber, so einfach ist's um die Depression nicht bestellt. Und wenn's so einfach geht, dann war's keine Depression."[75]

Die Entwicklung in Japan wird als Modell für die Fähigkeit der Pharmaindustrie angesehen, in gewinnsüchtiger Absicht Konzepte von Krankheit und Gesundheit zu etablieren. Diese Erkenntnis wieder hat Befürchtungen ausgelöst, dass die Pharmaindustrie die kulturelle Vielfalt gefährdet und einer Art „pharmakologischer

Kolonialisierung" Vorschub leistet. Arthur Kleinman, Professor für Psychiatrie in Harvard und Experte für transkulturelle Fragen, drückte anhand der japanischen Entwicklung seine Sorge aus, dass die pharmazeutische Industrie aufgrund ihrer finanziellen Stärke die Möglichkeit habe, ganz grundsätzlich Stimmungen und Gefühle als medizinische Probleme zu bezeichnen und dadurch eine „Pharmakologie des schlechten Gewissens und der Reue" zu schaffen. In dieser Möglichkeit erkennt Kleinman eine wesentliche Gefahr; sie ist, seiner Meinung nach, einer der mächtigsten und problematischsten Aspekte der Globalisierung. Japan zeige auf, wie weit man in dieser Gefährdung schon vorangeschritten sei.[76] Ähnliche Gefahren ortet Andrew Solomon in seinem vielgelesenen Buch *Saturns Schatten. Die dunklen Welten der Depression* (2001). Auch er meint, dass die aktuelle Medikalisierung der Depression alle anderen Zugänge zu dem Phänomen verdränge und letztlich zu einer völligen Vereinheitlichung der Ideen über Gesundheit und Krankheit führe.

Kirmayer problematisierte in seinem Essay über die japanische Entwicklung, dass die Medikalisierung der Depression, die in Japan und anderen entwickelten Nationen von Pharmaindustrie und Psychiatrie vorangetrieben wurde, später auch auf Entwicklungsländer ausgedehnt wurde. Diese Bestrebungen seien auch von der Weltgesundheitsbehörde durch ein Programm unterstützt worden, das von verschiedenen Arzneimittelfirmen finanziert wurde. Auch wenn man berücksichtigen muss, dass die japanische Entwicklung einen fortschrittlichen Aspekt aufweist, da bereits lange bestehende Probleme erkannt und nun auf neue Weise behandelt werden, bleibt dennoch der bittere Beigeschmack, dass sie einer Tendenz zur „globalen Monokultur der Fröhlichkeit" den Weg bereitet, in der wir alle verpflichtet sind, ein gutes Leben zu erreichen, das wieder dadurch charakterisiert ist, dass wir keine Schmerzen verspüren, uns in jeder Beziehung wohlfühlen und jederzeit fähig und bereit sind, in weitest möglichem Umfang an der Konsumgesellschaft teilzunehmen. Dadurch, dass das Leid und die Leidenserfahrung an chemischen Prozessen festgemacht und individualisiert werden, wird einerseits der Eindruck erweckt, dass Partizipation an dieser Monokultur durch chemische Manipulation erleichtert werden kann, und andererseits die Erkenntnisfähigkeit bezüglich realer sozialer Probleme beschränkt wird.

Aus japanischer Sicht hat allerdings Junko Kitanaka in ihrem Buch *Depression in Japan* 2011 eine Korrektur der industriekritischen Position durchgeführt.[77] Einerseits bestätigt die Autorin die Auswüchse der Bewerbung der SSRI und meint auch, dass diese dazu beigetragen hätten, dass man sich der Depression auf neue Weise bewusst geworden sei. Aber sie sieht auch andere Faktoren, die dazu beigetragen haben, dass letztlich die Depression in Japan zu einer „Krankheit der Nation" werden konnte. Sie bezweifelt auch, dass diese Entwicklung zu einem Siegeszug der biologischen Erklärungsmodelle geführt hat. Die japanischen Psychiater hätten vielmehr erneutes Interesse an den sozialen und kulturellen Hintergründen der Depression entwickelt. Die Geschehnisse in den 90er Jahren hätten dazu geführt, dass Psychiater nunmehr die Begrifflichkeit der Depressionslehre nutzen, um ihre Patienten davon zu überzeugen, dass sie Opfer von biologischen und sozialen Geschehnissen sind, die sich ihrer Kontrolle entziehen. Interessanterweise gilt das Hauptinteresse des neuen japanischen Konzepts dem Leiden der Männer. Dies auch deshalb, weil die Arbeitsbelastung und der „Selbstmord durch berufliche Überlastung" zu zentralen Themen geworden sind. Alles in allem schreibt Kitanaka der Psychiatrie in diesem Kontext die Funktion zu, eine neue Kraft in einer sozialen Veränderung zu repräsentieren, die darüber hinaus geht, dass es gelungen sei, den Widerstand dagegen zu brechen, der Depression eine Rolle innerhalb der japanischen Gesellschaft zu gewähren. Wohl würden, wie überall sonst auch, leidende Menschen medikamentös behandelt, aber die Psychiater hätten sich ihre Sensibilität gegenüber den Einflüssen der Gemeinschaft bewahrt und seien durchaus bereit, in ihrem Konzept die Krankheit Depression zu politisieren.

Das Studium der Verhältnisse in verschiedenen kulturellen Räumen stellt uns wichtige Erkenntnisse zur Verfügung, die auch für unseren kulturellen Raum von Bedeutung sind. In der modernen multikulturellen Gemeinschaft leben Gruppierungen miteinander, die in einem Mikrokosmos die differenten Interpretationen von Krankheit und Gesundheit, von der Bedeutung von Gefühlszuständen und

Stimmungen und damit auch von der Bedeutung ‚der Depression'
repräsentieren, die wir in der transkulturellen Forschung finden. In
diesen gemischten Kulturen ist dementsprechend nicht davon auszugehen, dass eine einzige Behandlung für alle Personen, die Anzeichen
einer Depression oder Dysphorie zeigen, geeignet ist und dass, wenn
man die kulturellen, religiösen und ethnischen Verschiedenheiten
vernachlässigt, in manchen Fällen dann die Behandlung im Gastland
einer „pharmakologischen Kolonialisierung" entspricht.

Strategie 12: Einsatz finanzieller Macht –
Lobbying auf höchstem Niveau

In den USA, in denen einerseits die Antidepressiva am meisten verschrieben werden, andererseits aber auch die Kritik an den Praktiken
der Pharmaindustrie am schärfsten ausfällt, wird auch der politische Einfluss, den die Konzerne ausüben, hinterfragt. Die Macht
der Pharmaindustrie, speziell jener Konzerne, die Antidepressiva
erzeugen, wurde daraus abgeleitet, dass ranghohe Mitglieder der
Regierung dieser Branche entstammten. „Heutzutage fällt es schwer,
einen Unterschied zwischen der Pharmaindustrie und der Regierung
zu sehen", schrieb Carl Eliott, der darauf hinwies, dass in der Bush-
Administration der Budgetdirektor Mitch Daniels früher Vizedirek-
tor bei Eli Lilly und der Verteidigungsminister Donald Rumsfeld
vorher Präsident und CEO der Firma Searle gewesen waren, die dem
Konzernimperium von Pharmacia, der Erzeugerfirma von Xanax,
angehört. Die Entscheidung der FDA aus 1997, direkt an Patienten
gerichtete Werbung in populären Medien zuzulassen, fällt allerdings
in die Regierungsperiode von Bill Clinton.

Wir können an dieser Stelle nicht ausführlich und tiefgreifend
darüber informieren, wie die Pharmaindustrie ihre finanzielle Macht
über die direkte Beeinflussung der Ärzteschaft und des akademischen
Milieus hinaus einsetzt. Die beste Informationsquelle über dieses
brisante Thema ist bis heute Marcia Angells Buch *The Truth About
the Drug Companies* (2004), das bereits im selben Jahr unter dem
Titel *Der Pharma-Bluff* auch in deutscher Übersetzung erschienen
ist. Angell zeigt auf, dass über den Einfluss auf die praktizierenden

Ärzte, die Weiter- und Fortbildung und die akademische Welt hinaus von der Pharmaindustrie auch immense Mittel für den Kampf um Marktpositionen und die Aufrechterhaltung überhöhter Preise eingesetzt werden, und wie sie auch in der großen Politik mitmischt, um Veränderungen dieses Zustandes zu verhindern.

Marcia Angell weiß, wovon sie schreibt. Die 1939 geborene Autorin ist eine ausgewiesene Expertin, die vom *Time*-Magazin einmal als eine der 25 einflussreichsten Persönlichkeiten in den USA bezeichnet wurde. In ihrer akademischen Position arbeitete sie in Harvard als Senior Lecturer in der Abteilung für Sozialmedizin. Sie war 21 Jahre lang Chefredakteurin des *New England Journal of Medicine* (NEJM), des weltweit angesehensten medizinisch-wissenschaftlichen Journals. Der Band *The Truth About the Drug Companies* wurde vom US-Wirtschaftsmagazin *Forbes* innerhalb der „Business Books of the Year 2004" an vierter Stelle gereiht.

12 Die Entwicklung der Psychiatrie

In der Verfassung der Weltgesundheitsorganisation aus 1946 wurde Gesundheit neu definiert und das Recht auf Gesundheit festgeschrieben: „Die Gesundheit ist ein Zustand des vollständigen körperlichen, geistigen und sozialen Wohlergehens und nicht nur das Fehlen von Krankheit oder Gebrechen. Der Besitz des bestmöglichen Gesundheitszustandes bildet eines der Grundrechte jedes menschlichen Wesens, ohne Unterschied der Rasse, der Religion, der politischen Anschauung und der wirtschaftlichen oder sozialen Stellung. Die Gesundheit aller Völker ist eine Grundbedingung für den Weltfrieden und die Sicherheit; sie hängt von der engsten Zusammenarbeit der Einzelnen und der Staaten ab."

Diese Definition war demokratiepolitisch und hinsichtlich der Menschenrechte ein ungeheurer Fortschritt. Leider kann sie, wie alle gutgemeinten Vorhaben, auch missbraucht werden. In der Frage der Depression kann sie dazu genutzt werden, jedes Gefühl oder jegliche Verstimmung innerhalb des „Depressionskontinuums" als krankhaft zu bewerten. Die Ursachen spielen dann keine Rolle. Auch wer aus gutem Grund traurig, mutlos oder antriebslos ist, befindet sich nicht im „Zustand des vollständigen Wohlergehens" – daher ist er krank.

Die Psychiatrie passte sich dieser neuen Situation rasch an. Die Depression war besonders geeignet, die Therapie zur Herstellung des Wohlergehens umzufunktionieren. Aber auch die Bereitschaft, das Spektrum psychischer Erkrankungen unendlich auszuweiten, das gerade heute in besonderer Weise in der Neufassung des amerikanischen Diagnose- und Klassifikationssystems DSM zutage tritt, passt gut zum erweiterten Krankheitsmodell der WHO. In dieser Bibel der Diagnostik scheint eine Flut neuer Störungen auf, denen nur eins gemeinsam ist: von der traditionellen Psychiatrie würden sie nicht als Krankheiten erfasst, aber in einem erweiterten Verständnis, das eventuell die WHO-Definition missbraucht, erscheinen sie als Krankheiten, weil sie auf irgendeine Weise zum Ausdruck bringen, dass eine Störung des „Wohlergehens" vorliegt. Dieser erweiterte Krankheitsbegriff verlangt nach erweiterten Behandlungsmethoden. Dann können Personen, die nach traditionellen medizinisch-psychiatrischen Kriterien nicht als krank zu bezeichnen sind und sich auch nicht als krank verstehen, nach antidepressiv wirksamen Arzneimitteln verlangen, und dann werden auch die behandelnden Ärzte eine Begründung dafür finden, dass diesem Verlangen stattgegeben wird. An diesem Ort nimmt die Erfolgsgeschichte der „kosmetischen Psychiatrie" und der präventiven Behandlung im Sinne von Peter Kramer ihren Ausgang. Diese Entwicklung eröffnete die „Psychofalle", in die die Psychiater und ihre Patienten geraten. Die Falle öffnete sich, als sich die Psychiatrie in neuer Weise als medizinische Disziplin positionierte und dabei der Verlockung nicht widerstehen konnte, durch die Simplifizierung der Erkenntnisse über den Bezug zwischen dem Zustand des Gehirns und dem Phänomen der Geisteskrankheit die Hoffnung auf „magische Lösungen" schürte. Der Auftrag, Wohlbefinden / Wohlergehen herzustellen, hat zu einer Veränderung der Psychiatrie geführt. Die traditionelle Psychiatrie und die klassischen psychotherapeutischen Schulen boten Hilfe an, sie wollten den Krankheitsverlauf beeinflussen. Das Wohlbehagen des Patienten war nicht erstes Therapieziel. Die Erfahrung einer raschen Veränderung des Bewusstseins und der Stimmung und diese rasche Erzeugung von Wohlergehen waren in dieser Phase von der Psychiatrie nicht zu erwarten. Wollte man diese Bedürfnisse befriedigen, griff man zu „Tonika" und zu Rausch- und Genussmitteln, legalen und verbotenen. Die Entwicklung der Psychopharmakologie schien die Erfüllung des Wunschtraums als Funktion der psychiatrischen Behandlung zu ermöglichen. Neuen Psychopharmaka wurden fast magische Qualitäten zugeschrieben, der Triumphzug der biologischen Psychiatrie setzte ein. Die Psychiatrie hat in diesem Prozess neue akademische Verankerung gewonnen und ihre ökonomische Lage verbessert. Gleichzeitig haben sich aber ihr Profil und ihre Funktion in ihrem Wesen verändert. Aus einer Lehre und Praxis, die sich mit definierten psychischen Krankheiten befasst, wurde eine umfassende

Instanz, die nicht mehr nur kranken Menschen zur Verfügung stand, die unter schweren Störungen ihres Empfindens, ihrer Wahrnehmung und ihrer Vernunft litten. Sie kann auch „leichten" Fällen und selbst dem Anspruch, dass man sich psychisch „wohl" bzw. „besser als gut" fühlen möchte, dienstbar gemacht werden. Gestützt wird diese Praxis durch die strikte Überzeugung, dass die emotionellen Reaktionen des Menschen eigenständig biologisch gesteuert werden und dadurch, dass die Depression zu einem Oberbegriff wurde, unter dem Zustände verschiedener Art und Genese erfasst werden.

In dieser Transformation nahmen die Arzneimittel eine Schlüsselfunktion ein. Dadurch, dass die gebräuchlichen modernen Arzneimittel nicht spezifische Symptome einer speziellen Krankheit beeinflussen, sondern in einem breiten Spektrum auf das weite Land menschlicher Gefühle und Stimmungen einwirken, wird zunehmend ihr Einsatz nicht mehr an eine diagnostisch definierte Krankheit angepasst, sondern die Diagnostik findet umgekehrt, angepasst an erwartbare Arzneimittelwirkungen, statt. Dieser Perspektivenwandel gebietet es, ständig neue Krankheiten und Krankheitskategorien zu erfinden; insofern entsteht der Eindruck, dass die „kosmetische Psychopharmakologie" nicht mehr die Ausnahme, sondern die Norm psychiatrischer Intervention ist.

Ein kritischer Geist wie Edward Shorter konnte in dieser Situation zum Schluss kommen, dass die Psychiatrie einen Irrweg eingeschlagen hat, auf dem sie „nicht vorhandene Krankheiten mit unwirksamen Medikamenten" behandelt.

Auch die psychiatrische Diagnostik passte sich den veränderten Bedingungen an. Seit den 70er Jahren des vergangenen Jahrhunderts wird beklagt, dass die Depression zu wenig diagnostiziert wird und die Menschen, die an der Krankheit leiden, daher nicht ausreichend Behandlung finden. Es wurde gefordert, dass die diagnostischen Fähigkeiten aller Ärzte in dieser Fragestellung verbessert werden müssten. Noch im ersten Jahrzehnt des neuen Jahrtausends wurde die niedrig erscheinende Erkenntnisrate depressiver Erkrankungen in der hausärztlichen Praxis kritisiert. Sie wurde in der Forschung mit 40 bis 60 Prozent angegeben. Für Deutschland berichteten Wittchen und Pittrow (2002) eine Erkennensrate von 55 Prozent. Nach diesen

Untersuchungen leidet die diagnostische Zuordnung darunter, dass die bei leichteren Formen der Depression häufig im Vordergrund stehenden körperlichen Symptome dem Arzt die richtige Diagnosestellung erschweren und zu symptomatischen Behandlungen führen, die die oftmals zugrunde liegende Depression nicht berücksichtigen.

Trotz dieser kritischen Darstellungen kann man sich des Eindrucks nicht erwehren, dass nicht mehr zu wenig, sondern eher zu viel Fälle – oder die falschen Fälle – als depressiv bezeichnet und behandelt werden. Der Boom in der Diagnose, der in den 80er Jahren einsetzte und den wir in der Einleitung beschrieben haben, kann nicht auf eine verbesserte diagnostische Fähigkeit der Ärzte zurückgeführt werden, sondern auf eine reduktionistische Diagnostik und auf Screening-Verfahren, die weitgehend auf feinere Differenzierungen verzichten und das Spektrum von Empfindungen und Gefühlen, die als krank bewertet werden, erweitert haben. Folgerichtig besteht auch heute noch das Problem, dass die schwere Depression nicht ausreichend diagnostiziert wird. Zumindest wird das von den internationalen Gremien der Gesundheitspolitik behauptet und in sozialpsychiatrischen Untersuchungen belegt. Zum Beispiel gaben Hans-Ulrich Wittchen und Frank Jacobi (2001) für Deutschland eine Behandlungsquote der Major Depression von 44 Prozent an.

Diese Entwicklung der Diagnostik psychischer Erkrankungen und Störungen erregte zwar Kritik, wird aber nichtsdestoweniger weiter vorangetrieben, wie man anhand der amerikanischen Diagnostik erneut beobachten kann. Am 21.1.2013 erschien im deutschen Nachrichtenmagazin *Der Spiegel* ein großer Artikel unter dem Titel *Was ist noch normal? Die Psychofalle.* Darin wurde ausführlich über die Diskussion um die Neufassung des DSM (Diagnostic and Statistical Manual of Mental Disorders) in den USA berichtet, auf die wir mehrfach hingewiesen haben. Die vorgesehenen Änderungen lassen befürchten, dass in Hinkunft noch mehr Menschen als krankhaft depressiv erfasst werden, da die Kriterien, nach denen dieses Krankheitsbild erfasst werden soll, erweitert werden sollen.

Prinzipiell wird damit ein Prozess weiter vorangetrieben, der schon früher durch Umgestaltungen des DSM eingesetzt hat. Er entspricht auch der Vorstellung der WHO, die, um die Versorgungslage der

Depressiven zu verbessern, ein Screening-Instrument zur Selbstdiagnose entwickelt hat, das auf lediglich fünf Fragen beruht. In diesem Fragebogen wird erfasst, ob eine Person in den letzten zwei Wochen

- froh und guter Laune war,
- sich ruhig und entspannt gefühlt hat,
- sich energisch und aktiv gefühlt hat,
- sich beim Aufwachen frisch und ausgeruht gefühlt hat,
- ihren Alltag voll von interessanten Dingen empfunden hat.[78]

Anhand der zeitlichen Verteilung dieser Empfindungen auf einer Skala von „immer" bis „nie" kann dann selbst bewertet werden, ob eine Depression vorliegt. Noch einfacher gestaltet sich das Screening zur Erfassung der Post-partum-Depression. Dafür reichen zwei Fragen. Diese Screening-Methoden treiben die Häufigkeit der Diagnose in die Höhe. Sie gehören zum Rüstzeug der Ärzte und erleichtern die Bereitschaft, die Diagnose auszusprechen. Besonders dann, wenn die Patienten selbst sie schon gefällt haben, bevor sie in die Sprechstunde gekommen sind.

Das erweiterte Spektrum der Depression und das erweiterte Feld der ärztlichen Intervention wurde ebenfalls durch die Entwicklung der Psychopharmaka mitbedingt. In den 80er Jahren entstand eine Art psychopharmakologische Allmachtsfantasie. Im Übereifer, sich als medizinische Disziplin zu positionieren und psychische Leidenszustände wie somatische Erkrankungen zu behandeln, ging die biologische Psychiatrie eine Zweckgemeinschaft mit der Pharmaindustrie ein. Diese Gemeinschaft führte dazu, dass die neurowissenschaftlichen Erkenntnisse über mögliche Zusammenhänge zwischen bestimmten Vorgängen im Hirnstoffwechsel und krankhaften psychischen Zustandsbildern zu propagandistischen Zwecken trivialisiert und für Erfolgsversprechen genutzt wurden, die sich nicht realisieren ließen. In diesem Prozess wurde vor allem außer Acht gelassen, dass es im Psychischen keine so scharfen Grenzen zwischen „normal" und „pathologisch" gibt wie in der somatischen Medizin, und dass die Arzneimittel keinen „Normalzustand" herstellen können, auch wenn die Konsumenten sich möglicherweise für einige Zeit durch die Einnahme „normalisiert" fühlen. Das resultiert prinzipiell daraus, dass wir nicht davon sprechen können, dass ein bestimmter Zustand des neuroendokrinen Systems den Normalzustand darstellt. Aufgrund von Erkenntnissen über die Funktion von bestimmten Botenstoffen kann man mit Arzneimitteln gezielt Einfluss auf Erfahrung, Wahrnehmung, Gedächtnis und affektiven Respons nehmen. Es wird aber dadurch lediglich ein veränderter Zustand der neuronalen Situation eingeleitet. Die Person, die unter dieser Behandlung steht, unterscheidet sich daher hinsichtlich ihrer Gehirnfunktion von den Personen, mit denen sie sozialen Umgang pflegt und die dieser Substanzen nicht bedürfen. Sie ist nicht „gleicher" geworden als zur Zeit der manifesten Symptomatik, sie unterscheidet sich lediglich auf anderem Niveau. Eine Normalisierung durch Medikamenteneinnahme würde voraussetzen, dass der Zustand, den die Arzneimittel bewirken, zur neuen Norm wird, das heißt, dass alle diese Substanzen einnehmen müssen. Selbst diese dystope Vorstellung könnte aber illusorisch sein, da gar nicht davon ausgegangen werden kann, dass nicht die a priori gegebenen individuellen Unterschiede auch nach der Gleichschaltung durch Substanzwirkungen in modifizierter Form weiter bestehen. Drogenkonsumierende Subkulturen, die dieses sozial-pharmakologische Experiment leben, sind keineswegs intellektuell, kognitiv und emotionell nivelliert. Auch ist es ein psychopharmakologischer Grundsatz, dass die Wahrnehmung des Effekts einer psychoaktiven Substanz niemals ausschließlich von der chemische Wirkung allein abhängt, sondern von einer Fülle von Einflussfaktoren aus der Individualität des Gebrauchers und seines sozialen Umfeldes beeinflusst wird.

Die Warnung Leo Hollisters vor einem pharmakologischen Reduktionismus gilt heute wie in den 1950er Jahren, als Hollister sein Bedenken zum Ausdruck gebracht hat. Auch heute sind wir noch weit davon entfernt, die Zusammenhänge zwischen dem Chemismus der Hirnvorgänge und den psychischen Zustandsbildern exakt zu erfassen, und wir verfügen in diesem spannenden Forschungsbereich noch nicht über eine überzeugende Theorie. Und auch heute noch besteht jederzeit die Möglichkeit, dass – wie im Falle der

Serotonin-Hypothese – eine für den klinischen und ökonomischen Bedarf vereinfachte wissenschaftliche Annahme einen Hype auslöst.

Der Hype der 8oer Jahre, der um die Serotonin-Hypothese und den Einsatz der SSRI entstand, war im Wesentlichen dadurch bedingt, dass man meinte, mit den neuen Präparaten über Arzneimittel zu verfügen, die in ihrer Anwendung sicher sind, ein günstiges Nebenwirkungsprofil aufweisen und aufgrund ihrer geringen akuten Toxizität nicht als Mittel zur Selbsttötung geeignet sind. Vor allem aber vertraute man darauf, dass sie keine Abhängigkeitsprozesse auslösen. Wir haben im Kapitel über die Geschichte der Antidepressiva gezeigt, dass die Arzneimittel, die der psychiatrischen Praxis zur Verfügung stehen, stets in einer moralischen Zwielichtzone angesiedelt sind. Der Blick in die Geschichte der medikamentösen Behandlung der Depression ließ erkennen, dass alle Mittel, die bislang medizinisch diesem Zweck dienten, auch außerhalb des medizinischen Gebrauchs eingenommen wurden, um die Stimmung zu regulieren oder um ein „High" zu erleben. Psychiatrie und pharmazeutische Industrie sind bestrebt, diesem Dilemma zu entkommen und „missbrauchssichere" Arzneimittel und Anwendungsformen zu finden. Damals meinte man eben, dass die SSRI diese Anforderungen erfüllen. Da man sie für missbrauchssicher hielt, erlag man auch der Versuchung, sie breiten Kreisen – und nicht nur Gemütskranken – zugänglich zu machen. Die Psychiatrie etablierte sich in der „Prozac-Ära" als glücks- und lustregulierende Instanz. Dadurch, dass der Eindruck erweckt wurde, dass die biologische Psychiatrie Mittel anbieten kann, die einen positiven Persönlichkeitswandel einleiten, den Leidensdruck besänftigen und es erleichtern, mit den misslichen Aufgaben des Alltags fertig zu werden, wurde sie zu einer Institution, die den Schlüssel zu uralten Menschheitsträumen zu haben schien. Diese Allmachtsfantasien bezüglich der Psychiatrie sind nicht neu, aber sie sind durch die Entwicklung der Psychopharmakologie und durch die Werbepraktiken der Arzneimittelindustrie in der „Prozac-Ära" und den nachfolgenden Perioden gewaltig gesteigert worden.

Heute wissen wir, dass all diese Überzeugungen und Versprechungen nicht den realen Verhältnissen entsprechen und dass die Auswirkungen der SSRI falsch eingeschätzt wurden. Wahrscheinlich ist es prinzipiell illusorisch anzunehmen, dass es jemals eine wirksame psychoaktive Substanz geben wird, die missbrauchssicher ist und keine Abhängigkeit erzeugt. Ein Mittel, das wirksam Verstimmungen behebt, die Stimmungslage verbessert, den sozialen Umgang erleichtert, entängstigt und die soziale Kompetenz fördert, ist auf jeden Fall auch außerhalb der medizinischen Verordnung für weite Kreise interessant.

Die Phase, in der man wieder einmal meinte, das Glücksbedürfnis der Menschen durch eine Pille befriedigen zu können, die Prozac-Ära, ist wohl vorbei. Heute wissen wir, dass dieses Glück durch allzu viele unerwünschte Wirkungen erkauft würde. Auch ist die Natur dieses Glücks immer fragwürdig gewesen. Wurtzel schrieb, dass Prozac, von dem sie selbst sagte, dass es ihr bei der Bewältigung der Krankheit sehr geholfen habe, etwas „Geistloses sei, das nicht glücklich macht, aber Traurigkeit verhindert". Die Personen unter dem Einfluss dieser Substanzen sind oftmals nicht „glücklich", sondern „comfortably numb" (angenehm gefühllos), wie es in einem Song von Pink Floyd (*The Wall*) heißt. Die Erfahrung aus der massenhaften Anwendung der Substanz strafte Peter Kramers Eindruck Lügen, dass Prozac Menschen, die an einer depressiven Störung leiden, Lusterfahrungen ermöglicht, die „Normale" auch ohne Arzneimittel erleben können. Selbst die pharmazeutische Industrie bezeichnete bereits in den 1990er Jahren die frühere Strategie, SSRI als Stimmungsmodulatoren zu empfehlen, als Missgriff. Und heute sieht sich daher folgerichtig ein Journalist der Kritik vonseiten der Psychiatrie ausgesetzt, wenn er für die SSRI den Begriff „Glückspille" verwendet (im Statement der Deutschen Psychiatrischen Gesellschaft zu einem Feature der ARD im Februar 2012). Wie wir gezeigt haben, ist es noch nicht lange her, dass Vertreter eben dieser Disziplin die SSRI priesen, weil sie ein Glücksversprechen zu bergen schienen und eine hohe Bereitschaft zu orten war, die Antidepressiva auch psychisch stabilen Menschen zugänglich zu machen, die sich nur „besser als gut" fühlen wollten. Ihnen dieses Glück zu verweigern schien damals puritanisch. Sie sollten lediglich das Glück nicht auf Kosten der Krankenkassen beziehen können, sondern selbst dafür bezahlen.

13 Auswege aus der Falle

„„Aber ich möchte keinen Komfort. Ich möchte Gott, ich
möchte Poesie, ich möchte echte Gefahr, ich möchte
Freiheit, ich möchte Güte, ich möchte Sünde.‘ ‚Das heißt‘,
sagte Mustapha Mond, ‚du verlangst nach dem Recht
darauf, unglücklich zu sein.‘ ‚Na gut‘, sagte der Wilde
trotzig, ‚ich verlange das Recht darauf, unglücklich zu
sein.‘"

Aldous Huxley: Schöne neue Welt

Wir haben anhand einer kritischen Analyse des gesellschaftlichen
Umgangs mit den psychischen und sozialen Phänomenen aufzuzeigen
versucht, dass das Thema Depression die medizinischen und psychiatrischen Aspekte weit übersteigt. Wie Depression verstanden wird,
welche Empfindungen und Verhaltensweisen mit diesem Etikett versehen werden, ob und wie ihren Ursachen nachgegangen wird, ent-
springt einem Verständnis vom Menschen, einem Menschenbild, das
diesem jeweiligen Zeitgeist angepasst ist. Elisabeth Wurtzel zeigte
auf, dass um das soziale und individuelle Problem der Depression
eine ganze „(Jugend-)Kultur der Depression" entstanden ist, die in
der Entwicklung des populärkulturellen Ausdrucks und in Symbolfi-
guren wie Kurt Cobain ihre Repräsentanz gefunden hat. Wir hoffen,
dass es uns gelungen ist aufzuzeigen, dass auch die Art und Weise,
wie Depressionen als Krankheiten definiert und wie dann diese
Krankheiten behandelt werden, von zeitgeistigen Strömungen – die
es ja auch in der Psychiatrie gibt – beeinflusst werden. Vielleicht hat
Alain Ehrenberg recht – vielleicht hat wirklich die Depression die
Neurose als Volkskrankheit abgelöst. Und vielleicht repräsentiert
dieser Wandel der epochentypischen Krankheitsphänomene wirklich
auch eine Veränderung, die aus der Stellung des Individuums in der
Gesellschaft resultiert. Ehrenberg meinte ja, dass im Gegensatz zur

Neurose, die aus dem Konflikt zwischen gesellschaftlichen Zwängen und individuellen Wünschen entstehen, die Depression „die Krankheit der Freiheit" sei, die das Individuum aufgrund der bestehenden Überfülle an Möglichkeiten zur Selbstverwirklichung befalle und es in die „narzisstische Erschöpfung" treibe.

Die Prognosen der Weltgesundheitsbehörde eröffnen auf jeden Fall ein Katastrophenszenario: Es wird eine steigende Anzahl von Depressiven geben; Depression aber ist gefährlich und manchmal tödlich, sie ist kostspielig, belastet die Ökonomie der Länder, des Gesundheitssystems und die Systeme der sozialen Leistung.

Wir orten in dieser gesellschafts- und gesundheitspolitischen Problematik Fallen, die wir dem Oberbegriff „Depressionsfalle" zuordnen. Die Entwicklung seit den 8oer Jahren hat dazu geführt, dass sich eine große Fallgrube eröffnet hat, in die Industrie, Forschung, wissenschaftliche Publikation, Medizin und Psychiatrie, Gesundheits- und Bevölkerungspolitik gemeinsam mit den Patienten, die an Störungen des Gefühlslebens leiden, gestürzt sind. Die Auswirkungen dieses Sturzes sind vielfältig: Industrie, Forschung und medizinisch-psychiatrische Praxis haben viel an Glaubwürdigkeit verloren, die Gesundheits- und Bevölkerungspolitik sieht sich beängstigenden, zum Teil irrationalen Problemschätzungen und Kostenprognosen ausgesetzt, das Menschenbild hat sich verändert: Wir sollen nicht mehr Verständnis für Leiden aufbringen, die auf einer Fülle von daseinsbezogenen Einflüssen beruhen, sondern sollen in einer Welt leben, die in wachsendem Ausmaß von „Gehirnkranken" bevölkert wird, deren Zustand durch geeignet erscheinende Manipulation des Hirnstoffwechsels normalisiert werden soll.

Jetzt geht es darum, einen Weg zu finden, auf dem wir uns aus der Fallgrube befreien können. Dafür ist zunächst einmal notwendig, die psychiatrischen Fallen zu identifizieren.

Psychiatrische Falle 1:
Das konventionelle gesellschaftliche Verständnis von
Gesundheit und Krankheit – Fortschritt und Missbrauch

Die „Psychofalle", in die die Psychiater und ihre Patienten geraten sind, kann als unerwünschte Auswirkung des diffusen Behandlungsauftrags gelten, der aus der Gesundheitsdefinition der WHO resultiert. Die Falle öffnete sich, als die Psychiatrie sich in neuer Weise als medizinische Disziplin positionierte und dabei der Verlockung nicht widerstehen konnte, durch die Simplifizierung der Erkenntnisse über den Bezug zwischen dem Zustand des Gehirns und dem Phänomen der Geisteskrankheiten die Hoffnung auf „magische Lösungen" zu schüren, die Erweiterung der depressiven Klientel akzeptierte und damit den Auftrag annahm, „kosmetische Korrekturen" des Gemütszustands durchzuführen. Damit entstand eine neue Falle: die Krankschreibung der Normalität. Eine neue Spezies trat in Erscheinung: die der „kranken Gesunden".

Die Entwicklung birgt Gefahren in sich, deren man sich bewusst sein sollte. Zum einen ist es fragwürdig, die tief verankerten, gerechtfertigten und „normalen" Bedürfnisse der Menschen nach Wohlbefinden und psychischer Ausgeglichenheit in den Kontext einer Diagnose zu bringen und damit zu krankhaften Bedürfnissen umzudefinieren. Noch fragwürdiger ist es in ethischer Hinsicht, dass die Befriedigung dieser Bedürfnisse auf chemischem Weg die Krankschreibung voraussetzt.

Falle 2: Psychopharmakologische Allmachtsfantasie

Hinsichtlich der psychopharmokologischen Interventionen ist die Psychiatrie in die Falle geraten, die neurowissenschaftlichen Erkenntnisse zu trivialisieren und für Erfolgsversprechen zu nutzen, die sich nicht realisieren lassen. Damit übte sie entscheidenden Einfluss auf die Bereitschaft der Ärzteschaft aus, die Substanzen relativ unkritisch zu verschreiben.

Falle 3: Banalisierung der depressiven Erkrankung

Auf diesem Weg geriet die Psychiatrie in Theorie und Praxis gemeinsam mit ihren Patienten in die Falle der Banalisierung der schweren Erkrankung Melancholie. Elizabeth Wurtzel beschrieb eindrücklich, wie sehr sie die Meldungen über die massive Verbreitung der Depression und die massive Ausbreitung des Konsums von Antidepressiva als Hohn empfand: „Jahrelang hatte ich versucht, zu erreichen, dass die Depression ernst genommen wird – indem ich sagte, ich habe eine Krankheit, ich brauche Hilfe – und nun, da die Anerkennung kein Thema mehr ist, erscheint diese Krankheit als eine absolute Trivialität."[79] Sie fürchtete, dass die Auffassung, die SSRI seien legale Lifestyle-Drogen, dazu führen werde, dass die Leute, die sie wirklich brauchen, das Vertrauen auf ihre ernstzunehmende antidepressive Wirkung verlieren. Auch schien es ihr möglich, dass durch die Trivialisierung des Themas in Vergessenheit gerät, wie schwer und belastend die Krankheit Depression sein kann. Die wirklich Leidenden, meinte sie, werden bei der gesellschaftlichen Aufregung, die um die SSRI entstanden ist, vergessen.

Dass die Banalisierung der Depression nicht nur Auswirkungen auf die Wahrnehmung der schweren Depression haben musste, sondern auch eine Falle für die „neuen Depressiven" und die „kranken Gesunden" darstellte, wurde ebenfalls nicht beachtet. Die Beeinträchtigung der beiden Gruppen verlief in divergente Richtungen: Während für die schwere Depression das Problem bestand, dass sie ihren speziellen Krankheitswert einbüßte und das Leiden der Erkrankten nicht mehr ausreichend gewürdigt wurde, waren die „kranken Gesunden", die „kosmetisch" mit SSRI behandelt wurden, davon bedroht, dass man ihnen eine Krankheit zuschrieb und man sie damit einer Stigmatisierung aussetzte, die umso belastender sein musste, als man alle Zustandsbilder, die auf eine Behandlung mit SSRI ansprechen sollten, auf Störungen des Gehirnstoffwechsels zurückführte: aus „kranken Gesunden" wurden Hirnkranke.

Es ist interessant, dass die Produktionsfirma von Prozac, Eli Lilly, diese Falle als Bedrohung empfand. Auf jeden Fall betrieb sie 1993 in der medizinischen Fachpresse in den USA unter dem Titel

„Verharmlosung einer ernsten Erkrankung" eine Aufklärungskampagne. Lilly beklagte das Medienecho auf das Produkt, das dazu geführt habe, dass selbst eine neue Kategorie von Witzen entstanden sei. In diesem Prozess sei die ernsthafte Natur der klinischen Krankheit Depression, für die Prozac entwickelt worden sei, trivialisiert worden. Steven Paul, der Leiter der zuständigen Forschungsabteilung bei Lilly, führte 1993 im *Wall Street Journal* aus, dass die Kampagne denjenigen nützen solle, die die Substanz am nötigsten brauchen: Die in der Öffentlichkeit verbreiteten Unklarheiten über den angemessenen Gebrauch von Prozac und anderen Antidepressiva könnten zur Folge haben, dass bedürftige Patienten diese Mittel meiden und Ärzte zögern, sie zu verschreiben. So schön, so gut. Man wollte offenkundig vergessen machen, dass der Prozac-Hype gerade darauf aufgebaut war, dass zunächst angenommen wurde, dass das Arzneimittel bei schwerer Depression wirkungslos sei, hingegen bei milden und mittelschweren Depressionen als brauchbares Medikament erschien. Nachdem Studien erschienen waren, die die Wirksamkeit der Substanzen in diesem Indikationsbereichen bezweifelten, ging es offenkundig darum, in jener Verbrauchergruppe ein Vertrauen herzustellen, die in der ersten Phase der Vermarktung der Substanz nicht angesprochen worden war.

Falle 4: Biologistische Interpretation: Depression als Hirnkrankheit

In den USA wird gerne dahin gehend argumentiert, dass die Erkenntnis, dass die Depression eine Erkrankung des Gehirns sei, die Situation verbessert habe. Der Zustand sei verständlich geworden, er sei eben eine Krankheit wie jede andere auch, man könne die Erkrankten besser identifizieren und einer wirksamen Behandlung zuführen – und die Sozialversicherungen und Krankenkassen seien dann auch bereit, die Kosten für die Behandlung zu tragen.

Dass diese Neuinterpretation auch ihre Schattenseiten hat und Fallen eröffnet, wird dabei aber verkannt oder verschwiegen. Geistes- und Gemütskranke treffen in unserer Gemeinschaft nicht gerade auf großes Entgegenkommen, schon gar nicht, wenn ihrer Erkrankung nachgesagt wird, dass sie chronisch verläuft. Menschen, die starke Psychopharmaka einnehmen, sind ebenfalls stigmatisiert. Ihre Stigmatisierung ist eine bislang unvermeidliche Reaktion, wenn auch das Bemühen der Sozialpsychiatrie der Entstigmatisierung gilt. Kann man wirklich davon ausgehen, dass Depressive, die als Kranke bekannt werden und mit stark wirksamen Arzneimitteln behandelt werden, keine Schwierigkeiten auf dem Arbeitsmarkt haben? Wird ihnen nicht die Ausübung bestimmter Tätigkeiten verwehrt? Ist es abzusichern, dass sie keine Probleme mit der Lenkererlaubnis bekommen? Ist auszuschließen, dass sie wegen ihrer Krankheit gemobbt werden? Sind die Schwierigkeiten, unter denen sie zu leiden haben, nicht dann wieder geeignet, die Depression zu verstärken? Diese Fragestellungen sind von besonderer Bedeutung für die soziale Eingliederung der Jugendlichen, die als depressiv erkannt werden. Die Zunahme der Diagnose erhöht dementsprechend den sozialen Druck auf die Krankheitspopulation und läuft insofern den Zielvorgaben der Weltgesundheitsbehörde entgegen.

Es ist natürlich möglich, dass ökonomische Überlegungen hinter dieser Entwicklung stehen. Wir haben eingangs beschrieben, dass aus der Depression eine hohe Belastung der ökonomischen Lage abgeleitet wird. Vielleicht meint man, dass Früherkennung und frühe Behandlung den Schaden begrenzen hilft. Auch dieser Vorstellung muss entgegengehalten werden, dass die Begrenzung in geringem Maß wohl möglich ist, aber eventuell durch die Folgen der Stigmatisierung, die wir vorhin aufgezeigt haben, weit übertroffen wird. Die Behandlung ist kostspielig und Folgeerscheinungen wie Jugendarbeitslosigkeit, frühe Invalidisierung, etc. sind bekannte Belastungen der Haushalte. Dass es dazu kommen kann, wird durch die derzeitige Entwicklung im Problemfeld des Burn-out-Syndroms bereits vorangekündigt.

Falle 5: Pharmaindustrie

Die Industrie war mit der aggressiven Vermarktung der SSRI in die Falle unkontrollierten und ethisch fragwürdigen Gewinnstrebens geraten. Dadurch sieht sie sich in zunehmendem Maß Kritik ausgesetzt und auf die Dauer wahrscheinlich sehr kostspieligen

Schadensersatzverfahren ausgeliefert. Den einschlägigen Websites ist zu entnehmen, in welch großem Umfang in den USA in den einzelnen Bundesstaaten derartige Klagen eingebracht werden. Innerhalb der Anwälteschaft hat sich ein neues Berufsfeld etabliert: die „SSRI lawsuite lawyers", Rechtsanwälte, die als Spezialisten den klagenden Parteien zur Verfügung stehen.

Falle 6: Umfassende Vertrauenskrise

Die Gewinne der Arzneimittelindustrie sind nicht zuletzt davon abhängig, dass Patienten und verschreibende Ärzte der Wirkung der Arzneimittel vertrauen und einem bestimmten Präparat die Treue halten. Die Pharmaindustrie selbst hat im Falle der Psychopharmaka dazu beigetragen, dass dieses Vertrauen erschüttert wurde. Es konnte nicht verhindert werden, dass die Bereitschaft, Profitinteressen auf Kosten der Konsumenten zu verfolgen, erkannt und in den Medien dargestellt wurde. Dadurch gerieten die produzierenden Konzerne in berechtigten Misskredit und büßten an Vertrauen ein. Wir haben ausführlich beschrieben, welch fragwürdige Praktiken und Strategien die Produktionsfirmen eingesetzt haben – und wohl auch noch immer einsetzen, um ihren Umsatz zu steigern. Der Einbruch des Vertrauens gegenüber der Industrie hat auch eine Vertrauenskrise gegenüber der klinischen Forschung, der Psychiatrie und der wissenschaftlichen Literaturproduktion nach sich gezogen.

Falle 7: Internet –
Vom Nutzen und der Nutzung des Mediums

Die Weltgesundheitsbehörde hat der Funktion des Internets für das Empowerment der Patienten große Bedeutung zugeordnet. Obwohl tendenziell diese Auffassung natürlich richtig ist und die virtuelle Kommunikation große Möglichkeiten für Information und Erfahrungsaustausch birgt, muss man sich dennoch auch der Verzerrungsmöglichkeiten bewusst sein, denen das Medium nun einmal unterliegt. Auf der einen Seite platziert die Pharmaindustrie ihr angenehme Aussagen in den Chaträumen oder sie postet anonym ihr genehme Stellungnahmen, auf der anderen Seite speisen Sekten wie Scientology unter verschiedenen Decknamen ihre allgemeine und ideologische Psychiatriekritik ein. Ein weiteres Problem ist die Verweildauer der Informationen im Netz. Es ist oft schwer abzuschätzen, ob die Information aktuell ist oder einem bereits überholten Standpunkt entspricht. Selbst für Fachleute ist es oft schwierig, an sachliche und vertrauenswürdige Information heranzukommen.

Die Problemantik der Diagnosehäufigkeit

Im richtigen Verständnis der epidemiologischen Daten geht es darum abzuklären, ob es sich um eine reale Zunahme an depressiven Verstimmungen leidender Menschen handelt, oder ob die Zahl der Leidenden relativ stabil bleibt und die beobachtete Zunahme der Häufigkeit der Depression darauf beruht, dass eine nivellierende Diagnostik betrieben wird, die die Schweregrade der Erkrankung verwischt, und dass diagnostische Einheiten, die früher eine differentielle Zuordnung ermöglichten, abgeschafft wurden. Die grundsätzliche Frage lautet: Hat wirklich die Häufigkeit der klinischen schweren Depression zugenommen, oder beruhen die Annahmen bezüglich der Zunahme depressiver Erkrankungen auf der diagnostischen Unschärfe, die derzeit zu beklagen ist und auf dem Umstand, dass „die Neurose in der Depression verschwindet"[80]. Auch gilt es abzuklären, welchen Anteil die Ausbreitung der „kosmetischen" und „präventiven" Behandlung als depressiv bezeichneter Zustandsbilder an der erwarteten Verbreitung der Depression hat. Wir sind in der Situation, dass die Zunahme der Häufigkeit der Diagnose Depression, die die Reaktionsweisen und Empfindungen dann ins Reich der Krankheiten verweist, einerseits darauf zurückzuführen ist, dass aufgrund biologischer Spekulationen verschiedenartige Erlebnismodi und Reaktionen als „abnormal" erlebt und etikettiert werden, und andererseits selbst dort, wo noch keine eindeutigen Anzeichen einer depressiven Erkrankung zu erkennen sind, aufgrund des Begehrens nach Stimmungsverbesserung und nach einer Verbesserung der sozialen Kompetenz noch „normale" Reaktionsmuster einer Krankschreibung verfallen. Dass sich die psychiatrische Profession dieser

Tendenz wohl bewusst ist und dass nicht alle Psychiater sie begrüßen, ist der Debatte zu entnehmen, die um das neue amerikanische Klassifikationssystem DSM 5 entstanden ist. Viele Psychiater äußerten z. B. ihre Besorgnis darüber, dass in diesem neuen Ordnungssystem „normale Trauer" zur depressiven Erkrankung umgeschrieben worden sei.

Mit diesen Fragestellungen muss man sich beschäftigen. In ihrer gesellschaftspolitischen Dimension reicht ihre Bedeutung weit über professionelle Auseinandersetzungen hinaus. Wir glauben, dass über die Implikationen der dystopischen Phantasie der Epidemiologen und der Technologen der Diagnostik und Therapie nicht ausreichend nachgedacht wird. Was bedeutet es, dass gleichzeitig Depressionen als Hirnkrankheiten bezeichnet werden und man annimmt, dass ein zunehmender Anteil der Bevölkerung weltweit unter dem Stigma einer Hirnkrankheit leben wird?

Auswege

Es wird nicht leicht sein, sich aus dieser „Fallenlandschaft" zu befreien. Gemeinsame Anstrengungen sind erforderlich.

Für eine Revision des psychodynamischen Denkens

Um der Falle der Unglaubwürdigkeit zu entrinnen, müsste die Psychiatrie sich wohl genau in die gegenläufige Richtung als jene bewegen, die derzeit durch die Neufassung des DSM vorgegeben wird. Die wundersame Vermehrung von psychiatrischen „Störungen", die in diesem diagnostischen Manual festgeschrieben ist, ist wohl kaum ein geeignetes Mittel, das erschütterte Vertrauen wiederzugewinnen. Bei der unveränderten biologischen Ausrichtung der Psychiatrie als akademischer Disziplin kann man sich leicht vorstellen, dass die Vermehrung von Diagnosen einerseits eine Vermehrung von Menschen, die als „gehirnkrank" gelten, als auch andererseits eine Flut von „korrigierenden" Arzneimitteln mit sich bringen wird, und dass sich die Psychiater auch weiterhin dem Vorwurf ausgesetzt sehen werden, Diagnosen zu erfinden, die dem Wachstum der Märkte und damit dem Umsatz der Pharmafirmen mehr bringen als den Patienten. Und es ist auch leicht abzusehen, dass die Pharmaindustrie mit immer mehr Tricks arbeiten wird, um aus dem erweiterten Markt immer mehr Profit zu ziehen.

Obwohl sich etliche der biologischen Vorstellungen als illusorisch erwiesen haben, rückt die Diagnostik, die nach dem DSM betrieben werden soll, nicht davon ab, den Einfluss psychoanalytischer und anderer dynamischer Ausrichtungen möglichst zu beschränken. Dadurch ist es auch weiterhin nicht möglich, dem breiten Spektrum der „Depressionskrankheiten" ein alternatives, umfassendes Konzept entgegenzustellen. Für die Patienten resultiert aus dieser Eindimensionalität das Problem, dass im Sinne der biologischen Theorie die Ursache auch leichter Störungen in der gestörten Hirnfunktion gesucht werden wird. Das psychoanalytische Neurosenmodell, das grundsätzlich keine scharfen Grenzen zwischen Normalität und Abweichung zieht, lässt der „Normalität" einen viel weiteren Raum und ist daher weniger stigmatisierend.

Die Folgen der Verbannung der Psychoanalyse aus der Klinik und Diagnostik sollte neu überdacht werden. Überlegenswert scheint es allemal, den Prozess rückgängig zu machen, der besagt, dass „die Neurose in der Depression verschwindet", wie Alain Ehrenburg schreibt, und den Zustand wieder herzustellen, in dem die Depression ihren Platz in der Neurose gefunden hat. Ein Großteil der Patienten würde von diesem „Psychoanalytischen Revisionismus" profitieren und die Epidemiologie an Spezifität gewinnen. Schließlich ist auch an der Wende zum 20. Jahrhundert die Psychoanalyse aus der frühen biologischen Psychiatrie hervorgegangen, weil schon damals die biologische Interpretation ihre Versprechungen nicht einlösen konnte.

Die Fraktionskämpfe innerhalb der Psychiatrie und der Wettkampf um Marktanteile in der Versorgung schaden dem Image der Profession und bringen den Patienten erhebliche Nachteile. Schließlich ist es nicht so lange her, dass verschiedene Zugänge zum seelischen Leiden offenstanden, in denen auf gleichberechtigte Weise Möglichkeiten entwickelt wurden, das individuelle Leiden zu behandeln. In einer guten Kooperation zwischen den Teildisziplinen und den Vertretern biologischer und dynamischer Zugänge liegt die Chance, Synergien zu entwickeln, die der bestmöglichen Versorgung der seelisch Leidenden zugute kommen. Es wäre Zeit, dass man sich dieser schönen Tradition wieder bewusst wird. Die psychoanalytischen Psychiater wussten bereits viel über die Krankheit Depression, bevor noch das Interesse an dem Phänomen durch die neuen pharmakotherapeutischen Möglichkeiten geweckt worden war. Nicht zuletzt aus diesem Grund haben wir eingangs für die exemplarische Darstellung der depressiven Symptome einem frühen psychoanalytischen Psychiater das Wort geredet.

Neue Vertrauensbildung in der Psychiatrie

Der Vertrauensverlust, der die Psychiatrie betrifft, kann nicht dadurch ausgeglichen werden, dass in der Patienteninformation und in Statements von Fachgesellschaften zu gravierenden Problemen der Behandlung beschwichtigende Aussagen getroffen werden, die erneut das Misstrauen schüren können. Es ist zum Beispiel hinsichtlich der Vertrauensbildung nicht produktiv, wenn die gesellschaftliche und mediale Problematisierung des Verhältnisses von Pharmakabehandlung, Suizidneigung und Aggression von einer psychiatrischen Fachgesellschaft damit beantwortet wird, dass das Medium kritisiert wird und die Probleme heruntergespielt werden. Vernünftiger wäre es wohl, in einen Diskurs einzutreten, in dem die Probleme offen eingestanden und in ihrer Vielfalt und Widersprüchlichkeit besprochen werden. Schon allein deshalb, weil im Internet und in den Printmedien eine wahre Flut von Informationen über unerwünschte und gefährliche Auswirkungen des Einsatzes der Psychopharmaka und über die problematischen Praktiken der Pharmaindustrie zu finden ist, und Pharmafirmen in diesbezügliche Prozesse verwickelt sind, über die wieder in den Medien berichtet wird, ferner Bücher wie *Nebenwirkung Tod* auf dem Markt sind und nicht zuletzt die Pharmafirmen selbst auf ihren Produkten Warnhinweise aufbringen. Wem soll dann „der aufgeklärte Patient" glauben?

Neue Vertrauensbildung in der Forschung

In diesem Kontext kommt der Glaubwürdigkeit der Forschung besondere Bedeutung zu. Auch sie wurde durch die Geschehnisse, die die Prozac-Ära charakterisieren, entscheidend beschädigt. Es ist nicht zu bestreiten, dass die Beobachtungen schädlicher Nebenwirkungen der SSRI nicht, wie es früher üblich gewesen ist, zu intensiven Forschungsbemühungen geführt haben, um diese Probleme aufzuklären. Man hat aber den Eindruck, dass man sich vor allzu vertiefter Kenntnis gescheut hat. Auf jeden Fall wurde bekannt, dass wissenschaftliche Journale kritische Überlegungen oder Ergebnisse kritischer Forschung unterdrückt haben. Erst jetzt werden Untersuchungen zu spezifischen Auswirkungen des Langzeitgebrauchs durchgeführt. Auch diese Situation ist nicht gerade vertrauensfördernd. Eine gesunde Forschung ist aber wichtig für das Vertrauen in die Arzneimittel, die aufgrund dieser Art Auftragsforschung vermarktet werden. Die Forschung ist daher auch aufgerufen, sich darauf zu besinnen, dass der uneingeschränkte Zugriff, den heute industrielle Auftraggeber auf Daten und Ergebnisse der von ihnen in Auftrag gegebenen klinischen Untersuchungen beanspruchen, eine Novität im Verhältnis zwischen Auftraggebern und Ausführenden ist, die mit der Entwicklung des Pharmamarktes und der Gier nach Blockbustern zu tun hat und mit den Interessen der Forschung kollidiert. In dem Interessenkonflikt zwischen Industrie und Auftragsforschung ist ein Weg zu finden, der den Interessen der Forschung und der Patienten gilt. Dafür müsste die Position der akademischen Prüforgane und der Ethikkommissionen entsprechend gestärkt werden. Man müsste stärker als bisher darauf achten, dass sich in keinem der befassten Gremien Experten befinden, die in irgendeinem Naheverhältnis zu den Auftraggebern stehen.

Pharmaindustrie

Wie die Pharmaindustrie dazu gebracht werden kann, das Wohl der Menschen, für die sie neue Arzneimittel entwickelt, höher zu bewerten als ihre Profite und die Dividenden ihrer Aktionäre, ist unklar.

„Freiwillige Selbstkontrolle", wie sie in anderen Aufgabenbereichen unserer Kultur üblich ist, wäre der vornehmste Weg. Eines ist aber klar: Aus den vielen Berichten über fragwürdige Werbe- und Beeinflussungsmethoden der Industrie könnte ein Problemkatalog erstellt werden, der als Grundlage von Richtlinien für die bestmögliche und ethisch akzeptable Praxis dienen könnte. Der wichtigste Baustein im Aufbau des Vertrauens ist aber wohl die Rückbesinnung und Beschränkung auf die ureigenste Funktion der Psychiatrie: die Behandlung psychisch und geistig schwer erkrankter Menschen.

Neu- / Umorientierung in der Behandlung

Obwohl grundsätzlich daran festzuhalten ist, dass die medikamentöse Behandlung der schweren Depression eine unverzichtbare Therapiekomponente darstellt, weisen die Beobachtungen von schweren Nebenerscheinungen auch beim Einsatz der SSRI darauf hin, dass sie nur unter Beobachtung genauer Indikationsstellung zum Einsatz kommen sollten. Die Pharmakatherapie ist keineswegs die einzige Behandlungsmöglichkeit und schon gar nicht der Königsweg in der Behandlung der Zustandsbilder, die das Depressionskontinuum füllen. Bei schweren Depressionen – Melancholien – kann auf sie wohl nicht verzichtet werden, für alle anderen Spielarten der Depression haben sich Psychotherapie und manchmal auch alternative Methoden und die Veränderung der Lebensumstände als wirksam erwiesen. Selbst Peter Kramer, der lange Zeit als der vielleicht einflussreichste Propagator eines weitgehenden Einsatzes von SSRI galt, räumte ein, dass er bei leichten und mittelschweren Depressionen zuerst Psychotherapie versuche und nur, wenn er den Eindruck habe, dass die Psychotherapie einer Unterstützung bedarf, Medikamente verschreibe. Es stimmt schon, dass diese Therapieformen zunächst mehr Zeit in Anspruch nehmen und daher kostenaufwendiger erscheinen. Andererseits wurde die Beobachtung gemacht, dass ihre Effekte länger anhalten als die der medikamentösen Therapie. Das beruht wohl darauf, dass die Bearbeitung des Konflikts, der die Depression motiviert, zur Stärkung des Selbstvertrauens und zur Fähigkeit der Selbstregulation führt, während die Medikamente den Affekt, der den Konflikt begleitet, dämpft, aber den Konflikt selbst nicht angreift. Im Gegensatz zur Behandlung mit Arzneimitteln führt Psychotherapie nicht zu einer bleibenden Modifikation der Hirnfunktion. Daher besteht für die Klienten der Psychiatrie keine Gefahr, dass die Behandlung eventuell überdauernde Veränderungen der Hirnfunktion nach sich zieht, die ökonomisch betrachtet erhebliche Folgekosten nach sich ziehen können.

Leider gibt es aber für die Psychotherapie keine einflussreichen und finanzkräftigen Lobbys und daher fällt es leichter, an die von ihren Lobbyisten verbreitete Heilkraft der massiv beworbenen Psychopharmaka zu glauben. In den meisten Therapierichtlinien gilt allerdings die kombinierte Behandlung der Depression durch Arzneimittel und Psychotherapie als „Goldstandard". Unklar ist aber die Gewichtung und Wertigkeit der Maßnahmen: Wird Psychotherapie als Unterstützung der Pharmakatherapie angesehen, oder wird die Pharmakatherapie als Hilfsmaßnahme für die primäre Psychotherapie angesehen?

In einzelnen Fällen muss wohl der einen oder anderen Behandlungsform aus praktischen Gründen der Vorzug eingeräumt werden. Nicht überall und jederzeit steht ein vielfältiges Angebot zur Verfügung, bei schwerer Depression – melancholischen Zustandsbildern – wird die Schwere der Symptomatik dazu führen, dass der pharmakologischen Behandlung der Vorzug eingeräumt wird.

Grundsätzlich sollte Konsens darüber bestehen, dass die Psychotherapie ein eigenständiger Weg zur Behandlung der Depression ist und dass sie deshalb von Anfang an im Behandlungsplan jedes einzelnen Falles verortet sein muss. Es gibt bisher keine „psychotherapeutischen Arzneimittel", die die Funktion der Psychotherapie übernehmen könnten. Die Sozialversicherungsträger sind sich der Bedeutung der Psychotherapie zu wenig bewusst. Die Anerkennung der Psychotherapie, die auf der Grundlage anerkannter Ausbildungen durchgeführt wird, als gleichberechtigter Methode zur Behandlung psychisch Kranker ist keineswegs ausreichend geregelt und unterliegt großen regionalen Schwankungen. Die Kostenübernahme für Psychotherapie wird selbst dort, wo die Psychotherapie anerkannt ist, oftmals sehr restriktiv gehandhabt und unterliegt oft recht willkürlichen und inkompetenten Entscheidungen über die Brauchbarkeit und Vergütbarkeit bestimmter psychotherapeutischer Methoden.

Wir wollen nicht missverstanden werden. Wenn wir immer wieder die Bedeutung des psychoanalytischen Zugangs hervorheben, wollen wir damit nicht transportieren, dass alle Menschen, die an Verstimmungen leiden, nach der Methode der klassischen Psychoanalyse behandelt werden sollen. Wir haben darauf hingewiesen, dass auch Freud davon ausging, dass neben seiner Psychoanalyse andere Therapiemethoden ihren Platz und ihre Notwendigkeit haben. Wohl aber wollen wir darauf hinweisen, dass die heute zu einem Stehsatz erstarrte Empfehlung, dass die Kombination zwischen Pharmakotherapie, kognitiver Verhaltenstherapie und Psychoedukation die Therapie der Wahl ist, so nicht stehen bleiben sollte. Die kognitive Verhaltenstherapie wird nicht deshalb als die beste Psychotherapie empfohlen, weil sie sich in Vergleichsuntersuchungen als überlegen erwiesen hat, sondern weil sie viel besser zu dem Krankheitsmodell passt, aus dem die biologische Psychiatrie ihre Identität bezieht. Die Auffassung der biologischen Psychiatrie, dass die Depression den somatischen Zustand der betroffenen Person verrät, also eine „Krankheit" ist, die man auf gestörte Abläufe im Hirnstoffwechsel zurückführen kann und deren Symptome man medikamentös behandeln kann, bedarf der Unterstützung durch ein psychotherapeutisches Verständnis, das in ähnlicher Weise die psychischen Reaktionen als Symptome erkennt, die nach einem Plan beseitigt werden müssen und können. Das tiefenpsychologische Verständnis hingegen beruht auf einem Konfliktmodell, in dem der Ursprung der Störung nicht ausschließlich im Organismus des Individuums zu orten ist. Im psychoanalytischen Verständnis ist die neurotische Depression, wie jede Neurose, ein Ausdruck des Konflikts zwischen Individuum und Gesellschaft und der von ihm ausgelösten innerpsychischen Dynamik. Die Symptomatik ist in diesem Verständnis eine Leistung der Persönlichkeit, der ein Sinn zukommt, etwa eine Schutzfunktion. Daraus resultiert die gegensätzliche therapeutische Aufgabenstellung zwischen dem biologistischen Konzept und dem psychodynamischen Konzept. In der dynamischen Behandlung der Depression kann es nicht darum gehen, einzelne Ausdrucksformen – Symptome – des Konflikts zu beseitigen, es geht vielmehr um die Erkenntnis der Bedeutung der Symptome und um die Bearbeitung des Konflikts. Diese Sichtweise repräsentiert auch heute noch das Gegenmodell zu den Erklärungen, die das biologische Krankheitsmodell anbietet, und sie gefährdet damit die Vormachtstellung der biologischen Psychiatrie. Die Empfehlung zu einer bestimmten Therapieform ist eine Auswirkung dieser Konkurrenzsituation, sie will den Konkurrenten ausschalten, indem sie ihn verschweigt.

Dass aus der psychoanalytischen Literatur abgeleitet wird, dass die Psychoanalyse und ihr verwandte Psychotherapien über keine ausreichende Erfahrung mit der Behandlung der Depression verfügen, ist ein Fehlschluss. Die Behandlung der schweren Depression, der Melancholie, war nie ein Schwerpunkt der analytischen Psychotherapie im ambulanten Setting. Das ist selbstverständlich, wenn man die seelische Situation und das Ausdrucksverhalten der Melancholiker bedenkt. Viele Menschen, die heute als Depressive diagnostiziert werden, wären aber vor den Zeiten des DSM 4 und des ICD 10 als Neurotiker erkannt worden und gehörten und gehören dementsprechend zur Stammklientel der dynamisch orientierten Psychotherapien.

Die amerikanische Schriftstellerin Elizabeth Wurtzel hat in ihrem Bestseller *Prozac Nation* die Bedeutung der Psychotherapie klar und scharf formuliert: „Aber nach sechs Jahren Umgang mit Prozac weiß ich, es war nicht nur das Ende der alten Probleme, sondern auch der Anfang der neuen". Und: „Einige Jahre lang, nachdem ich Medikamente nahm [...] mied ich die Psychotherapie. Ich ging zu einem Psychopharmakologen, der im Grunde ein lizensierter Drogenhändler war, holte mir meine Rezepte und glaubte, das wäre genug. Und außerdem schien es so, als wären die Drogen, abgesehen von gelegentlichen Zusammenbrüchen, wirklich die Lösung." Sie habe jedoch erkennen müssen, dass sie weiterhin Beziehungsschwierigkeiten hatte und bisweilen in tiefe Depressionen verfiel. Vor allem habe sie nicht mehr gewusst, „wie sie in einer normalen, nicht-depressiven Welt" funktionieren sollte. Daher kam sie zum Schluss, doch auch eine Psychotherapie zu brauchen: „Ich brauchte einen guten Therapeuten, der mir helfen würde, erwachsen zu werden. Ich brauchte einen Psychologen, der mir beibringen würde, wie man in einer Gesellschaft zurechtkommt, in der die große Mehrheit nicht auf Prozac angewiesen ist und deren Probleme und Interessen oft mit den meinen im Widerstreit liegen. Ich brauchte sehr lange, um so leben zu lernen, dass die Depression nicht mehr meine ständige Zuflucht war wie die Ginflasche für den Alkoholiker oder die Nadel für den Junkie, aber ich komme diesem Ziel schon näher. Mit 26 Jahren habe ich das Gefühl, als würde ich langsam die Pubertät hinter mich bringen." Und sie ist sich durchaus der Möglichkeit bewusst, dass möglicherweise ein kompetenter Therapeut bereits am Anfang ihrer „Depressionskarriere" hätte verhindern können, dass sich „der depressive Zündfunke" in ihr in „ein seelisches Großfeuer" verwandelt hat.

Die Schlusssequenz des Films, der 2002 nach Wurtzels Buch gedreht wurde, kann als symbolische Verdeutlichung der Weise, wie Psychotherapie wirkt, verstanden werden. Die Szene ist für den Film geschaffen, sie kommt in Wurtzels Buch in dieser Form nicht vor. Im Buch unternimmt Elizabeth im Badezimmer ihrer Therapeutin einen Selbstmordversuch mit Tabletten und wird von der Therapeutin in die Klinik eingeliefert. Im Film unternimmt sie den Selbstmordversuch, indem sie versucht, sich im Badezimmer die Pulsadern aufzuschneiden. Als das Blut bereits strömt, öffnet sich die Tür zum Badezimmer und es kommt die kleine Tochter der Therapeutin auf allen Vieren in den Raum. Hinter ihr kommt die Therapeutin. Sie behält ihre Souveränität, nimmt Blickkontakt zu Elisabeth auf und beruhigt ungemein behutsam das Kind: „Es ist alles in Ordnung."

Diese Darstellung vermittelt einen bewegenden Eindruck von der Wirksamkeit von Freuds genialer Entdeckung der Bedeutung der Übertragung: Das verstörte Kind, das Elizabeth einmal war und das immer noch seine Bedürfnisse äußert, kann sich mit dem kleinen Kind identifizieren, die beruhigenden Worte gelten für die kleine Tochter ebenso wie für Elizabeth, in der sich das Vertrauen entwickeln kann, das die Grundlage für die Offenheit für therapeutische Beeinflussung ist.

Empowerment

Wir haben in unserer Einleitung die Meinung vertreten, dass eine Veränderung des aktuellen Zustands einer Verbesserung des Wissensniveaus, einer Stärkung der Kritikfähigkeit und einer Förderung der Durchsetzungskraft bedarf; dieses Set von Fähigkeiten verstehen wir als Empowerment.

Soll Empowerment wirksam werden, muss es als umfassendes Prinzip verstanden und auf mehreren Ebenen umgesetzt werden. Da sich die Behandlung von Krankheiten im intimen Raum zwischen Arzt und Patient abspielt, müssen beide Partner am Behandlungsprozess in gleicher Weise in diesen Fähigkeiten bestärkt werden. Des Weiteren sollten NGOs, Patientenvertreter und Selbsthilfegruppen erfasst werden.

Empowerment der Ärzte

Die Ärzte sind im Allgemeinen nicht darin ausgebildet, kritisch auf die vielen Einflüsse zu reagieren, denen man ausgesetzt ist. In ihrer Ausbildung werden sie z. B. weder darüber informiert, wie man mit epidemiologischen Daten umgehen soll, noch auch auf welche und auf wie vielfältige Weise die Pharmaindustrie auf die Ausrichtung der klinischen Medizin und auf die praktische ärztliche Tätigkeit einwirkt. Über solche Inhalte werden sie weder im Studium noch in der praktischen Ausbildung noch in der Fort- und Weiterbildung informiert. Aus der Überlegung heraus, dass man über das Problem der Gutgläubigkeit gegenüber der Industrie frühzeitig Bescheid wissen sollte und auch bereits frühzeitig Modelle für wirksame Gegenmaßnahmen kennen lernen sollte, wurde an der Berliner Charité ein modellhaftes Seminar eingerichtet, das sich genau das zum Ziel setzt. „Advert retard", zu Deutsch „Langanhaltende Werbung", heißt das Wahlpflichtfach. Einerseits sollen Studenten in dieser Veranstaltung lernen, wo sie dem Einfluss der Pharmaindustrie ausgesetzt sind und wie sie damit umgehen können. Die Studenten werden z. B. ermuntert, kritisch nachzufragen, etwa auch dann, wenn Professoren in Vorlesungen Handelsnamen anstelle des Wirkstoffs nennen. Zum anderen wird auch ein Wochenendseminar für Ärzte angeboten, das über effiziente Strategien informiert, wie man schnell und zuverlässig unabhängige Informationen für rationale Arzneimitteltherapie erhalten kann und wie man Desinformation zu Nutzen und Sicherheit von neuen Wirkstoffen erkennen kann. Das Seminar strebt an, den Ärzten selbstbewussteren Umgang bei Kontakten mit der Industrie zu vermitteln und informiert über Art und Ausmaß industrieller Einflüsse auf ärztliche Entscheidungen.

In einem typischen Seminar wird in das Thema eingeführt und es werden Vorträge zu den einzelnen Problemen gehalten. Dabei werden folgende Inhalte angeboten:

- Wie funktioniert Werbung für Arzneimittel?
- Verraten & verkauft? Umgang mit Interessenkonflikten;
- Zahlen können lügen!
- Patientenverbände und Selbsthilfegruppen im Visier;
- Dich krieg ich. Vom Umgang mit Pharmavertretern;
- Gewusst wo – unabhängige Quellen;
- Ärztliche Verantwortung gegenüber Patienten. Die Sicht der Arzneimittelkommission der deutschen Ärzteschaft & Transparency International.

Das Berliner Modell macht Schule. Andere deutsche Hochschulen sind ebenfalls daran interessiert, solche Kurse anzubieten, manchmal geht die Initiative von Studenten aus. Diskussionen über die Einführung finden in Aachen, Leipzig, Heidelberg und Hannover statt, wobei sich die Umsetzung der Ideen als schwierig erweist. Hochschulen wollen nicht industriefeindlich erscheinen und fürchten, dass dann das Sponsoring ausbleibt. Dadurch wird es kaum gelingen, pharmakritische Seminare fest in der Prüfungsordnung aller angehenden Ärzte zu verankern! Dabei wäre das sicher ein guter Weg, der bekannten Naivität der Ärzte gegenüber der Industrie entgegenzuwirken.

Vieles spricht dafür, dass auch die Psychiater, trotz ihres Wissens um die seelischen Abgründe des Menschen, diese Naivität aufweisen. Ihre Sonderstellung in der Behandlung der seelischen Störungen ist begründet in ihrer umfassenden, speziellen Ausbildung. Studium und Spezialisierung sind die Grundlage dafür, dass in jedem Fall das Behandlungskonzept in gleicher Weise auf Beobachtung und tradiertem Wissen wie auch auf der ständigen Weiterbildung bezüglich neuer Entwicklungen aufbaut. Wie auch in den anderen medizinischen Disziplinen wird keine Information darüber angeboten, wie man lernt, Modetrends von echten Fortschritten abzugrenzen und den Aktivitäten der Pharmaindustrie mit der gebotenen Skepsis zu begegnen. Diese Grundsituation macht es möglich, dass so unglaubwürdige Botschaften wie die vereinfachte Serotonin-Theorie unhinterfragt angenommen werden können.

Empowerment der Patienten
Steigerung der Resilienz

In der Suchtprävention ist es gängige Praxis geworden, die Selbstschutzkräfte der Betroffenen zu mobilisieren. Im Vorfeld der Depression und für leichte Fälle sollte alternativ zur Medikalisierung in vergleichbarer Weise eine Beratung und Betreuung zur Verfügung stehen, die nicht die Menschen, die in eine Verstimmung geraten, automatisch als krank erklärt und die Ursache der Verstimmung in gestörten Funktionsabläufen im Gehirn sucht, sondern mit diesen Personen die aktuellen Lebensumstände und die Bedeutung von traumatischen Erfahrungen erarbeitet und zu verarbeiten hilft. Auf diese Weise soll den Betroffenen vermittelt werden, dass die Verstimmung keine dunkle, unerklärliche bzw. biologische Macht ist, sondern sehr wohl auf realen psychischen und sozialen Verhältnissen beruht und dass sie aus eigenen Kräften imstande sind, sich von ihr zu befreien. Auf diese Weise soll die frühe Verordnung von Arzneimitteln vermieden werden, die die Erfahrung der eigenen Schutzfaktoren verhindert und in den Betroffen das Konzept entstehen lässt, dass zwischenmenschliche und soziale Schwierigkeiten leicht durch chemische Mittel zu lösen sind. Für Jugendliche und alte Menschen müsste dieser Zugang großzügig ausgebaut werden.

Information und Förderung der Durchsetzungsfähigkeit

Umso wichtiger ist es, dass den Patienten unabhängige Informationsmedien zur Verfügung stehen und dass sie den Ärzten gegenüber einen aufgeklärten Standpunkt vertreten. Marcia Angell hat in ihrem Buch über die Machenschaften der Pharmaindustrie die Patienten dazu aufgerufen, mit den behandelnden Ärzten in der Sprechstunde die Behandlung, die ihnen angeboten wird, zu diskutieren, nach einer Begründung für die Wahl des Mittels oder der Methode zu fragen und die Interpretation der Wirkungen der Medikamente zu hinterfragen. Patienten können getrost danach fragen, ob das „neue Mittel", das ihnen angepriesen wird, schon ausreichend überprüft worden ist und gegen ihre Leiden wirklich besser wirkt als ältere, bereits bekannte Arzneimittel. Derartig aufgeklärte Patienten sind für die Ärzte natürlich eventuell unbequem. Andererseits könnte die kritische Haltung von Patienten die individuelle Behandlung verbessern und dazu beitragen, dass insgesamt das Niveau und die Vertrauenswürdigkeit der angebotenen Behandlungen verbessert wird. Dadurch kann Empowerment der Patienten auch einen Beitrag dazu leisten, den Weg aus der „Depressionsfalle" zu weisen.

Selbstreflexion als Basis

Angesichts der gesellschaftlichen und kulturellen Problemlage erschien es uns notwendig, nicht den aktuellen Zustand als einen großen Fortschritt zu verkaufen und lediglich einen weiteren Ratgeber zu verfassen, der zur Akzeptanz und zur bestmöglichen Nutzung der Situation anleitet. Sinnvoller erschien es, zu Reflexionen über diesen Zustand anzuleiten und einen Diskurs aufzugreifen, der in anderen Ländern schon seit einiger Zeit abläuft. Die Patienten leben in einer Situation, in der ihnen Wirkungen der Behandlung vorgegaukelt werden, die sich nicht erfüllen können, und sie sind widersprüchlichen Botschaften ausgesetzt.

Es geht nicht darum, zu moralisieren und den Wünschen der Menschen nach einer, sei es auch chemisch bedingten, Veränderung zum Besseren aus moralischen Gründen die Berechtigung abzusprechen. Aus gesellschaftspolitischer Sicht muss man die Frage stellen, ob die Medizin und die Psychiatrie die geeigneten Institutionen sind, der Befriedigung dieses Bedürfnisses zur Verfügung zu stehen und zu Agenten der Lustregulation zu werden und darüber zu wachen, dass die Befriedigung in geordneten Bahnen medizinisch korrekt verläuft. In diesem Kontext ist eine Rückbesinnung auf die traditionelle psychologische und soziale Funktion von Genussmitteln und „Tonika" gefordert, die den Gebrauch von „Glücksspendern" der Eigenverantwortlichkeit überlässt.

Wir fordern eine umfassende Bewusstseinsbildung auf der Basis von Selbstreflexion. In diesem Kontext ist insbesondere die Psychiatrie gefordert, die in der Interpretation des Depressionsphänomens eine Schlüsselrolle einnimmt. Es sollte möglich werden, dass die Identität der Psychiatrie sich wieder schärft und sich einer Diagnostik und Klassifikation bedient, die den Vorwurf vermeiden hilft, dass „normales Leiden" zur Krankheit uminterpretiert wird und letztlich die Verbreitung der Diagnose „Depression" dazu führt, dass dieser „krankhafte Zustand" in statistischer Hinsicht zum Normalzustand wird. Dieser Entwicklung kann nur gegengesteuert werden, wenn die psychiatrische Diagnostik wieder mehr Trennschärfe gewinnt und wieder abgrenzen kann, welche Patienten tatsächlich unter einem Leidensdruck stehen, der ein eingreifendes therapeutisches Verfahren, sei es medikamentös oder durch den Einsatz anderer Mittel, rechtfertigt. Aus diesem Grund und um ein Verständnis für eine differenzierte Sicht zu vermitteln, waren wir bemüht, in unseren Falldarstellungen über Zustandsbilder zu berichten, die dem traditionellen diagnostischen Verständnis der Psychiatrie nach als „Kranke", als „Patienten" erscheinen und nicht als „Klienten" oder „Konsumenten", die erst durch die neue Terminologie und durch die neue Bereitschaft, jegliche starke Gemütsreaktion biologisch zu begründen und zu regulieren, dem erweiterten Spektrum der Depressionsdiagnostik zugeordnet werden.

Anmerkungen

1 Marco Piccinelli, Greg Wilkinson: Gender differences in depression. British Journal of Psychiatry 177/2000, S. 486–492.

2 Vgl. Evelyne Sullerot, Odette Thibault: Die Wirklichkeit der Frau. München 1979.

3 C. A. Essau, N. A. Karpinski, F. Petermann, J. Conrath: Häufigkeit, Komorbidität und psychosoziale Beeinträchtigung von depressiven Störungen bei Jugendlichen. Ergebnisse der Bremer Jugendstudie. Zeitschrift für Klinische Psychologie, Psychiatrie und Psychotherapie 46/1998, S. 316–329.

4 Vgl. George W. Brown, Tirril Harris: Social origins of depression. A study of psychiatric disorder in women. London 1978.

5 Marcia Angell: Der Pharma-Bluff. Wie innovativ die Pillenindustrie wirklich ist. Berlin 2005, S. 188f.

6 Ringler 2001.

7 Zit. nach Haller & Haller 1975.

8 Myra Hunter: Somatic Experience of the Menopause: A Prospective Study. Psychosomatic Medicine 52/1990, S. 357–367.

9 B. Maoz, Aron Antonovsky, A. Apter, H. Wijsenbeck, N. Daton: Ethnicity and Adaptation to Climacterium. Archiv für Gynäkologie 223/1977, S. 9–18.

10 Johannes Siegrist: Medizinische Soziologie. München 1980, S. 113.

11 Vgl. ähnliche Ergebnisse bei: Jacquelyn Campbell: Health Consequences of Intimate Partner Violence. The Lancet, Vol. 359 (2002), Issue 9314, S. 1331–1336.

12 Vgl. Hertha Richter-Appelt: Psychotherapie nach sexueller Traumatisierung. In: Volkmar Sigusch (Hg.): Sexuelle Störungen und ihre Behandlung. Stuttgart 2001, S. 475–488.

13 Vgl. Gewalt in der Familie. Gewaltbericht 2001, Bundesministerium für soziale Sicherheit und Generationen.

14 Vgl. Marianne Springer-Kremser u. a. (Hg.): Patient Frau. Psychosomatik im weiblichen Lebenszyklus. Wien, New York 2001.

15 Vgl. Laurence Kruckman: Rituals as Prevention: The Case of Postpartum Depression. In: Ruth-Inge Heinze (Hg.): The Nature and Function of Rituals. Westport 1999; ders.: A Renewed Call for a Biocultural Understanding of Postpartum Depression Etiology. Vortrag am Symposium „Postpartum Dysphoria & Depression", Max-Planck-Institut. Bad Homburg 2000.

16 Sigmund Freud: Trauer und Melancholie [1916]. Ges. Werke, Bd X. Frankfurt/M. 1970, S. 427.

17 David Taylor, in: Psyche 59/2005, S. 844.

18 Mascha Kaléko: Memento. In: dies.: Verse für Zeitgenossen. Reinbek 2007, S. 9.

19 Zit. nach Otto Kernberg: Bedrohliche Erkenntnisse: Abwehrende Blindheit. Das Konzept des Todestriebs und gesellschaftlich geförderte Gewalttätigkeit. Vortrag im Rahmen des Symposiums anlässlich des 150. Geburtstages von Sigmund Freud 2006. Klinik für Psychoanalyse und Psychotherapie, Medizinische Universität Wien.

20 Hans Rost: Bibliographie des Selbstmordes. Regensburg 1992.

21 Zu diesem Abschnitt vgl. Isca Salzberger-Wittenberg: Psychoanalytisches Verstehen von Beziehungen. Ein Kleinianischer Ansatz. Wien 2002.

22 David Taylor: The clinical Problem of Treatment Resistant Depression and the Psychoanalytic Approach to it. Vortrag anlässlich des Symposiums „Refractory Depression: Psychoanalytic Treatment and Research Evaluation", Klinik für Tiefenpsychologie u. Psychotherapie, Medizinische Universität Wien, Jänner 2005.

23 Sándor Ferenczi: Sprachverwirrung zwischen dem Erwachsenen und dem Kind. In: Schriften zur Psychoanalyse, Bd II. Gießen 2004, S. 303–313.

24 Durch die Erkenntnisse der Objektbeziehungstheorie ist es nicht mehr ein einmaliges Ereignis, das beobachtet und überprüft wird (Paradigma) – z. B. ein Unfall. Die mit diesem Ereignis verbundenen Beziehungen zu wichtigen anderen (Objektbeziehungen) werden vielmehr zur Basis der Traumatheorie (vgl. Michael Balint: Trauma und Objektbeziehung. Psyche 24, 1970, S. 356–358).

25 Vgl. Martin S. Bergmann: Fünf Stadien in der Entwicklung der Psychoanalytischen Traumakonzeption. In: Mittelweg, 2 (1996), S. 12–22.

26 William G. Niederland: Clinical observations on the ‚surviver-syndrom'. International Journal of Psychoanalysis, 49, 1968, S. 313–315.

27 Sigmund Freud: Über Psychotherapie. Ges. Werke, Bd. V. Frankfurt/M. 1970, S. 13–26.

28 Helmuth Zenz und Mitarbeiter: Handanweisung Patiententheorienfragebogen (PATEF). Göttingen 1996.

29 Hans Strotzka: Psychotherapie und Tiefenpsychologie. Wien, New York 1982, S. 1.

30 Vgl. Johannes Cremerius: Vom Handwerk des Psychoanalytikers. Das Werkzeug der Psychosomatischen Technik. Vol II. Stuttgart 1984.

31 Laux, Dietmayer und König 1995, S. 8.

32 Kelly, 1992, S. 780.

33 Ray Moynihan, Richard Smith: Too much medicine? (Editorial) British Medical Journal 324/2002, S. 859f. (Übers. d. Verf.)

34 Hermann Engelken: Zur Behandlung der Psychoneurosen in der Familie und über Opium. In: Allgemeine Zeitschrift für Psychiatrie, Bd. 41/1885, S. 77–110.

35 Geert Benning: Das Opium in der deutschen Psychiatrie des 19. Jahrhunderts. Eine geschichtsmedizinische Skizze. Dissertation, Universität Göttingen 1936.

36 John Charles Bucknill and Daniel Hack Tuke: A Manual of Psychological Medicine. London 1879. (Übers. d. Verf.)

37 Richard Freiherr von Krafft-Ebing: Lehrbuch der Psychiatrie. Stuttgart 1879.

38 Robert Binswanger: Vorarbeiten zu einer schweizerischen Irrengesetzgebung. In: Monatsschrift für Psychiatrie und Neurologie, Bd. 2, 1898.

39 Eugen Bleuler: Psychiatrie. 10. Aufl., Berlin 1966, S. 428.

40 Sigmund Freud: Über Coca. Wien 1885.

41 Zit. nach Shorter, 2009, S. 27.

42 George Piness und Mitarbeiter: Clinical observations on phenylaminoethanol sulphate. JAMA 94/1930, S. 790f.

43 Torald Sollmann: A manual of pharmacology. 7. A. Philadelphia 1948, S. 385.

44 Jean Delay: Ansprache vor dem 5. CINP-Kongress in Washington, 1966. Wiedergegeben in: Thomas A. Ban, David Healy und Edward Shorter: The Rise of Psychopharmacology and the Story of the CINP. East Kilbride/Scotland 1998, S. 396–404.

45 Zit. nach: Gerald Rudolf: Treatment of depression with sympathomimetic preparations. The Practitioner 174/1955, S. 180–183.

46 Gabrielle Stotz, Brigitte Woggon, Jules Angst: Psychostimulants in the therapy of treatment-resistant depression. Dialogues in clinical Neuroscience, 1999, S. 165–174. (Online-Version: www.ncbi.nlm.nih.gov/pmc/articles/PMC3181580; Stand: 2.5.2013).

47 Brigitte Woggon: Augmentation mit Psychostimulantien. In: Michael Bauer u.a. (Hg.): Akute und therapieresistente Depressionen. Pharmakotherapie – Psychotherapie – Innovationen. Wien, New York 2005, S. 313–319.

48 Leo E. Hollister, Harry Elkins, Emerson G. Hiler, Roderick St. Pierre: Mebromate in Chronic Psychiatric Patients. Annals of the

New York Academy of Sciences 67 / 1957, S. 789–798. (Übers. d. Verf.)

49 Frank Ayd interviewt von David Healy am 13.12.1998. Zit. nach Shorter 2009, S. 239.

50 Frederick Lemere: Habit-Forming Properties of Meprobamate (Miltown or Equanil) [1956]. Online-Version: http:// archneurpsyc.jamanetwork.com / article. aspx?articleid=652250 (Stand: 2.5.2013).

51 Edward Shorter: Before Prozac. New York 2009.

52 Ebd., S. 94.

53 Tom K. Birkenhäger, Peter Moleman, Willem A. Nolen: Benzodiazepines for depression? A review of the literature. International Clinical Psychopharmacology, Sept. 10 (3), 1995, S. 181–195.

54 E.H. Uhlenhut et al.: International Study of Expert Judgement on Therapeutic Use of Benzodiazepines and Other Psychotherapeutic Medications: V. Treatment strategies in panic disorder, 1992–1997. Journal of Clinical Psychopharmacology, Dec. 18 (6 Suppl 2), 1998, S. 27–31.

55 Arun V. Ravindran, Lakshmi N. Ravindran: Depression and Comorbid Anxiety: An Overview of Pharmacological Options. Psychiatric Times, June 10, 2009.

56 Roland Kuhn: The Treatment of Depressive States with G 22355 (Imipramine Hydrochloride). American Journal of Psychiatry, Vol. 115, No. 5 / 1958, S. 459–464.

57 Theodore R. Robie: Iproniazid Chemotherapy in Melancholia. American Journal of Psychiatry 115 / 1958, S. 402–409.

58 May 25th communication to Lilly US from Lilly Bad Homburg by B v.Keitz containing a translation of an unofficially received medical comment on the Fluoxetine application to the German regulators. In: David Healy: Let them eat Prozac. The Unhealthy Relationship Between the Pharmaceutical Industry and Depression. Neuauflage. New York u.a. 2006. Einleitung, Anm. XXXVIII.

59 Psychopharmacology: The Fourth Generation of Progress. An Official Publication of the American College of Neuropsychopharmacology Editors-in-Chief Floyd E. Bloom and David J. Kupfer. 1996 Royal Pharmaceutical Society of Great Britain.

60 The Guardian, notes & theories; Posting by Scicurious, Tuesday, 28 September 2010.

61 Alain Ehrenberg: Das erschöpfte Selbst. Frankfurt / M. 2008.

62 Leo E. Hollister: Drugs for Emotional Disorders Current Problems. JAMA 234(9) / 1975, S. 942–947.

63 Sigmund Freud: Wege der psychoanalytischen Therapie [1919]. In: GW XII, S. 183–194.

64 Vgl. Alfred Springer: Die Moderne und die Droge. In: D. Sollberger u.a.: Geist der Moderne. Berlin 2008.

65 Ernest Jones: Sigmund Freud. Leben und Werk. Band 1. München 1984, S. 105.

66 Erich Guttmann, William Sargent. In: British Medical Journey 1 / 1937, S. 1013–1015.

67 Paul Schilder: Zur Psychoanalyse der Benzhedrinwirkung. Internationale Zeitschrift für Psychoanalyse XXIII 1937, Heft 4.

68 Peter Kramer: 1993, S. 10f.

69 Ebd., S. 11.

70 trend 10/2008, S. 53–65.

71 David Healy: Good Science or Good Business. In: Elliott und Chambers, S. 72–80.

72 Bei der Darstellung der Tricks der Pharmaindustrie bei der Vermarktung der SSRI folgen wir der erwähnten Darstellung und Auflistung des trend-Magazins.

73 Caroline Walter, Alexander Kobylinski: Patient im Visier. Die neue Strategie der Pharmakonzerne. Hamburg 2011; Fred Harms, Dorothee Gänshirt: Gesundheitsmarketing: Patienten-Empowerment als Kernkompetenz. Stuttgart 2005.

74 Laurence J. Kirmayer: The Sound of one hand clapping. Listening to Prozac in Japan. In: Elliott und Chambers, S. 164–194.

75 Yutaka Ono, zit. nach Kathryn Schulz: Did Antidepressants Depress Japan? New York Times, 22. 8. 2004.

76 Arthur Kleinman, zit. nach ebd.

77 Junko Kitanaka: Depression in Japan. Depression in Japan. Psychiatric Cures for a Society in Distress. Princeton 2011.

78 WHO-5-Fragebogen zum Wohlbefinden, Version 1998.

79 Elizabeth Wurtzel: Verdammte schöne Welt. Mein Leben mit der Psycho-Pille. Berlin 1994, S. 337.

80 Alain Ehrenberg: Das erschöpfte Selbst. Depression und Gesellschaft in der Gegenwart. Frankfurt/M. 2998, S. 263.

Literatur

Angell, Marcia (2005): Der Pharma-Bluff. Bonn, Bad Homburg: KomPart-Verlag.

Ban, Thomas A., David Healy, Edward Shorter (1998): The Rise of Psychopharmacology and the Story of the CINP. East Kilbride, Scotland: CINP.

Barondes, Samuel, H. (2003): Better than Prozac. Creating the Next Generation of Psychiatric Drugs. Oxford: Oxford University Press.

Battegay, Raymond (1987): Psychoanalytische Aspekte der Depression unter Einbezug der Manie. Zeitschrift für Psychosomatische Medizin und Psychotherapie 33/1987, S. 171–190.

Bleichmar, Hugo B. (1996): Some Subtypes of Depression and their Implications for Psychoanalytic Treatment. International Journal of Psychoanalysis 77, S. 935–961.

Bleuler, Eugen (1966): Psychiatrie. 10. Aufl., Berlin: Springer.

Bloom, Floyd E., David J. Kupfer (Hg.) (1996): Psychopharmacology: The Fourth Generation of Progress. An Official Publication of the American College of Neuropsychopharmacology. London: Royal Pharmaceutical Society.

Brown, George W., Tirril Harris (Hg.) (1978): Social origins of depression. London: Tavistock.

Brüggemann, Bernd R., Horst Haltenhof (2001): Der Beitrag soziokultureller Faktoren zum Verständnis der Geschlechterverteilung depressiver Störungen. Zeitschrift für Klinische Psychologie und Psychotherapie 49/2001, S. 101–132.

Brücher, Klaus, Martin Poltrum (Hg.) (2012): Psychiatrische Diagnostik – Zur Kritik der diagnostischen Vernunft. Berlin: Parodos Verlag.

Brücke, Franz Th., Oleh Hornykiewicz (1966): Pharmakologie der Psychopharmaka. Berlin: Springer.

Dawson, Ann, Andre Tylee (2001): Depression: Social and economic timebomb. London: BMJ.

Dilling, Horst, W. Mombour, M. H. Schmidt (2000): WHO Internationale Klassifikation psychischer Störungen. ICD-10 Kapitel V (F): Klinisch-diagnostische Leitlinien. Bern, Göttingen: Huber.

Doyal, Leslie (1995): What makes women sick. Gender and the political economy of Health. London: Palgrave MacMillian.

Ehrenberg, Alain (Hg.) (1998): Drogues et medicaments psychotropes. Le trouble des frontieres. Paris: editions esprit.

Ehrenberg, Alain (2008): Das erschöpfte Selbst. Frankfurt/M.: Suhrkamp.

Elliot, Carl (2003): Better than well. New York: Norton.

Elliot, Carl, Tod Chambers (2004): Prozac as a way of life. Chapel Hill: UNC Press Books.

Essau, Cecilia A., N. A. Karpinski, F. Petermann, J. Conrath (1998): Häufigkeit, Komorbidität und psychosoziale Beeinträchtigung von depressiven Störungen bei Jugendlichen: Ergebnisse der Bremer Jugendstudie. Zeitschrift für Klinische Psychologie und Psychotherapie 46/1998, S. 316–329.

Federn, Paul, Heinrich Meng (1926): Das Psychoanalytische Volksbuch. Bern: Huber.

Fischer-Kern, Melitta, Peter Schuster, Marianne Springer-Kremser (2005): Caring for Depressed Patients. Spezifizierte psychotherapeutische settings für depressive PatientInnen. In: M. Leuzinger-Bohleber, Stephan Hau, Heinrich Deserno (Hg.): Depression – Pluralismus in Praxis und Forschung. Göttingen: Vandenhoek & Ruprecht.

Freud, Sigmund (1919): Wege der psychoanalytischen Therapie. GW XII. Frankfurt/M.: S. Fischer, S. 183–194.

Freud, Sigmund (1916): Trauer und Melancholie. GW X. Frankfurt/M.: S. Fischer, S. 427–446.

Healy, David (2013): Pharmageddon. Berkeley: University of California Press.

Hoff, Hans (1956): Lehrbuch der Psychiatrie Basel: Schwabe.

Hoffmann, S.O. (2003): Die neurotische Depression – Eine Krankheit ohne Diagnose oder eine Diagnose ohne Glossar? Zeitschrift für Psychosomatische Medizin und Psychotherapie 49/2003, S. 346–362.

Hollister, Leo E. (1975): Drugs for Emotional Disorders Current Problems. Journal of the American Medical Association 234 (9), S. 942–947.

Huxley, Aldous (2012): Schöne neue Welt (Erstausgabe: 1932). 66. Aufl., Frankfurt/M.: Fischer TB.

Kasper, Siegfried, Joseph Zohar, Dan J. Stein (2002): Decision making in Psychopharmacology. London: M. Dunitz Ltd.

Kielholz, Paul (Hg.) (1974): Die Depression in der täglichen Praxis. Bern: Huber.

Kielholz, Paul (1971): Diagnose und Therapie der Depressionen für den Praktiker. München: Lehmann.

Komo, Emil (1978): Die verordnete Intoxikation. Zur strafrechtlichen Kontrolle von Psychopharmaka-Schäden. Stuttgart: Enke.

Krafft-Ebing, Viktor von (1879): Lehrbuch der Psychiatrie. Stuttgart: Enke.

Kramer, Peter D. (1999): Listening to Prozac: A Psychiatrist Explores Antidepressant Drugs and the Remaking of the Self. New York, Viking, 1993 (Revised Edition: Penguin Books, 1999).

Kristeva, Julia (2007): Schwarze Sonne Depression und Melancholie. Frankfurt/M.: Brandes und Apsel.

Kuiper, Piet C. (1992): Seelenfinsternis: Die Depression eines Psychiaters. Frankfurt: S. Fischer.

Lambert, M.J. (2004): Bergin and Garfield's Handbook of Psychotherapy and Behavior Change. Fifth Edition. New York: Wiley.

Leichsenring, Falk (2002): Zur Wirksamkeit tiefenpsychologisch fundierter und psychodynamischer Therapie. Eine Übersicht unter Berücksichtigung von Kriterien der Evidence-Based-Medicine. Zeitschrift für Psychosomatische Medizin und Psychotherapie 48/2002, S. 139–162.

McDougall, Joyce (1991): Theater des Körpers. Weinheim: Verlag Int. Psychoanalyse.

Niklewski, Günter, Rose Riecke-Niklewski (2012): Depressionen überwinden: Niemals aufgeben! 6. Aufl. Stiftung Warentest.

Nolen-Hoeksema, Susan (1990): Sex Differences in Depression. Stanford: Stanford University Press.

Piccinelli, Marco, Greg Wilkinson (2000): Gender differences in depression. The British Journal of Psychiatry 177, S. 486–492.

Ravindran, Arun V., Lakshmi N. Ravindran (2009): Depression and Comorbid

Anxiety: An Overview of Pharmacological Options. Psychiatric Times, 10. 6. 2009.

Ringler, Marianne (2001): Schwangerschaft, Geburt und Wochenbett. In: Marianne Springer-Kremser, Marianne Ringler, Anselm Eder (Hg.): Patient Frau. Psychosomatik im weiblichen Lebenszyklus. Wien, New York: Springer, S. 141–183.

Robert-Koch-Institut (2010): Gesundheitsberichterstattung des Bundes, Heft 51: Depressive Erkrankungen.

Rudolf, Gerd (2003): Störungsmodelle und Interventionsstrategien in der psychodynamischen Depressionsbehandlung. Zeitschrift für Psychosomatische Medizin und Psychotherapie 49/2003, S. 363–376.

Salomon, Andrew (2006): Saturns Schatten. Frankfurt/M.: Fischer.

Salzberger-Wittenberg, Isca (2002): Psychoanalytisches Verstehen von Beziehungen. Wien: Facultas.

Schepank, Heinz (1987): Epidemiology of Psychogenic Disorders. The Mannheim Study-Results of a Field Survey in the Federal Republic of Germany. Berlin: Springer.

Schilder, Paul (1937): Zur Psychoanalyse der Benzhedrinwirkung. Internationale Zeitschrift für Psychoanalyse XXIII/1937, Heft 4.

Scully, Diana (1980): Men who control Women's Health. The Miseducation of Obstetrician-Gynecologists. Boston: Houghton Mifflin Comp.

Shorter, Edward (2008): Before Prozac. Oxford: Oxford University Press.

Slater, Lauren (1998): A Prozac Diary. London: Penguin.

Sieverding, Monika (1999): Weiblichkeit – Männlichkeit und psychische Gesundheit. In: Elmar Brähler, Hildegard Felder (Hg.): Weiblichkeit, Männlichkeit und Gesundheit. 2. Aufl. Opladen: Westdeutscher Verlag, S. 31–57.

Springer, Alfred (2008): Die Moderne und die Droge. In: D. Sollberger u.a. (Hg.): Geist der Moderne. Berlin: GIB edition.

Springer-Kremser, Marianne, Anselm Eder, Elisabeth Jandl-Jager, Isabella Hager (2002): Can legislation provide a better match between demand and supply in psychotherapy? In: Social Psychiatry and Psychiatric Epidemiology 37/2002, S. 492–500.

Springer-Kremser, Marianne (2002): Weibliche Sexualität zwischen Medikalisierung und Kommerzialisierung. In: U. Brandenburg u.a. (Hg.): Psychosomatische Gynäkologie und Geburtshilfe. Gießen: Psychosozial-Verlag, S. 315–321.

Springer-Kremser, Marianne, Marianne Ringler, Anselm Eder (2001): Patient Frau. Wien, New York: Springer.

Springer-Kremser, Marianne (2006): Sexueller Missbrauch und Vergewaltigung. In: M. Bitschnau, H. Drähne (Hg): Homöopathie in der Frauenheilkunde. München, Jena: Urban und Fischer, S. 789–796.

Springer-Kremser, Marianne, Katharina Leithner-Dziubas (2006): Vom ‚Babyblues‘ bis zur Wochenbettdepression/Psychose. In: M. Bitschnau, H. Drähne (Hg): Homöopathie in der Frauenheilkunde. München, Jena: Urban und Fischer, S. 739–744.

Springer-Kremser, Marianne, Löffler-Stastka H, Schuster P (Hg.) (2009): Psychische Funktionen. In: Gesundheit und Krankheit. 6. Aufl. Wien: Facultas.

Springer-Kremser, Marianne (2009): Zurück zur normalen Trauer. Gegen Pathologisierung und Kommerzialisierung von Trauerprozessen. In: H. C. Ehalt, W. Hopf, K. P. Liessmann (Hg).: Kritik und Utopie. Wien: Lit Verlag.

Sullerot, Evelyne, Odette Thibault (1979): Die Wirklichkeit der Frau. München: Steinhausen.

Virapen, John (2008): Nebenwirkung Tod. Leipzig: Neuer Europa Verlag.

Walter, Caroline, Alexander Kobylinski (2011): Patient im Visier: Die neue Strategie der Pharmakonzerne. Hg. v. Bernd Hontschik. Frankfurt/M.: Suhrkamp.

Weber, Matthias M. (1987): Die „Opium-kur" in der Psychiatrie: Ein Beitrag zur Geschichte der Psychopharmakotherapie. Sudhoffs Archiv Bd. 71, H. 1. Stuttgart: Franz Steiner Verlag, S. 31–61.

Wittchen, H.-U., F. Jacobi (2005): Size and burden of mental disorder in europe: A critical review and appraisal of 27 studies. European Neuropsychopharmacology 15, S. 357–376.

Wittchen, H.-U. (2013): Haben Depressionen wirklich zugenommen – oder werden sie nur häufiger erkannt, diagnostiziert und behandelt? www.barmer gek.de/barmer/web/Portale/Presseportal/Subpo (eingesehen am 23.05.2013).

Wurtzel, Elisabeth (1999): Verdammte schöne Welt. Wien: Byblos Verlag.

Filmographie

Diese Filmographie erhebt keinen Anspruch auf Vollständigkeit. Sie umfasst Filme, die nach Ansicht der Autoren bestimmte Aspekte depressiver Zustandsbilder und ihre Hintergründe in ihrer Vielfalt widerspiegeln und darauf hinweisen, dass das Thema Depression kulturell repräsentiert ist.

1947 Das Spiel ist aus (Les jeux sont faits.) Frankreich. Regie: Jean Delannoy

1952 Europa '51. Italien. Regie: Roberto Rossellini

1952 Verbotene Spiele (Jeux interdits). Frankreich. Regie: René Clément

1954 Liebling der Frauen (Monsieur Ripois). Frankreich. Regie: René Clément

1955 Ein Leben in Furcht. Japan. Regie: Akira Kurosawa

1956 La Strada. Italien. Regie: Federico Fellini

1957 Bonjour tristesse. USA. Regie: Otto Preminger

1957 Der Schrei (Il grido). Italien. Regie: Michelangelo Antonioni

1958 Der achte Wochentag (Ósmy dzień tygodnia). Deutschland/Polen. Regie: Aleksander Ford

1959 Hiroshima mon amour. Frankreich. Regie: Alain Resnais

1960 La dolce vita. Italien. Regie: Federico Fellini

1960 Die mit der Liebe spielen (L'avventura). Italien. Regie: Michelangelo Antonioni

1961 Die Nacht (La notte). Italien. Regie: Michelangelo Antonioni

1961 Cleo – Mittwoch zwischen 5 und 7 (Cléo de 5 à 7). Frankreich. Regie: Agnes Varda

1962 Liebe 1962 (L'eclisse). Italien. Regie: Michelangelo Antonioni

1963 Das Schweigen (Tystnaden). Schweden. Regie: Ingmar Bergman

1963 Das Irrlicht. (Le Feu follet). Frankreich. Regie: Louis Malle

1963 Die blonde Sünderin (Baie des anges). Frankreich. Regie: Jaques Demy

1964 Die rote Wüste (Il deserto rosso). Italien. Regie: Michelangelo Antonioni

1965 Drei Gesichter einer Frau (I tre volti, Episode: Die Probeaufnahme). Italien. Regie: Michelangelo Antonioni

1966 Blow Up. Regie: Michelangelo Antonioni

1971 Die Katze (Le chat). Frankreich/Italien. Regie: Pierre Granier-Deferre

1973 Don't look now (Wenn die Gondeln Trauer tragen). Italien/Großbritannien. Regie: Nicholas Roegg

1974 A Woman under Influence. USA. Regie: John Cassavetes

1975 Taxi Driver. USA. Regie: Martin Scorsese

1977 Der Stadtneurotiker (Annie Hall). USA. Regie: Woody Allen

1979 The Rose. USA. Regie: Mark Rydell

1980 Ordinary People. USA. Regie: Robert Redford

1980 Shining. USA. Regie: Stanley Kubrick

1982 Frances. USA. Regie: Graeme Clifford

1991 Herr der Gezeiten (The prince of tides). USA. Regie: Barbra Streisand

1992 Mr Jones. USA. Regie: Mike Figgis

1995 The Addiction. USA. Regie: Abel Ferrara

1995 Vogelfrei (Sans toit ni loi). Frankreich. Regie: Agnes Varda

1996 Das Begräbnis (The Funeral). USA. Regie: Abel Ferrara

1999 Reine Nervensache (Analyze This). USA. Regie: Harold Ramis

2000 Requiem for a Dream. USA. Regie: Darren Aronofsky

2000 The Virgin Suicides. USA. Regie :Sofia Coppola

2001 Prozac Nation. USA. Regie: Erik Skjoldbjærg

2001 The Man Who Wasn't There. USA. Regie: Joel und Ethan Coen

2002 Wilbur Wants to Kill Himself. Großbritannien. Regie: Lone Scherfing

2004 The Machinist. Spanien. Regie: Scott Kosar

2005 Last Days. USA. Regie: Gus Van Sant

2009 Antichrist. Dänemark. Regie: Lars von Trier

2009 Helen. Kanada/Deutschland. Regie: Sandra Nettelbeck

2011 Melancholia. Dänemark. Regie: Lars von Trier

2012 Cosmopolis. Kanada. Regie: David Cronenberg